临床内科常见疾病
治疗与护理

唐　亮　姜　萍　牛玉芹　主编

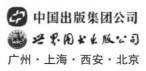

中国出版集团公司

世界图书出版公司

广州·上海·西安·北京

图书在版编目（ＣＩＰ）数据

临床内科常见疾病治疗与护理 / 唐亮，姜萍，牛玉
芹主编 . -- 广州：世界图书出版广东有限公司，2020.6
　ISBN 978-7-5192-5970-9

　Ⅰ．①临… Ⅱ．①唐… ②姜… ③牛… Ⅲ．①内科一
常见病－诊疗②内科－常见病－护理 Ⅳ．① R5
② R473.5

　中国版本图书馆 CIP 数据核字（2020）第 082904 号

书　　名	临床内科常见疾病治疗与护理
	LINCHUANG NEIKE CHANGJIAN JIBING ZHILIAO YU HULI
主　　编	唐　亮　姜　萍　牛玉芹
责任编辑	曹桔方
装帧设计	李　明
责任技编	刘上锦
出版发行	世界图书出版广东有限公司
地　　址	广州市新港西路大江冲 25 号
邮　　编	510300
电　　话	020-84460408
网　　址	http://www.gdst.com.cn
邮　　箱	wpc_gdst@163.com
经　　销	各地新华书店
印　　刷	涿州军迪印刷有限公司
开　　本	787mm×1092 mm　1/16
印　　张	20.5
字　　数	415 千字
版　　次	2020 年 6 月第 1 版　2020 年 6 月第 1 次印刷
国际书号	ISBN 978-7-5192-5970-9
定　　价	128.00 元

前　言

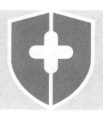

随着医学基础理论的不断发展，辅助诊断技术的日益增多，治疗方案和药物选择的余地也愈来愈广。然而，医师在临床工作中的首要任务，就是以最适应特定病例特点情况的原则，在短时间内就诊断和治疗作出最佳的决策，这就对临床医师的工作提出了新的、更高的要求。本书运用现代医学的基础理论，结合临床实践经验，遵循实用的原则，从西医的角度系统地总结了内科常见疾病的诊疗方案，并强调对疾病的整体护理，旨在帮助基层医务工作者，特别是内科主治医师及时诊断和规范化治疗疾病，以更大程度解除患者的痛苦及挽救患者生命。

本书共计 6 章，包括以下内容：心内科常见疾病治疗与护理、消化内科常见疾病治疗与护理、呼吸内科常见疾病治疗与护理、神经内科常见疾病治疗与护理、内分泌系统和营养代谢性疾病治疗与护理、血液系统疾病治疗与护理。本书内容上重点突出，具有实用性和可操作性；在诊断治疗上，从西医的角度进行科学论述；在护理上，着重介绍与医疗密切相关的护理要点，从而提高对常见的内科疾病的诊疗护理的综合质量，以及社区医师对常见内科疾病诊治水平。此书既可作为基层医务人员、社区广大医护人员临床指导用书，亦可供医学院校学生学习参考。

本书在构思和编写过程中，参阅了众多医学著作和文献，力求在继承的基础上发展和创新。但由于篇幅有限，时间紧迫，难免在编写过程中出现疏漏之处，诚恳期望广大读者批评指正，以便修订时改进。

目　录

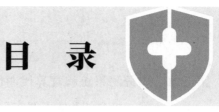

第一章 心内科常见疾病治疗与护理

第一节 循环系统疾病常见症状及体征

一、概述

循环系统由心脏、血管和调节血液循环的神经体液组成。其主要功能是为全身各器官组织运输血液,通过血液将氧、营养物质和激素等供给组织,并将组织产生的代谢废物运走,以保证人体新陈代谢的正常进行,维持生命活动。此外,循环系统还具有内分泌功能。

(一)循环系统的结构功能与疾病的关系

1. 心脏

(1)心脏有左、右心房和左、右心室4个心腔。左、右心房之间为房间隔,左、右心室之间为室间隔。左心房、左心室之间的瓣膜称为二尖瓣,右心房、右心室之间的瓣膜称为三尖瓣,两侧瓣膜均有腱索与心室乳头肌相连。位于左心室与主动脉之间的瓣膜称为主动脉瓣,右心室与肺动脉之间的瓣膜称为肺动脉瓣。心壁可分为三层:心内膜、心肌层、心外膜。心外膜与心包壁层之间形成心包腔。

(2)心脏传导系统:心脏传导系统由特殊心肌细胞构成,包括窦房结,结间束,房室结,希氏束,左、右束支及其分支和浦肯野纤维。

(3)心脏的血液供应:心脏的血液供应来自左、右冠状动脉,灌流主要在心脏舒张期。

2. 血管

血管分动脉、毛细血管和静脉三类。血管对维持和调节心功能具有重要的作用。

3. 调节循环系统的神经—体液

调节循环系统的神经,主要包括交感神经和副交感神经。调节循环系统的体液因素,如肾素—血管紧张素—醛固酮系统、血管内皮因子、某些激素和代谢产物等。

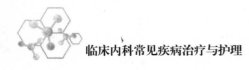

肾素—血管紧张素—醛固酮系统是调节钠钾平衡、血容量和血压的重要因素。

（二）心血管病的分类

1. 按病因分类

根据致病因素可将心血管病分为先天性和后天性两类。先天性心血管病为心脏、大血管在胚胎期发育异常所致，如动脉导管未闭、房间隔缺损、室间隔缺损、法洛四联症等。后天性心血管病为出生后心脏、大血管受外界因素或机体内在因素作用而致病，如冠状动脉粥样硬化性心脏病、风湿性心脏瓣膜病、原发性高血压、肺源性心脏病、感染性心内膜炎、甲状腺功能亢进性心脏病、心血管神经症等。

2. 按病理解剖分类

不同病因的心血管病可同时或分别引起心内膜、心肌、心包或大血管具有特征性的病理解剖变化。因此，按病理解剖可分为心内膜病（心内膜炎、心瓣膜狭窄或关闭不全等）、心肌病（心肌炎症、肥厚、缺血、坏死等）、心包疾病（心包炎症、积液、缩窄等）、大血管疾病（动脉粥样硬化、夹层分离、血栓形成或栓塞、血管炎症等）。

3. 按病理生理分类

按不同心血管病引起的病理生理变化可分为心力衰竭、心律失常、心源性休克、心脏压塞等。

在诊断心血管病时，需将病因、病理解剖和病理生理分类诊断，先后列出。例如，诊断风湿性心脏瓣膜病时要列出风湿性心脏瓣膜病（病因）、二尖瓣狭窄伴关闭不全（病理解剖）、心房颤动、心功能Ⅳ级（病理生理）。

二、循环系统疾病常见症状的护理

循环系统疾病的常见症状和体征有心源性水肿、心源性呼吸困难、心前区疼痛和心悸等。

（一）心源性水肿

心源性水肿是指由于心功能不全引起体循环静脉瘀血，致使机体组织间隙有过多的液体积聚。最常见的原因为右心衰竭或全心衰竭，也可见于渗液性心包炎或缩窄性心包炎。其发生机制主要是：①有效循环血量不足，肾血流量低，继发性醛固酮分泌增多，水钠潴留；②体循环静脉压高，组织液回吸收减少；③瘀血性肝硬化导致蛋白质合成减少，胃肠道瘀血导致食欲下降及消化吸收功能下降，继发低蛋白血症，血浆胶体渗透压下降。心源性水肿的特点是下垂性、凹陷性水肿，常见于卧床患者的腰骶部，非卧床患者的足踝部、胫前。重者可累及全身，甚至出现胸水、腹腔积液。

1.护理评估

（1）健康史：询问患者水肿出现的时间、部位、程度、发展速度、饮食、饮水情况，每日进食量、食物类型，蛋白质及钠盐摄入量，24h出入液量；导致水肿的原因或诱发因素，尿量明显减少者要评估有无急性肺水肿、高钾血症等症状。

（2）身体状况：评估水肿的部位、范围、程度，是否为凹陷性水肿；水肿部位皮肤的完整性；体重、腹围、生命体征等，有无胸水征、腹腔积液征；体位与水肿的关系，对患者日常自理能力的影响。患者还可能伴有尿量减少、近期体重增加等。

（3）辅助检查：血浆白蛋白和血电解质检查，评估有无低蛋白血症及电解质紊乱。

（4）心理—社会状况：了解患者对自身疾病的认识，有无情绪变化，是否因水肿引起形象改变和躯体不适而心情烦躁；是否因为病情长期反复发作而丧失信心，甚至出现悲观绝望等心理反应。

2.护理诊断

（1）体液过多，与右心衰竭致体循环瘀血有关。

（2）有皮肤完整性受损的危险，与皮肤水肿、血液循环变慢或躯体活动受限有关。

（3）潜在并发症：电解质紊乱等。

3.护理目标

患者水肿减轻或消退，皮肤无破损及感染发生。

4.护理措施

（1）一般护理：①体位。严重水肿患者应卧床休息，若无呼吸困难可抬高下肢，伴有胸水或腹腔积液的患者宜采取半卧位；②饮食护理。向患者讲解饮食和水肿的关系，给予低盐、高蛋白、易消化饮食，一般每日食盐量在5g以下，入水量限制在1500mL以内。少食腌或熏制食品、罐头食品、干果、海产品等含钠量高的食物。应用强效利尿剂时，钠盐摄入量的限制可适量放宽。

（2）病情观察：准确记录24h出入液量，若患者尿量＜30mL/h，应报告医生。每日晨着同一服装，空腹，排尿后用同一体重秤测量体重。有腹腔积液的每日测量腹围。

（3）对症护理：保持患者被褥干燥、平整，衣服宽松、舒适。保持皮肤清洁。定时翻身，防止局部皮肤长期受压，必要时使用气垫床。护理操作时动作要轻巧，特别是使用便盆时防止用力推、拉，以免擦伤患者皮肤。定时观察水肿部位及其他受压部位皮肤情况，发现压疮及时处理。

（4）用药护理：袢利尿剂和噻嗪类利尿剂最主要的不良反应是低钾血症，从而诱发心律失常或洋地黄中毒，故应监测血钾。患者出现低钾血症时常表现为乏力、腹胀、肠鸣音减弱、心电图 U 波增高等。服用排钾利尿剂时多补充含钾丰富的食物，如鲜橙汁、西红柿汁、柑橘、香蕉、枣、杏、无花果、马铃薯、深色蔬菜等，必要时遵医嘱补充钾盐。口服补钾宜在饭后，以减轻胃肠道不适；外周静脉补钾时每 500mL 液体中 KCl 含量不宜超过 1.5g。噻嗪类利尿剂的其他不良反应有胃部不适、呕吐、腹泻、高血糖、高尿酸血症等。氨苯蝶啶的不良反应有胃肠道反应、嗜睡、乏力、皮疹，长期用药可产生高钾血症，尤其是伴肾功能减退时，少尿或无尿者应慎用。螺内酯的不良反应有嗜睡、运动失调、男性乳房发育、面部多毛等，肾功能不全及高钾血症者禁用。另外，非紧急情况下，利尿剂的应用时间选择早晨或日间为宜，避免夜间排尿过频而影响患者的休息。

（5）心理护理：与患者建立良好的护患关系，鼓励患者说出自己的思想顾虑，并给予心理疏导，保持患者情绪稳定。

5. 护理评价。患者水肿是否减轻或消退；皮肤有无压疮及感染发生。

（二）心源性呼吸困难

心源性呼吸困难是指各种心血管疾病引起的呼吸困难。最常见的病因是左心衰竭引起的肺瘀血，也见于右心衰竭、心包积液、心脏压塞呼吸困难。按程度不同，常表现为：①劳力性呼吸困难；②夜间阵发性呼吸困难；③端坐呼吸。

1. 护理评估

（1）病史：评估呼吸困难发生的急缓、时间、特点、严重程度，能否平卧，夜间有无憋醒，何种方法可使呼吸困难减轻，是否有咳嗽、咳痰、乏力等伴随症状，痰液的性状和量。对日常生活和活动耐力的影响，小便是否正常，患者是否存在精神紧张、焦虑不安甚至悲观绝望等心理反应。

（2）身体评估：包括呼吸频率、节律、深度，脉搏、血压、意识状况，体位、面容与表情，皮肤黏膜有无发绀。双肺是否可闻及湿啰音或哮鸣音，啰音的分布是否可随体位而改变。心脏有无扩大，心率、心律、心音的改变，有无奔马律。

（3）实验室及其他检查：评估血氧饱和度和血气分析结果，判断患者缺氧程度及酸碱平衡状况。胸部 X 线检查有助于判断肺瘀血、肺水肿或肺部感染的严重程度，有无胸腔积液或心包积液。

（4）心理—社会状况：患者呼吸困难与心理反应密切相关。精神紧张、愤怒、焦虑或挫败感等可致呼吸中枢兴奋，加重呼吸困难。反之，严重呼吸困难可使患者产生紧张不安、恐惧等心理反应和濒死感。

2. 护理诊断

（1）气体交换受损：与肺瘀血、肺水肿或伴肺部感染有关。

（2）活动无耐力：与组织供氧不足有关。

（3）焦虑：与呼吸费力、濒死感有关。

3. 护理目标

患者呼吸困难减轻或消失；发绀减轻，肺部湿啰音减少或消失；活动时无明显不适。

4. 护理措施

（1）一般护理

①休息与体位：患者有明显呼吸困难时应卧床休息，以减轻心脏负荷，有利于心功能恢复。劳力性呼吸困难者，应减少活动量，以不引起症状为度。对夜间阵发性呼吸困难者，应给予高枕卧位或半卧位，加强夜间巡视。对端坐呼吸者，可使用床上小桌，让患者伏桌休息，必要时双腿下垂。注意患者体位的舒适与安全，可用枕或软垫支托肩、臂、骶、膝部，以避免受压，必要时加用床栏防止坠床。患者应衣着宽松，盖被轻软，以减轻憋闷感。保持排便通畅，避免排便时过度用力。

②活动：床上进行主动或被动的肢体活动，以保持肌张力，预防下肢静脉血栓形成。在活动耐力可及的范围内，鼓励患者尽可能生活自理。

（2）病情观察：密切观察呼吸困难有无改善，发绀是否减轻，听诊肺部湿啰音是否减少，监测 SaO_2、血气分析结果是否正常等。若病情加重或血氧饱和度降低至94% 以下，立即报告医生。

（3）缺氧护理：对于有低氧血症者，需纠正缺氧。氧疗方法包括鼻导管吸氧（氧流量一般为 2 ～ 4L/min）、面罩吸氧、无创正压通气吸氧等。

（4）用药护理：控制输液速度和总量，患者 24h 内输液总量控制在 1500mL 内为宜；输液速度 20 ～ 30gtt/min。

（5）心理护理：呼吸困难患者常因影响日常生活及睡眠而心情烦躁、痛苦、焦虑。应与患者的家属一起安慰、鼓励患者，帮助其树立战胜疾病的信心，稳定患者情绪，以降低交感神经兴奋性，有利于减轻呼吸困难。

5. 护理评价

患者呼吸困难减轻或消失，夜间能平卧入睡，发绀消失，肺部无啰音，血氧饱和度和血气分析恢复正常。

能根据自身耐受能力完成活动计划，活动耐力增加，活动时无明显不适且心率、

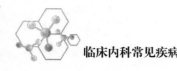

血压正常。

（三）心前区疼痛

多种循环系统疾病可导致胸痛。常见病因包括各种类型的心绞痛、急性心肌梗死、梗阻性肥厚型心肌病、急性主动脉夹层、急性心包炎、心血管神经症等。

1.护理评估

（1）病史：评估胸痛的部位、程度，有无明显的诱因，持续时间和缓解方式，有无伴随症状及并发症。目前，用药、剂量、时间、方法及其疗效，是否呈进行性加重。饮食、睡眠及日常活动有无影响，有无糖尿病及其他相关心血管疾病，如心肌病、高血压、冠心病等，有无家族史。

（2）身体评估：心律、心率、血压、意识状况、体位的变化，皮肤是否潮湿，注意有无各类心律失常。

（3）实验室及其他检查：评估心电图及血清心肌坏死标志物变化，有无脏器功能的损害及危险因素的存在。

（4）心理—社会状况：精神紧张、愤怒、焦虑可致交感神经兴奋，心肌耗氧量增加，疼痛加重。反之，严重胸痛可使患者产生紧张不安、恐惧等心理反应和濒死感。

2.护理诊断

（1）疼痛与心肌缺血或夹层血管撕裂有关。

（2）潜在并发症：心肌梗死、心源性休克、猝死。

（3）焦虑与疼痛剧烈、濒死感有关。

3.护理目标

患者心前区疼痛减轻或消失。

4.护理措施

（1）一般护理：卧床休息，给氧，建立静脉通道。

（2）病情观察：行心电监护，评估患者生命体征。配合医生完成各种必要的辅助检查，如心电图、超声心动图等，了解患者心前区疼痛的原因。严密观察患者病情变化——疼痛的性质、部位、时间，生命体征及心电图变化。备好急救药物和抢救设备，及时发现并发症的发生，采取相应的抢救措施。

（3）对症护理：根据胸痛原因分别给予止痛措施，心绞痛给予硝酸甘油含服；主动脉夹层注意控制血压；疼痛剧烈者给予吗啡或哌替啶注射。

（4）用药护理：使用硝酸甘油注意低血压和头痛；使用吗啡和哌替啶后注意观察呼吸，防止呼吸抑制。

（5）心理护理：医务人员工作应紧张有序，避免忙乱而带给患者不信任感和不安全感。安慰患者，缓解患者紧张不安情绪。保持环境安静，减少各种不良刺激。

5.护理评价。患者心前区疼痛消失。

（四）心悸

心悸是一种自觉心脏跳动的不适感。常见的病因有心律失常，如心动过速、心动过缓、期前收缩、心房扑动或颤动等；心脏搏动增强，如各种器质性心血管病（如二尖瓣、主动脉瓣关闭不全等）及全身性疾病（如甲亢、贫血）；心血管神经症。此外，生理性因素如健康人剧烈运动、精神紧张或情绪激动、过量吸烟、饮酒、饮浓茶或咖啡，应用某些药物，如肾上腺素、阿托品、氨茶碱等可引起心率加快、心肌收缩力增强而致心悸。心悸严重程度并不一定与病情呈正比。初次、突发的心律失常，心悸多较明显；慢性心律失常者，因逐渐适应可无明显心悸；紧张、焦虑及注意力集中时心悸易出现。心悸一般无危险性，但少数由严重心律失常所致者可发生猝死。因此，需要对其原因和潜在危险性作出判断。

第二节　稳定型心绞痛

心绞痛是由于暂时性心肌缺血引起的以胸痛为主要特征的临床综合征，是冠状动脉粥样硬化性心脏病（冠心病）的最常见表现。通常见于冠状动脉至少一支主要分支管腔直径狭窄在50%以上的患者，当应激时，冠状动脉血流不能满足心肌代谢的需要，导致心肌缺血，而引起心绞痛发作，休息或含服硝酸甘油可缓解。稳定型心绞痛（SAP）是指心绞痛发作的程度、频度、性质及诱发因素在数周内无显著变化的患者。心绞痛也可发生在瓣膜病（尤其是主动脉瓣病变）、肥厚型心肌病和未控制的高血压及甲状腺功能亢进、严重贫血等患者。冠状动脉正常者也可由于冠状动脉痉挛或内皮功能障碍等原因发生心绞痛。某些非心脏性疾病如食道、胸壁或肺部疾病也可引起类似心绞痛的症状，临床上需注意鉴别。

一、诊断

胸痛患者应根据年龄、性别、心血管危险因素、疼痛的特点来估计冠心病的可能性，并依据病史、体格检查、相关的无创检查及有创检查结果做出诊断及分层危险的评价。

（一）病史及体格检查

1.病史。详尽的病史是诊断心绞痛的基石。在大多数病例中，通过病史就能得出心绞痛的诊断。

（1）部位：典型的心绞痛部位是在胸骨后或左前胸，范围常不局限，可以放射到颈部、咽部、颌部、上腹部、肩背部、左臂及左手指侧，也可以放射至其他部位，心绞痛还可以发生在胸部以外，如上腹部、咽部、颈部等。每次心绞痛发作部位往往是相似的。

（2）性质：常呈紧缩感、绞榨感、压迫感、烧灼感、胸憋、胸闷或有窒息感、沉重感，有的患者只述为胸部不适，主观感觉个体差异较大，但一般不会是针刺样疼痛，有的表现为乏力、气短。

（3）持续时间：呈阵发性发作，持续数分钟，一般不会超过10min，也不会转瞬即逝或持续数小时。

（4）诱发因素及缓解方式：慢性稳定性心绞痛的发作与劳力或情绪激动有关，如走快路、爬坡时诱发，停下休息即可缓解，多发生在劳力当时而不是之后。舌下含服硝酸甘油可在2～5min迅速缓解症状。

非心绞痛的胸痛通常无上述特征，疼痛通常局限于左胸的某个部位，持续数小时甚至数天；不能被硝酸甘油缓解甚至因触诊加重。胸痛的临床分类见表1-1，加拿大心血管学会分级法见表1-2。

表1-1　胸痛的临床分类

典型心绞痛	符合下述三个特征
	胸骨下疼痛伴特殊性质和持续时间
	运动及情绪激动诱发
	休息或硝酸甘油缓解
非典型心绞痛	符合上述两个特征
非心绞痛胸痛	符合上述一个特征或完全不符合

表1-2　加拿大心血管学会分级法

级别	症状程度
Ⅰ级	一般体力活动不引起心绞痛，例如行走和上楼，但紧张、快速或持续用力可引起心绞痛的发作

级别	症状程度
II级	日常体力活动稍受限制，快步行走或上楼、登高、饭后行走或上楼、寒冷或风中行走、情绪激动可发作心绞痛或仅在睡醒后 数小时内发作。在正常情况下以一般速度平地步行200m以上或登一层以上的楼梯受限
III级	日常体力活动明显受限，在正常情况下以一般速度平地步行100～200m或登一层楼梯时可发作心绞痛
IV级	轻微活动或休息时即出现心绞痛症状

2.体格检查。稳定型心绞痛体检常无明显异常，心绞痛发作时可有心率增快、血压升高、焦虑、出汗，有时可闻及第四心音、第三心音或奔马律，或出现心尖部收缩期杂音、第二心音逆分裂，偶闻双肺底啰音。体检尚能发现其他相关情况，如心脏瓣膜病、心肌病等非冠状动脉粥样硬化性疾病，也可发现高血压、脂质代谢障碍所致的黄色瘤等危险因素，颈动脉杂音或周围血管病变有助于动脉粥样硬化的诊断。体检尚需注意肥胖（体重指数及腰围），有助于了解有无代谢综合征。

（二）基本实验室检查

（1）了解冠心病危险因素，空腹血糖、血脂检查，包括血总胆固醇（TC）、高密度脂蛋白胆固醇（HDL-C）、低密度脂蛋白胆固醇（LDL-C）及甘油三酯（TG）。必要时做糖耐量试验。

（2）了解有无贫血（可能诱发心绞痛），检查血红蛋白是否减少。

（3）必要时检查甲状腺功能。

（4）行尿常规、肝肾功能、电解质、肝炎相关抗原、人类免疫缺陷病毒（HIV）检查及梅毒血清试验，需在冠状动脉造影前进行。

（5）胸痛较明显患者，需查心肌肌钙蛋白T（cTnT）、肌酸激酶（CK）及同工酶（CK-MB），以与急性冠状动脉综合征（ACS）相鉴别。

（三）胸部X线检查

胸部X线检查常用于可疑心脏病患者的检查，然而，对于稳定型心绞痛患者，该检查并不能提供有效特异的信息。

（四）心电图检查

1.静息心电图检查

所有可疑心绞痛患者均应常规行静息12导心电图。怀疑血管痉挛的患者于疼痛发作时行心电图尤其有意义。心电图同时可以发现诸如左室肥厚、左束支阻滞、预激、心律失常及传导障碍等情况，这些信息可发现胸痛的可能机制，并能指导治疗措施。静息心电图对危险分层也有意义。但不主张重复此项检查，除非当时胸痛发作或功能分级有改变。

2. 心绞痛发作时心电图检查

在胸痛发作时争取心电图检查，缓解后立即复查。静息心电图正常不能排除冠心病心绞痛的诊断，但如果有 ST-T 改变符合心肌缺血时，特别是在疼痛发作时检出，则支持心绞痛的诊断。心电图显示陈旧性心肌梗死时，则心绞痛可能性增加。静息心电图有 ST 段压低或 T 波倒置但胸痛发作时呈"假性正常化"，也有利于冠心病心绞痛的诊断。24h 动态心电图表现如有与症状相一致 ST-T 变化，则对诊断有参考价值。

（五）核素心室造影

1. ^{201}Tc 心肌显像

铊随冠脉血流被正常心肌细胞摄取，休息时铊显像所示主要见于心肌梗死后瘢痕部位。在冠状动脉供血不足部位的心肌，明显的灌注缺损仅见于运动后缺血区。变异型心绞痛发作时心肌急性缺血区常显示特别明显的灌注缺损。

2. 放射性核素心腔造影

红细胞被标记上放射性核素，得到心腔内血池显影，可测定左心室射血分数及显示室壁局部运动障碍。

3. 正电子发射断层心肌显像（PET）

除可判断心肌血流灌注外，还可了解心肌代谢状况，准确评估心肌活力。

（六）负荷试验

1. 心电图运动试验

（1）适应证：①有心绞痛症状怀疑冠心病，可进行运动，静息心电图无明显异常的患者，为达到诊断目的；②确定稳定型冠心病的患者心绞痛症状明显改变者；③确诊的稳定型冠心病患者用于危险分层。

（2）禁忌证：急性心肌梗死早期、未经治疗稳定的急性冠状动脉综合征、未控制的严重心律失常或高度房室传导阻滞、未控制的心力衰竭、急性肺动脉栓塞或肺梗死、主动脉夹层、已知左冠状动脉主干狭窄、重度主动脉瓣狭窄、肥厚型梗阻性心肌病、严重高血压、活动性心肌炎、心包炎、电解质异常等。

（3）方案（Burce 方案）：运动试验的阳性标准为运动中出现典型心绞痛，运动中或运动后出现 ST 段水平或下斜型下降 ≥ 1mm（J 点后 60 ~ 80ms），或运动中出现血压下降者。

（4）需终止运动试验的情况包括：①出现明显症状（如胸痛、乏力、气短、跛行），症状伴有意义的 ST 段变化；② ST 段明显压低（压低 > 2mm 为终止运动相对指征；≥ 4mm 为终止运动绝对指征）；③ ST 段抬高≥ 1mm；④出现有意义的心律失常；收缩压持续降低 10mmHg（1mmHg=0.133kPa）或血压明显升高（收缩压 > 250mmHg 或舒张压 > 115mmHg）；⑤已达目标心率者。有上述情况一项者需终止运动试验。

2. 核素负荷试验（心肌负荷显像）

（1）核素负荷试验的适应证：①静息心电图异常、LBBB、ST 段下降 > 1mm、起搏心律、预激综合征等心电图运动试验难以精确评估者；②心电图运动试验不能下结论，而冠状动脉疾病可能性较大者。

（2）药物负荷试验：包括双嘧达莫、腺苷或多巴酚丁胺负荷试验，用于不能运动的患者。

（七）多层 CT 或电子束 CT 扫描

多层 CT 或电子束 CT 平扫可检出冠状动脉钙化并进行积分。人群研究显示钙化与冠状动脉病变的高危人群相联系，但钙化程度与冠状动脉狭窄程度却并不相关，因此，不推荐将钙化积分常规用于心绞痛患者的诊断评价。

CT 造影为显示冠状动脉病变及形态的无创检查方法。有较高阴性预测价值，若 CT 冠状动脉造影未见狭窄病变，一般可不进行有创检查。但 CT 冠状动脉造影对狭窄病变及程度的判断仍有一定限度，特别当钙化存在时会显著影响狭窄程度的判断，而钙化在冠心病患者中相当普遍，因此，仅能作为参考。

（八）有创性检查

1. 冠状动脉造影

冠状动脉造影至今仍是临床上评价冠状动脉粥样硬化和相对较为少见的非冠状动脉粥样硬化性疾病所引起的心绞痛的最精确的检查方法。对糖尿病、年龄 > 65 岁老年患者、年龄 > 55 岁女性的胸痛患者冠状动脉造影更有价值。

（1）适应证：①严重稳定型心绞痛（加拿大心血管病学会——CCS 分级 3 级或以上者），特别是药物治疗不能很好缓解症状者；②无创方法评价为高危的患者，不论心绞痛严重程度如何；③心脏停搏存活者；④患者有严重的室性心律失常；⑤血管重建的患者有早期中等或严重的心绞痛复发；⑥伴有慢性心力衰竭或左室射血分数（LVEF）明显减低的心绞痛患者；⑦无创评价属中、高危的心绞痛患者需考虑大的非心脏手术，尤其是血管手术（如主动脉瘤修复、颈动脉内膜剥脱术、股动脉搭桥术等）。

（2）不推荐行冠状动脉造影：严重肾功能不全、造影剂过敏、精神异常不能合作者或合并其他严重疾病，血管造影的得益低于风险者。

2. 冠状动脉内超声显像

血管内超声检查可较为精确地了解冠状动脉腔径，血管腔内及血管壁粥样硬化病变情况，指导介入治疗操作并评价介入治疗效果，但不是一线的检查方法，只在特殊的临床情况及为科研目的而进行。

二、治疗

（一）治疗目标

1. 防止心肌梗死和死亡，改善预后

防止心肌梗死和死亡，主要是减少急性血栓形成的发生率，阻止心室功能障碍的发展。上述目标需通过改善生活方式和药物干预来实现：①减少斑块形成；②稳定斑块，减轻炎症反应，保护内皮功能；③若已有内皮功能受损和斑块破裂，需阻止血栓形成。

2. 减轻或消除症状

改善生活方式、药物干预和血管再通术均是减轻和消除症状的手段，根据患者的个体情况选择合适的治疗方法。

（二）一般治疗

1. 戒烟

大量数据表明对于许多患者而言，吸烟是冠心病起源最重要的可逆性危险因子，因此，强调戒烟是非常必要的。

2. 限制饮食和酒精摄入

对确诊的冠心病患者，限制饮食是有效的干预方式。推荐食用水果、蔬菜、谷类、谷物制品、脱脂奶制品、鱼、瘦肉等，也就是所谓的"地中海饮食"。具体食用量需根据患者总胆固醇及低密度脂蛋白胆固醇来制定。超重患者应减轻体重。

适量饮酒是有益的，但大量饮酒肯定有害，尤其对于有高血压和心衰的患者。很难定义适量饮酒的酒精量，因此提倡限酒。稳定的冠心病患者可饮少量（＜50g/d）低度酒（如葡萄酒）。

3. ω–3 多不饱和脂肪酸

鱼油中富含的 ω–3 多不饱和脂肪酸能降低血中甘油三酯，被证实能降低近期心肌梗死患者的猝死率，同时它也有抗心律失常作用，能降低高危患者的病死率和危险因素，可用作此类患者的二级预防。但该脂肪酸的治疗只用于高危人群，如近期心梗患者，对稳定性心绞痛伴高危因素患者较少应用。目前只提倡患者每星期至少吃一次鱼以保证该脂肪酸的正常摄入。

4. 维生素和抗氧化剂

目前尚无研究证实维生素的摄入能减少冠心病患者的心血管危险因素，同样，许多大型试验也没有发现抗氧化剂能给患者带来益处。

5. 积极治疗高血压、糖尿病及其他疾病

稳定型心绞痛患者也应积极治疗高血压、糖尿病、代谢综合征等疾病，因为这些疾病本身有促进冠脉疾病发展的危险性。

确诊冠心病的患者血压应降至 130/85mmHg；如合并糖尿病或肾脏疾病，血压还应降至 130/80mmHg。糖尿病是心血管并发症的危险因子，需多方干预。研究显示：心血管病伴 2 型糖尿病患者在应用降糖药的基础上加用吡格列酮，其非致死性心肌梗死、脑卒中（中风）和病死率减少了 16%。

6. 运动

鼓励患者在可耐受范围内进行运动，运动能提高患者运动耐量、减轻症状，对减轻体重、降低血脂和血压、增加糖耐量和胰岛素敏感性都有明显效益。

7. 缓解精神压力

精神压力是心绞痛发作的重要促发因素，而心绞痛的诊断又给患者带来更大的精神压力。缓解紧张情绪，适当放松可以减少药物的摄入和手术的必要。

8. 开车

稳定型心绞痛患者允许开车，但是要限定车载重和避免商业运输。应该避免高度紧张的开车。

（三）急性发作时治疗

发作时应立即休息，至少应迅速停止诱发心绞痛的活动。随即舌下含服硝酸甘油以缓解症状。对初次服用硝酸甘油的患者应嘱其坐下或平卧，以防发生低血压，还有诸如头晕、头胀痛、面红等不良反应。

应告知患者，若心绞痛发作在 10 ~ 20min，休息和舌下含服硝酸甘油不能缓解，应警惕发生心肌梗死并应及时就医。

（四）药物治疗

1. 对症治疗，改善缺血

（1）短效硝酸酯制剂：硝酸酯类药为内皮依赖性血管扩张剂，能减少心肌需氧和改善心肌灌注，从而缓解心绞痛症状。快速起效的硝酸甘油能使发作的心绞痛迅速缓解。口服该药因肝脏首过效应，在肝内被有机硝酸酯还原酶降解，生物利用度

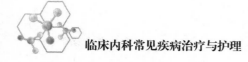

极低。舌下给药吸收迅速完全，生物利用度高。硝酸甘油片剂暴露在空气中会变质，因而宜在开盖后 3 个月内使用。

硝酸甘油引起剂量依赖性血管舒张不良反应，如头痛、面红等。剂量过大会导致低血压和反射性交感神经兴奋引起心动过速。对硝酸甘油无效的心绞痛患者应怀疑心肌梗死的可能。

（2）长效硝酸酯制剂：长效硝酸酯制剂能降低心绞痛发作的频率和严重程度，并能增加运动耐量。长效制剂只是对症治疗，并无研究显示它能改善预后。血管舒张不良反应如头痛、面红与短效制剂类似。其代表药有硝酸异山梨酯、单硝酸异山梨酯醇。

当机体内硝酸酯类浓度达到并超过阈值，其对心绞痛的治疗作用减弱，缓解疼痛的作用大打折扣，即发生硝酸酯类耐药。因此，患者服用长效硝酸酯制剂时应有足够长的间歇期以保证治疗的高效。

（3）β - 受体阻滞剂：β - 受体阻滞剂能抑制心脏 β - 肾上腺素能受体，从而减慢心率、减弱心肌收缩力、降低血压，以减少心肌耗氧量，可以减少心绞痛发作和增加运动耐量。用药后要求静息心率降至每分钟 55 ~ 60 次，严重心绞痛患者如无心动过缓症状，可降至每分钟 50 次。

只要无禁忌证，β - 受体阻滞剂应作为稳定型心绞痛的初始治疗药物。β - 受体阻滞剂能降低心肌梗死后稳定型心绞痛患者死亡和再梗死的风险。目前可用于治疗心绞痛的 β - 受体阻滞剂有很多种，当给予足够剂量时，均能有效预防心绞痛发作。更倾向于使用选择性受体阻滞剂，如美托洛尔、阿替洛尔及比索洛尔。同时具有 α - 受体阻滞和 β - 受体阻滞的药物，在慢性稳定型心绞痛的治疗中也有效。

在有严重心动过缓和高度房室传导阻滞、窦房结功能紊乱、明显的支气管痉挛或支气管哮喘的患者，禁用 β - 受体阻滞剂。外周血管疾病及严重抑郁是应用 β - 受体阻滞剂的相对禁忌证。慢性肺心病的患者可小心使用高度选择性受体阻滞剂。没有固定狭窄的冠状动脉痉挛造成的缺血，如变异性心绞痛，不宜使用 β - 受体阻滞剂，这时钙拮抗剂是首选药物。

推荐使用无内在拟交感活性的 β - 受体阻滞剂。β - 受体阻滞剂的使用剂量应个体化，从较小剂量开始。

（4）钙拮抗剂：钙拮抗剂通过改善冠状动脉血流和减少心肌耗氧起缓解心绞痛作用，对变异性心绞痛或以冠状动脉痉挛为主的心绞痛，钙拮抗剂是一线药物。地尔硫草和维拉帕米能减慢房室传导，常用于伴有心房颤动或心房扑动的心绞痛患者，而不应用于已有严重心动过缓、高度房室传导阻滞和病态窦房结综合征的患者。

长效钙拮抗剂能减少心绞痛的发作。ACTION 试验结果显示，硝苯地平控释片没有显著降低一级疗效终点（全因死亡、急性心肌梗死、顽固性心绞痛、新发心力衰竭、致残性脑卒中及外周血管成形术的联合终点）的相对危险，但对于一级疗效终点中的多个单项终点而言，硝苯地平控释片组降低达到统计学差异或有降低趋势。值得注意的是，亚组分析显示，52% 的合并高血压的冠心病患者中，一级终点相对危险下降 13%。CAMELOT 试验结果显示，氨氯地平组主要终点事件（心血管性死亡、非致死性心肌梗死、冠状血管重建、由于心绞痛而入院治疗、慢性心力衰竭入院、致死或非致死性卒中及新诊断的周围血管疾病）与安慰剂组比较相对危险降低达 31%，差异有统计学意义。长期应用长效钙拮抗剂的安全性在 ACTION 及大规模降压试验 ALLHAT 及 ASCOT 中都得到了证实。

外周水肿、便秘、心悸、面部潮红是所有钙拮抗剂常见的不良反应，低血压也时有发生，其他不良反应还包括头痛、头晕、虚弱无力等。

当稳定型心绞痛合并心力衰竭而血压高且难于控制者必须应用长效钙拮抗剂时，可选择氨氯地平、硝苯地平控释片或非洛地平。

（5）钾通道开放剂：钾通道开放剂的代表药物为尼克地尔，除了抗心绞痛外，该药还有心脏保护作用。一项针对尼克地尔的试验证实，稳定型心绞痛患者服用该药能显著减少主要冠脉事件的发生。但是，尚没有降低治疗后病死率和非致死性心肌梗死发生率的研究，因此，该药的临床效益还有争议。

（6）联合用药：β-受体阻滞剂和长效钙拮抗剂联合用药比单用一种药物更有效。此外，两药联用时，β-受体阻滞剂还可减轻二氢吡啶类钙拮抗剂引起的反射性心动过速不良反应。非二氢吡啶类钙拮抗剂地尔硫䓬或维拉帕米可作为对 β-受体阻滞剂有禁忌患者的替代治疗。但非二氢吡啶类钙拮抗剂和 β-受体阻滞剂的联合用药能使传导阻滞和心肌收缩力的减弱更明显，要特别警惕。老年人、已有心动过缓或左室功能不良的患者应尽量避免合用。

2. 改善预后的药物治疗

与稳定型心绞痛并发的疾病如糖尿病和高血压应予以积极治疗，同时还应纠正高脂血症。HMG-CoA 还原酶抑制剂（他汀类药物）和血管紧张素转换酶抑制剂（ACEI）除各自的降脂和降压作用外，还能改善患者预后。对缺血性心脏病患者，还需加用抗血小板药物。

阿司匹林通过抑制血小板内环氧化酶使血栓素 A_2 合成减少，达到抑制血小板聚集的作用。其应用剂量为每天 75 ~ 150mg。CURE 研究发现每日阿司匹林剂量若 > 200mg 或 < 100mg 反而增加心血管事件发生的风险。

所有患者如无禁忌证（活动性胃肠道出血、阿司匹林过敏或既往有阿司匹林不耐受的病史），给予阿司匹林 75 ~ 100mg/d。不能服用阿司匹林者，则可应用氯吡格雷作为替代。

所有冠心病患者应用他汀类药物。他汀类降脂治疗减少动脉粥样硬化性心脏病并发症，可同时应用于患者的一级和二级预防。他汀类药物除了降脂作用外，还有抗炎作用和防血栓形成，能降低心血管危险性。血脂控制目标为总胆固醇（TC）< 4.5mmol/L，低密度脂蛋白胆固醇（LDL–C）至少应 < 2.59mmol/L；建议逐步调整他汀类药物剂量以达到上述目标。

ACEI 可防止左心室重塑，减少心衰发生的危险，降低病死率，如无禁忌可常规使用。在稳定型心绞痛患者中，合并糖尿病、心力衰竭或左心室收缩功能不全的高危患者应该使用 ACEI。所有冠心病患者均能从 ACEI 治疗中获益，但低危患者获益可能较小。

（五）非药物治疗（血运重建）

血运重建的主要指征：有冠脉造影指征及冠脉严重狭窄；药物治疗失败，不能满意控制症状；无创检查显示有大量的危险心肌；成功的可能性很大，死亡及并发症危险可接受；患者倾向于介入治疗，并且对这种疗法的危险充分知情。

1. 冠状动脉旁路移植手术（CABG）

40 多年来，CABG 逐渐成了治疗冠心病的最普通的手术，CABG 对冠心病的治疗价值已有了较深入的研究。对于低危患者（年病死率 < 1%）CABG 并不比药物治疗给患者更多的预后获益。在比较 CABG 和药物治疗的临床试验的荟萃分析中，CABG 可改善中危至高危患者的预后。对观察性研究及随机对照试验数据的分析表明，某些特定的冠状动脉病变解剖类型手术预后优于药物治疗，这些情况包括：①左主干的明显狭窄；②3 支主要冠状动脉近段的明显狭窄；③双支主要冠状动脉的明显狭窄，其中包括左前降支（LAD）近段的高度狭窄。

根据研究人群不同，CABG 总的手术病死率在 1% ~ 4% 之间，目前已建立了很好的评估患者个体风险的危险分层工具。尽管左胸廓内动脉的远期通畅率很高，大隐静脉桥发生阻塞的概率仍较高。血栓阻塞可在术后早期发生，大约 10% 在术后 1 年发生，5 年以后静脉桥自身会发生粥样硬化改变。静脉桥 10 年通畅率为50% ~ 60%。

CABG 指征：

（1）心绞痛伴左主干病变（ⅠA）。

（2）心绞痛伴三支血管病变，大面积缺血或心室功能差（ⅠA）。

（3）心绞痛伴双支或 3 支血管病变，包括左前降支（LAD）近端严重病变（ⅠA）。

（4）CCS Ⅰ~Ⅳ，多支血管病变、糖尿病（症状治疗Ⅱ aB）（改善预后ⅠB）。

（5）CCS Ⅰ~Ⅳ，多支血管病变、非糖尿病（ⅠA）。

（6）药物治疗后心绞痛分级 CCS Ⅰ~Ⅳ，单支血管病变，包括 LAD 近端严重病变（ⅠB）。

（7）心绞痛经药物治疗分级 CCS Ⅰ~Ⅳ，单支血管病变，不包括 LAD 近端严重病变（Ⅱ aB）。

（8）心绞痛经药物治疗症状轻微（CCS Ⅰ），单支、双支、3 支血管病变，但有大面积缺血的客观证据（Ⅱ bC）。

2. 经皮冠状动脉介入治疗（PCI）

30 多年来，PCI 日益普遍应用于临床，由于创伤小、恢复快、危险性相对较低，易于被医生和患者所接受。PCI 的方法包括单纯球囊扩张、冠状动脉支架术、冠状动脉旋磨术、冠状动脉定向旋切术等。随着经验的积累、器械的进步，特别是支架极为普遍的应用和辅助用药的发展，这一治疗技术的应用范围得到了极大的拓展。近年来，冠心病的药物治疗也获得较大发展，对稳定型心绞痛并且冠状动脉解剖适合行 PCI 患者的成功率提高，手术相关的死亡风险为 0.3%~1.0%。对于低危的稳定型心绞痛患者，包括强化降脂治疗在内的药物治疗在减少缺血事件方面与 PCI 一样有效。对于相对高危险患者及多支血管病变的稳定型心绞痛患者，PCI 缓解症状更为显著，生存率获益尚不明确。

经皮冠脉血运重建的指征：

（1）药物治疗后心绞痛 CCS 分级 Ⅰ~Ⅳ，单支血管病变（ⅠA）。

（2）药物治疗后心绞痛 CCS 分级 Ⅰ~Ⅳ，多支血管病变，非糖尿病（ⅠA）。

（3）稳定型心绞痛，经药物治疗症状轻微（CCS 分级 Ⅰ），为单支、双支或 3 支血管病变，但有大面积缺血的客观证据（Ⅱ bC）。

成功的 PCI 使狭窄的管腔狭窄程度减少至 20%~50%，血流达到 TIMI Ⅲ级，心绞痛消除或显著减轻，心电图变化改善；但半年后再狭窄率达 20%~30%。如不成功需急症行主动脉—冠脉旁路移植手术。

三、心绞痛患者的护理

心绞痛是由于冠状动脉供血不足，导致心肌急剧的、暂时的缺血、缺氧所产生的以发作性胸痛或胸部不适为主要表现的临床综合征。

（一）护理评估

1. 健康史

主要评估有无心绞痛的危险因素，如肥胖、高血压、糖尿病、高脂血症等，以及有无过度疲劳、屏气用力动作、用力排便、受凉感冒、饱食、吸烟等诱发因素。

2. 身体状况

（1）症状：以发作性胸痛为主要临床表现，疼痛的特点有以下几点。

①部位：主要在胸骨体中段或上段之后可波及心前区，有手掌大小范围，甚至横贯前胸，界限不是很清楚。常放射至左肩、左臂内侧达无名指和小指，或至颈、咽或下颌部。

②性质：典型的胸痛呈压迫性或紧缩性、发闷，也可有烧灼感，但不尖锐，偶伴濒死的恐惧感觉。发作时，患者往往被迫停止正在进行的活动，直至症状缓解。

③诱因：常由体力劳动或情绪激动（如愤怒、焦急、过度兴奋等）所激发，饱食、寒冷、阴雨天气、吸烟、心动过速、休克等也可诱发。

④持续时间：呈阵发性，轻者 1～5min，重者可达 10～15min，很少超过 30min。

⑤缓解方式：一般在停止原来诱发症状的活动后即可缓解；舌下含服硝酸甘油后 1～3min 内缓解。

（2）体征：平时一般无异常体征。心绞痛发作时可见面色苍白、表情焦虑、皮肤发冷或出汗、血压升高、心率增快，有时出现第四或第三心音奔马律。可有一过性心尖部收缩期杂音，是乳头肌缺血以致功能失调引起二尖瓣关闭不全所致。第二心音可有逆分裂或出现交替脉。

（二）护理诊断

（1）疼痛。胸痛与心肌缺血、缺氧有关。

（2）活动无耐力。与心肌氧的供需失调有关。

（3）知识缺乏。缺乏控制诱发因素及预防心绞痛发作的知识。

（4）潜在并发症。急性心肌梗死。

（三）护理目标

（1）患者疼痛得到缓解。

（2）活动耐力提高，能做适量运动。

（3）知晓常见诱发因素及主要预防措施。

（4）知晓急性心肌梗死先兆及主要表现，一旦发生能及时就诊。

（四）护理措施

1. 一般护理

（1）休息和运动：保持适当的体力劳动，以不引起心绞痛为度，一般不需卧床休息。疼痛发作时应立即停止活动，卧床休息，协助患者采取舒适的体位，解开衣领，安慰患者，减轻其紧张不安感，尤其是不稳定型心绞痛者更应卧床休息。缓解期应根据患者的活动能力制订合理的活动计划，以提高患者的活动耐力，最大活动量以不发生心绞痛为度。但应避免竞赛活动和屏气用力动作，如推、拉、抬、举、用力排便等；并防止精神过度紧张和长时间工作。

（2）饮食：饮食原则为低热量、低脂、低盐、高维生素、易消化饮食。①控制总热量的摄入：热量应控制在 2000kcal 左右，主食每日不超过 500g，避免过饱，少食甜食，晚餐宜少；②低脂饮食：限制动物脂肪、蛋黄及动物内脏的摄入，其标准是把食物中胆固醇的含量控制在 300mg/d 以内（一个鸡蛋含胆固醇 200 ~ 300mg）。少食动物脂肪，常食植物油（豆油、菜油、玉米油等），因为动物脂肪中含较多的饱和脂肪酸，过多食用会使血中胆固醇升高，而植物油含有较多的不饱和脂肪酸，有降低血中胆固醇、防止动脉硬化形成和发展的作用；③低盐饮食：通常以不超过 4g/d 为宜，若心功能不全，则应更少；④限制含糖食物的摄入：少吃含糖高的糕点、糖果，少饮含糖的饮料，主食要粗细搭配，以免热量过剩，体重增加；⑤一日三餐要有规律，避免暴饮暴食，戒烟限酒。多吃新鲜蔬菜、水果以增加维生素的摄取并防止便秘的发生。

（3）保持大便通畅：由于便秘时患者用力排便可增加心肌耗氧量，诱发心绞痛，因此，应指导患者养成按时排便的习惯，增加食物中纤维素的含量，多饮水，增加活动，以防发生便秘。

2. 病情观察

心绞痛发作时应观察胸痛的部位、性质、有无放射、疼痛程度、持续时间、缓解方式，询问发生前有无诱因存在。严密监测血压、心率、心律变化、脉搏、体温、心电图变化及有无面色改变、大汗、恶心呕吐等。观察有无心律失常、急性心肌梗死等并发症的发生。

3. 药物护理

（1）随身携带硝酸甘油，定期更换，防止过期失效。

（2）对于规律性发作的劳累性心绞痛，可预防性用药，在外出就餐、排便等活动前含服硝酸甘油。

（3）含服硝酸甘油后 1 ~ 2min 开始起作用，若 5min 无效，可再含服 1 片，发作频繁或含服效果差的患者，静脉滴注硝酸甘油。如疼痛持续 15～30min 仍未好转，应警惕心肌梗死的发生。

（4）静脉滴注硝酸甘油时，应监测患者血压、心率的变化，注意滴速的调节，防止低血压的发生，部分患者用药后可出现头痛、头昏、心动过速、颜面潮红、心悸等不适，应告知患者，解除顾虑。

（5）含服硝酸甘油后最好平卧，必要时吸氧。

（6）青光眼及低血压时忌用。

4.心理护理

心绞痛发作时患者常感到焦虑，而焦虑能增强交感神经兴奋性，增加心肌需氧量，加重心绞痛。因此，患者心绞痛发作时应专人守护，给予心理安慰以便稳定患者情绪，针对患者的顾虑原因耐心向其解释病情，引导、平息焦虑情绪；在精神、生活方面给予帮助，针对患者存在的诱因制订教育计划，帮助患者建立良好的生活方式；必要时可遵医嘱给予镇静剂。

5.介入治疗的护理

（1）术前护理

①心理护理：由于患者受到疾病困扰，同时对本操作技术还存在疑虑和恐惧心理，因此，要耐心向患者及其家属介绍实施本操作的目的、操作过程、注意事项，减轻或消除恐惧紧张心理。签署知情同意书。

②术前准备：术前指导患者进行呼吸、闭气、咳嗽训练，以便于患者术中配合；询问患者有无过敏史，做好药物过敏试验，如碘过敏试验、泛影葡胺试验。根据身高、体重选择导管的型号，禁食、禁水 4h，测血压，记录 12 导联心电图，检查股动脉及手足动脉的搏动情况，准备好抢救器械及药品，以备配合医生及时抢救。

③术前口服抗血小板聚集药物：①择期 PTCA（经皮冠状动脉腔内血管成形术）者术前晚饭后开始口服肠溶阿司匹林和氯吡格雷；②对于行急诊 PCI 或术前 6h 内给药者，遵医嘱服用负荷剂量的氯吡格雷。

④对于已经服用华法林的患者，术前应停用 3 天，并使 INR ＜ 1.8。

⑤拟行桡动脉穿刺者，术前行 Allen 试验，即同时按压桡、尺动脉，嘱患者连续屈伸五指至掌面苍白时松开尺侧，如 10s 内掌面颜色恢复正常，提示尺动脉功能好，可行桡动脉介入治疗。非手术侧上肢留置静脉套管针。

⑥有肾损害者，为了减少造影剂的肾毒性作用，应适当补液和利尿，做好紧急血透的准备。

（2）术中配合

①陪伴患者，与患者交谈，以分散其注意力，减轻其紧张焦虑。告知患者如术中有心悸、胸闷等不适，立即通知医生。

②监测生命体征：密切监测患者的血压、呼吸、周围循环状况及神志表情变化等，重点监测导管定位、造影、球囊扩张时心电图和血压的变化，发现异常及时报告医生并采取有效措施。

③观察造影剂反应：即便术前已做碘过敏试验，少数患者仍可有轻微反应，如全身灼热感、眩晕、恶心、呕吐、皮肤发痒、荨麻疹等。症状多为暂时性，可自行消失。

（3）术后护理

①严密观察病情变化：进行24h持续心电图监护，观察体温、脉搏、呼吸、血压、心率及心律的变化，患者如有胸闷、胸痛等不适，要及时报告医生，并做好护理记录，观察尿量的变化，嘱患者多饮水，以促进造影剂从肾脏排出。

②穿刺点止血护理：经股动脉穿刺冠状动脉造影术后，可即刻拔除鞘管，常规压迫穿刺点30min后，若穿刺点无活动性出血，可行加压包扎并制动，再用沙袋加压4～6h，穿刺侧肢体制动24h后拆除弹力绷带自由活动。接受PCI治疗的患者因在术中追加了肝素，需在拔除鞘管之前常规监测活化部分凝血激酶时间（APTT），APTT降低到正常值的1.5～2.0范围，可拔除鞘管；局部压迫穿刺部位30min后，如穿刺点无活动性出血，再行加压包扎并制动，用1kg沙袋压迫穿刺点6～8h，12h后可在床上轻微活动术侧肢体，24h后如无出血等并发症可下床活动，并逐渐增加活动量。目前有专用的桡动脉压迫装置进行止血，术后术侧肢体无须制动，痛苦相对小，但具体压迫时间、充气量、放气时间、放气量等尚未统一。经桡动脉穿刺者除急诊外，不强调严格卧床休息，但仍需注意病情观察。

③术后鼓励患者多饮水，促进造影剂从肾脏排出；指导患者合理饮食，少食多餐，避免过饱；保持大便通畅；卧床期间加强生活护理。

④预防感染：保持穿刺部位清洁干燥，常规应用抗生素3～5天，预防感染。

⑤抗凝治疗的护理：严格抗凝治疗，术后常规给予低分子肝素皮下注射，抗凝过程中定时测定出血时间、凝血时间，注意观察有无出血倾向，如伤口渗血、牙龈出血、鼻出血、血尿、血便、呕血等，出现异常及时报告医生。

⑥术后并发症的观察与护理

a.腰酸、腹胀：多由于术后要求平卧、术肢长时间制动所致。向患者解释原因，活动后会自行消失，严重者可给予热敷、按摩腰背部以减轻不适感。

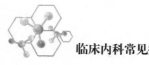

b.穿刺血管损伤的并发症。(a)预防和处理局部出血或血肿：经股动脉穿刺者，患者咳嗽及需用力排便时压紧穿刺点。经桡动脉穿刺者注意观察术区加压包扎是否有效，松紧度是否得当，监测桡动脉搏动情况。对于局部血肿及淤血者，出血停止后可用 50% 硫酸镁湿热敷或理疗。(b)腹膜后出血或血肿：常表现为低血压、贫血貌、血细胞比容降低 > 5%，腹股沟区疼痛、张力高和压痛等，一旦确诊应立即输血和压迫止血等处理，必要时行外科修补止血。(c)假性动脉瘤和动—静脉瘘：多在鞘管拔除后 1 ~ 3 天内形成，前者表现为穿刺部位出现搏动性肿块和收缩期杂音，后者表现为局部连续性杂音，一旦确诊应立即局部加压包扎，如不能愈合可行外科修补术。(d)穿刺血管血栓形成或栓塞：多见于股动脉穿刺者。若术后动脉止血压迫或包扎过紧，可使动静脉血流严重受阻而形成血栓，要注意检查包扎的松紧度。术后应注意观察双下肢足背动脉搏动情况、皮肤颜色、温度、感觉改变及下床活动后肢体有无疼痛或跛行等，发现异常及时告知医生。穿刺静脉血栓形成或栓塞可引起致命性肺栓塞，术后应观察患者有无咳嗽、呼吸困难、咯血或胸痛，需积极给予抗凝或溶栓治疗。(e)骨筋膜室综合征：见于桡动脉穿刺者，为严重并发症，较少发生。当前臂血肿快速进展引起骨筋膜室压力增高压迫桡尺动脉，引发手部缺血、坏死。一旦出现应尽早行手术治疗。

c.尿潴留：因患者卧床不习惯床上小便而引起。(a)术前训练床上排便；(b)做好心理疏导，解除床上排便时的紧张心理；(c)诱导排尿，如用温水冲洗会阴部，热敷、按摩膀胱并适当加压，以上措施均无效时可行导尿术。

d.低血压：为伤口局部加压后引发血管迷走反射所致，少数为硝酸甘油滴速过快引起。表现为血压下降、心率减慢、恶心、呕吐、出冷汗，甚至心跳停止；应注意观察低血压反应，一旦发生则立即报告医生。

e.造影剂反应：极少数患者注入造影剂后出现皮疹等过敏反应，使用地塞米松后可缓解。肾损害及严重过敏反应少见。术后可经静脉或口服补液，在手术后 4 ~ 6h 内使尿量达到 1000 ~ 2000mL，可起到清除造影剂和补充容量的双重作用。

f.心肌梗死：术后可因病变处血栓形成、斑块脱落导致局部或远端血管急性闭塞引起心肌缺血、梗死，故术后应观察患者有无胸闷、胸痛症状，并监测心电图。

g.出院指导：PTCA 术后半年内约 30% 的患者发生再狭窄，药物洗脱支架植入后半年内再狭窄率低于 10%，其中局部血栓形成和栓塞是重要原因。为预防狭窄，强调患者需终身服用阿司匹林，支架植入者还需联合应用氯吡格雷等。植入支架数目越多越要坚持抗凝治疗。嘱患者定期门诊随访，定期监测出、凝血时间等。

6.健康教育

（1）告诉患者应摄入低热量、低脂、低盐、高维生素、高纤维素饮食，保持大便通畅，戒烟限酒，避免饮过量咖啡、浓茶、可乐等饮料。肥胖者控制体重，适当参加体力劳动和身体锻炼。

（2）指导患者避免诱发心绞痛的因素及发作时应采取的方法。学会识别急性心肌梗死的先兆症状，如心绞痛发作频繁、程度加重、持续时间延长、服用硝酸甘油后疼痛持续15min不缓解，应立即就诊。

（3）坚持按医嘱服药，自我监测药物不良反应。外出时随身携带硝酸甘油以应急，在家中，硝酸甘油应放在易取之处，用后放回原处，家属也应知道药物的位置，以便需要时能及时找到。此外，硝酸甘油见光易分解，应放在棕色瓶中，6个月更换一次，以防药物受潮、变质而失效。

（4）定期进行心电图、血糖、血脂检查，积极治疗高血压、糖尿病、高脂血症。

（5）注意保暖、避免寒冷刺激。患者洗澡时应告诉家属，且不宜在饱餐或饥饿时进行，水温勿过冷过热，时间不宜过长，门不要上锁，以防发生意外。

（五）护理评价

（1）患者疼痛是否减轻或消失。

（2）活动耐力是否增加。

（3）能否准确说出发病的诱发因素及预防措施。

（4）是否发生并发症。

第三节　原发性高血压

高血压是一种以体循环动脉压升高为主要表现的临床综合征，是最常见的心血管疾病。可分为原发性及继发性两大类。在绝大多数患者中，高血压的病因不明，称之为原发性高血压，又称高血压病，占高血压患者总数的95%以上；在不足5%的患者中，血压升高是某些疾病的一种临床表现，本身有明确而独立的病因，称之为继发性高血压。

我国高血压的发病率较高，1991年全国高血压的抽样普查显示，血压＞140/90mmHg（18.7/12.0kPa）的人占13.49%，美国的血压＞140/90mmHg（18.7/12.0kPa）的人占24%。

在我国高血压的病死率和致残率也较高。

一、临床特点

（一）血压变化

高血压病初期血压呈波动性，血压可暂时性升高，但仍可自行下降和恢复正常。血压升高与情绪激动、精神紧张、焦虑及体力活动有关，休息或去除诱因血压便下降。随病情迁延，尤其是在并发靶器官损害或有并发症之后，血压逐渐呈稳定和持久升高，此时血压仍可波动，但多数时间血压处于正常水平以上，情绪和精神变化可使血压进一步升高，休息或去除诱因并不能使之满意下降和恢复正常。

（二）症状

大多数患者起病隐袭，症状阙如或不明显，仅在体检或因其他疾病就医时才被发现。有的患者可出现头痛、心悸、后颈部或颞部搏动感，还有表现为神经官能症状如失眠、健忘或记忆力减退、注意力不集中、耳鸣、情绪易波动或发怒及神经质等。病程后期心脑肾等靶器官受损或有并发症时，可出现相应的症状。

（三）并发症的表现

左心室肥厚的可靠体征为抬举性心尖搏动，表现为心尖搏动明显增强，搏动范围扩大及心尖搏动左移，提示左心室增大。主动脉瓣区第 2 心音可增加，带有金属音调。合并冠心病时可发生心绞痛，心肌梗死甚至猝死。晚期可发生心力衰竭。

脑血管并发症是我国高血压病最为常见的并发症，年发病率为 1.2‰ ~ 1.8‰，是急性心肌梗死的 4 ~ 6 倍。早期可有一过性脑缺血发作（TIA），还可发生脑血栓形成、脑栓塞（包括腔隙性脑梗死）、高血压脑病及颅内出血等。长期持久血压升高可引起良性小动脉性肾硬化症，从而导致肾实质的损害，可出现蛋白尿、肾功能损害，严重者可出现肾衰竭。

眼底血管被累及可出现视力进行性减退，严重高血压可促使形成主动脉夹层并破裂，常可致命。

二、实验室和特殊检查

（一）血压的测量

测量血压是诊断高血压和评估其严重程度的主要依据。目前评价血压水平的方法有以下三种。

1. 诊所偶测血压

诊所偶测血压（简称偶测血压）系由医护人员在标准条件下按统一的规范进行测量，是目前诊断高血压和分级的标准方法。应相隔 2min 重复测量，以 2 次读数平均值为准，如 2 次测量的收缩压或舒张压读数相差超过 5mmHg（0.7kPa），应再次测量，并取 3 次读数的平均值。

2. 自测血压

采用无创半自动或全自动电子血压计在家中或其他环境中患者给自己或其家属给患者测量血压，称为自测血压，它是偶测血压的重要补充，在诊断单纯性诊所高血压、评价降压治疗的效果、改善治疗的依从性等方面均极其有益。

3. 动态血压监测

一般监测的时间为 24h，测压时间间隔白天为 30min，夜间为 60min。动态血压监测提供 24h、白天和夜间各时间段血压的平均值和离散度，可较为客观和敏感地反映患者的实际血压水平，且可了解血压的变异性和昼夜变化的节律性，估计靶器官损害与预后，比偶测血压更为准确。

动态血压监测的参考标准正常值为：24h 低于 130/80mmHg（17.3/10.7kPa），白天低于 135/85mmHg（18.0/11.3kPa），夜间低于 125/75mmHg（16.7/10.0kPa）。夜间血压均值一般较白天均值低 10% ~ 20%。正常血压波动曲线形状如长柄勺，夜间 2 ~ 3 时处于低谷，凌晨迅速上升，上午 6 ~ 8 时和下午 4 ~ 6 时出现两个高峰，尔后缓慢下降。早期高血压患者的动态血压曲线波动幅度较大，晚期患者波动幅度较小。

（二）尿液检查

肉眼观察尿的透明度、颜色，有无血尿；测比重、pH、蛋白和糖含量，并做镜检。尿比重降低（< 1.010）提示肾小管浓缩功能障碍。正常尿液 pH 在 5.0 ~ 7.0。某些肾脏疾病如慢性肾炎并发的高血压可在血糖正常的情况下出现糖尿，系由于近端肾小管重吸收障碍引起。尿微量蛋白可采用放免法或酶联免疫法测定，其升高程度，与高血压病程及合并的肾功能损害有密切关系。尿转铁蛋白排泄率更为敏感。

（三）血液生化检查

测定血钾、尿素氮、肌酐、尿酸、空腹血糖、血脂，还可检测一些选择性项目如血浆肾素活性（PRA）、醛固酮。

（四）X 线胸片

早期高血压患者可无特殊异常，后期患者可见主动脉弓迂曲延长、左心室增大。X 线胸片对主动脉夹层、胸主动脉及腹主动脉缩窄有一定的帮助，但进一步确诊还需做相关检查。

（五）心电图检查

体表心电图对诊断高血压患者是否合并左心室肥厚、左心房负荷过重和心律失常有一定帮助。心电图诊断左心室肥厚的敏感性不如超声心动图，但对评估预后有

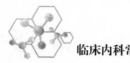
帮助。

（六）超声心动图（UCG）检查

UCG 能可靠地诊断左心室肥厚，其敏感性较心电图高 7～10 倍。左心室重量指数（LVMI）是一项反映左心肥厚及其程度的较为准确的指标，与病理解剖的符合率和相关性较高。UCG 还可评价高血压患者的心脏功能，包括收缩功能、舒张功能。如疑有颈动脉、外周动脉和主动脉病变，应做血管超声检查；疑有肾脏疾病的患者，应做肾脏 B 超。

（七）眼底检查

可发现眼底的血管病变和视网膜病变。血管病变包括变细、扭曲、反光增强、交叉压迫及动静脉比例降低。视网膜病变包括出血、渗出、视乳盘水肿等。高血压眼底改变可分为四级。

Ⅰ级，视网膜小动脉出现轻度狭窄、硬化、痉挛和变细。

Ⅱ级，小动脉呈中度硬化和狭窄，出现动脉交叉压迫症、视网膜静脉阻塞。

Ⅲ级，动脉中度以上狭窄伴局部收缩，视网膜有棉絮状渗出、出血和水肿。

Ⅳ级，视神经乳盘水肿并有Ⅰ级眼底的各种表现。

高血压眼底改变与病情的严重程度和预后相关。Ⅲ级和Ⅳ级眼底，是急进型和恶性高血压诊断的重要依据。

三、诊断和鉴别诊断

高血压患者应进行全面的临床评估。评估的方法是详细询问病史、做体格检查和实验室检查，必要时还要进行一些特殊的器械检查。

（一）诊断标准和分类

如表 1-3 所示，根据 1999 年世界卫生组织高血压专家委员会（WHO/ISH）确定的标准和中国高血压防治指南（1999 年 10 月）的规定，18 岁以上成年人高血压定义为：在未服抗高血压药物的情况下收缩压 ≥ 140mmHg（18.7kPa）和（或）舒张压 ≥ 90mmHg（12.0kPa）。患者既往有高血压史，目前正服用抗高血压药物，血压虽已低于 140/90mmHg（18.7/12.0kPa），也应诊断为高血压；患者收缩压与舒张压属于不同的级别时，应按两者中较高的级别分类。

表1-3 1999年WHO血压水平的定义和分类

类 别	收缩压/mmHg	舒张压/mmHg
理想血压	<120	<80
正常血压	<120	<85
正常高值	130～139	85～89
1级高血压（轻度）	140～159	90～99
亚组：临界高血压	140～149	90～94
2级高血压（中度）	160～179	100～109
3级高血压（重度）	≥180	≥110
单纯收缩期高血压	≥140	<90
亚组：临界收缩期高血压	140～149	<90

注：1mmHg=0.133kPa

（二）高血压的危险分层

高血压是脑卒中和冠心病的独立危险因素。高血压病患者的预后和治疗决策不仅要考虑血压水平，还要考虑到心血管疾病的危险因素、靶器官损害和相关的临床状况，并可根据某几项因素合并存在时对心血管事件绝对危险的影响，做出危险分层的评估，即将心血管事件的绝对危险性分为四类：低危、中危、高危和极高危。在随后的10年中发生一种主要心血管事件的危险性低危组、中危组、高危组和极高危组分别为低于15%、15%～20%、20%～30%和高于30%（见表1-4）。

高血压危险分层的主要根据是弗明翰研究中心的平均年龄60岁（45～80岁）患者随访10年心血管疾病死亡、非致死性脑卒中和心肌梗死的资料。但西方国家高血压人群中并发的脑卒中发病率相对较低，而心力衰竭或肾脏疾病较常见，故这一危险性分层仅供我们参考（见表1-5）。

表1-4　影响预后的因素

心血管疾病的危险因素	靶器官损害	合并的临床情况
用于危险性分层的危险因素： 1.收缩压和舒张压的水平（1～3级） 2.男性＞55岁 3.女性＞65岁 4.吸烟 5.胆固醇＞5.72mmol/L（2.2mg/dL） 6.糖尿病 7.早发心血管疾病家族史（发病年龄＜55岁，女＜65岁）	1.左心室肥厚（心电图、超声心动图或X线） 2.蛋白尿和（或）血浆肌酐水平升高106～177μmol/L Cl.2～2.0mg/dL） 3.超声或X线证实有动脉粥样硬化斑块（颈、髂、股或主动脉） 4.视网膜普遍或灶性动脉狭窄	脑血管病： 1.缺血性脑卒中 2.脑出血 3.短暂性脑缺血发作（TIA） 心脏疾病： 1.心肌梗死 2.心绞痛 3.冠状动脉血运重建 4.充血性心力衰竭 肾脏疾病： 1.糖尿病肾病 2.肾衰竭（血肌酐水平＞177μmol/L或2.0mg/dL） 血管疾病： 1.夹层动脉瘤 2.症状性动脉疾病
加重预后的其他因素： 1.高密度脂蛋白胆固醇降低 2.低密度脂蛋白胆固醇升高 3.糖尿病伴微量白蛋白尿 4.葡萄糖耐量减低 5.肥胖 6.以静息为主的生活方式 7.血浆纤维蛋白原增高		

表1-5　高血压病的危险分层

危险因素和病史	血压/kPa		
	1级	2级	3级
Ⅰ.无其他危险因素	低危	中危	高危
Ⅱ.1～2危险因素	中危	中危	极高危
Ⅲ.≥3个危险因素或靶器官损害或糖尿病	高危	高危	极高危
Ⅳ.并存的临床情况	极高危	极高危	极高危

（三）鉴别诊断

在确诊高血压病之前应排除各种类型的继发性高血压，因为有些继发性高血压的病因可消除，其原发疾病治愈后，血压即可恢复正常。常见的继发性高血压有下列几种类型：

1. 肾实质性疾病

慢性肾小球肾炎、慢性肾盂肾炎、多囊肾和糖尿病肾病等均可引起高血压。这些疾病早期均有明显的肾脏病变的临床表现，在病程的中后期出现高血压，至终末期肾病阶段高血压几乎都和肾功能不全相伴发。因此，根据病史、尿常规和尿沉渣细胞计数不难与原发性高血压的肾脏损害相鉴别。肾穿刺病理检查有助于诊断慢性肾小球肾炎；多次尿细菌培养和静脉肾盂造影对诊断慢性肾盂肾炎有价值。糖尿病肾病者均有多年糖尿病史。

2. 肾血管性高血压

单侧或双侧肾动脉主干或分支病变可导致高血压。肾动脉病变可为先天性或后天性。先天性肾动脉狭窄主要为肾动脉肌纤维发育不良所致；后天性狭窄由大动脉炎、肾动脉粥样硬化、动脉内膜纤维组织增生等病变所致，此外，肾动脉周围粘连或肾蒂扭曲也可导致肾动脉狭窄。此病在成人高血压中不足 1%，但在骤发的重度高血压和临床上有可疑诊断线索的患者中则有较高的发病率。如有骤发的高血压并迅速进展至急进性高血压、中青年尤其是 30 岁以下的高血压且无其他原因、腹部或肋脊角闻及血管杂音，提示肾血管性高血压的可能。可疑病例可做肾动脉多普勒超声、口服卡托普利激发后做同位素肾图和肾素测定、肾动脉造影，数字减影血管造影术（DSA），有助于做出诊断。

3. 嗜铬细胞瘤

嗜铬细胞瘤 90% 位于肾上腺髓质，右侧多于左侧。交感神经节和体内其他部位的嗜铬组织也可发生此病。肿瘤释放出大量儿茶酚胺，引起血压升高和代谢紊乱。高血压可为持续性，亦可呈阵发性。阵发性高血压发作的持续时间从十多分钟至数天，间歇期亦长短不等。发作频繁者一天可数次。发作时除血压骤然升高外，还有头痛、心悸、恶心、多汗、四肢冰冷和麻木感、视力减退、上腹或胸骨后疼痛等。典型的发作可由于情绪改变如兴奋、恐惧、发怒而诱发。年轻人难以控制的高血压，应注意与此病相鉴别。此病如表现为持续性高血压则难与原发性高血压相鉴别。血和尿儿茶酚胺及其代谢产物香草基杏仁酸（VMA）的测定、酚妥拉明试验、胰高血糖素激发试验、可乐宁抑制试验、甲氧氯普胺（灭吐灵）试验有助于做出诊断。超声、放射性核素及计算机 X 线体层显像（CT）、磁共振显像可显示肿瘤的部位。

4. 原发性醛固酮增多症

病因为肾上腺肿瘤或增生所致的醛固酮分泌过多，典型的症状和体征见以下三个方面。

（1）轻至中度高血压。

（2）多尿尤其夜尿增多、口渴、尿比重下降、碱性尿和蛋白尿。

（3）发作性肌无力或瘫痪、肌痛、抽搐或手足麻木感等。

凡高血压者合并上述三项临床表现，并有低钾血症、高血钠性碱中毒而无其他原因可解释的，应考虑此病之可能。实验室检查可发现血和尿醛固酮升高、血浆肾素降低、尿醛固酮排泄增多等。

5. 皮质醇增多症

系肾上腺皮质肿瘤或增生分泌糖皮质激素过多所致。除高血压外，有向心性肥胖、满月脸、水牛背、皮肤紫纹、毛发增多、血糖增高等特征，诊断一般并不困难。24h 尿中 17– 羟及 17– 酮类固醇增多，地塞米松抑制试验及肾上腺皮质激素兴奋试验阳性有助于诊断。颅内蝶鞍 X 线检查、肾上腺 CT 扫描及放射性碘化胆固醇肾上腺扫描可用于病变定位。

6. 主动脉缩窄

多数为先天性血管畸形，少数为多发性大动脉炎所引起。特点为上肢血压增高而下肢血压不高或降低，呈上肢血压高于下肢血压的反常现象。肩胛间区、胸骨旁、腋部可有侧支循环动脉的搏动和杂音或腹部听诊有血管杂音。胸部 X 线检查可显示肋骨受侧支动脉侵蚀引起的切迹。主动脉造影可确定诊断。

四、治疗

（一）一般治疗

1. 减轻和控制体重

体重减轻 10%，收缩压可降低 6.6mmHg（0.8kPa）。超重 10% 以上的高血压患者体重减少 5kg，血压便明显降低，且有助于改善伴发的危险因素如糖尿病、高脂血症、胰岛素抵抗和左心室肥厚。体重指数应控制在 24kg/m² 以下。

2. 合理膳食

按 WHO 的建议，钠摄入每天应少于 2.4g（相当于氯化钠 6g）。通过食用含钾丰富的水果（如香蕉、橘子）和蔬菜（如油菜、苋菜、香菇等），增加钾的摄入。要减少膳食中的脂肪，适量补充优质蛋白质。

3. 增加体力活动

常用运动强度指标可用运动时的最大心率达到每分钟 180 或 170 次减去平时心率，如要求精确则采用最大心率的 60% ~ 85% 作为运动适宜心率。运动频度一般要求每周 3 ~ 5 次，每次持续 20 ~ 60min 即可。中老年高血压患者可选择步行、慢跑、上楼梯、骑自行车等。

4.减轻精神压力，保持心理平衡

长期精神压力和情绪忧郁既是导致高血压，又是降压治疗效果欠佳的重要原因。应对患者做耐心的劝导和心理疏导，鼓励其参加体育／文化和社交活动，鼓励高血压患者保持宽松、平和、乐观的健康心态。

（二）初始降压治疗药物的选择

高血压病的治疗应采取个体化的原则。应根据高血压危险因素、靶器官损害及合并疾病等情况选择初始降压药物。

（三）高血压病的药物治疗

1.药物治疗原则

（1）采用最小的有效剂量以获得可能有的疗效而使不良反应减至最小。

（2）为了有效防止靶器官损害，要求一天24h内稳定降压，并能防止从夜间较低血压到清晨血压突然升高而导致猝死、脑卒中和心脏病发作。要达到此目的，最好使用每日一次给药而有持续降压作用的药物。

（3）单一药物疗效不佳时不宜过多增加单种药物的剂量，而应及早采用两种或两种以上药物联合治疗，这样有助于提高降压效果而不增加不良反应。

（4）判断某一种或几种降压药物是否有效及是否需要更改治疗方案时，应充分考虑该药物达到最大疗效所需的时间。在药物发挥最大效果前过于频繁地改变治疗方案是不合理的。

（5）高血压病是一种终身性疾病，一旦确诊后应坚持终身治疗。

2.降压药物的选择

目前临床常用的降压药物有许多种类。无论选用何种药物，其治疗目的均是将血压控制在理想范围，预防或减轻靶器官损害。降压药物的选用应根据治疗对象的个体情况、药物的作用、代谢、不良反应和药物的相互作用确定。

3.临床常用的降压药物

临床常用的药物主要有六大类：利尿剂、α-受体阻滞剂、钙通道阻滞剂、血管紧张素转换酶抑制剂（ACEI）、β-受体阻滞剂及血管紧张素Ⅱ受体拮抗剂。降压药物的疗效和不良反应情况个体间差异很大，临床应用时要充分注意。具体选用哪一种或几种药物应参照前述的用药原则全面考虑。

（1）利尿剂

作用机制：此类药物可减少细胞外液容量、降低心输出量，并通过利钠作用降低血压。降压作用较弱，起作用较缓慢，但与其他降压药物联合应用时常有相加或

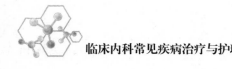

协同作用，常可作为高血压的基础治疗。螺内酯不仅可以降压，而且能抑制心肌及血管的纤维化。

种类和应用方法：有噻嗪类、保钾利尿剂和袢利尿剂 3 类。降压治疗中比较常用的利尿剂有下列几种：氢氯噻嗪 12.5 ~ 25mg，每日一次；阿米洛利 5 ~ 10mg，每日一次；吲达帕胺 1.25 ~ 2.5mg，每日一次；氯噻酮 12.5 ~ 25mg，每日一次；螺内酯 20mg，每日一次；氨苯蝶啶 25 ~ 50mg，每日一次。在少数情况下用呋塞米（速尿）20 ~ 40mg，每日 2 次。

主要适应证：利尿剂可作为无并发症高血压患者的首选药物，主要适用于轻中度高血压，尤其是老年高血压包括老年单纯性收缩期高血压、肥胖及并发心力衰竭患者。袢利尿剂作用迅速，肾功能不全时应用较多。

注意事项：利尿剂应用可降低血钾，尤以噻嗪类和呋塞米为明显，长期应用者应适量补钾（每日 1 ~ 3g），并鼓励多吃水果和富含钾的绿色蔬菜。此外，噻嗪类药物可干扰糖、脂和尿酸代谢，故应慎用于糖尿病和血脂代谢失调者，禁用于痛风患者。保钾利尿剂因可升高血钾，应尽量避免与 ACEI 合用，禁用于肾功能不全者。利尿剂的不良反应与剂量密切相关，故宜采用小剂量。

（2）β- 受体阻滞剂

作用机制：通过减慢心率、减低心肌收缩力、降低心输出量、减低血浆肾素活性等多种机制发挥降压作用。其降压作用较弱，起效时间较长（1 ~ 2 周）。

主要适应证：主要适用于轻中度高血压，尤其是在静息时心率较快（> 80 次 / 分）的中青年患者，也适用于高肾素活性的高血压、伴心绞痛或心肌梗死后及伴室上性快速心律失常者。

种类和应用方法：常用于降压治疗的 β₁- 受体阻滞剂有美托洛尔 25 ~ 50mg，每日 1 ~ 2 次；阿替洛尔 25mg，每日 1 ~ 2 次；比索洛尔 2.5 ~ 10mg，每日 1 次。选择性 α₁- 受体阻滞剂和非选择性 β- 受体阻滞剂有拉贝洛尔每次 0.1g，每日 3 ~ 4 次，以后按需增至 0.6 ~ 0.8g，重症高血压可达每日 1.2 ~ 2.4g；卡维地洛 6.25 ~ 12.5mg，每日 2 次。拉贝洛尔和美托洛尔均有静脉制剂，可用于重症高血压或高血压危象而需要较迅速降压治疗的患者。

注意事项：常见的不良反应有疲乏和肢体冷感，可出现躁动不安、胃肠功能不良等。还可能影响糖代谢、脂代谢，因此，伴有心脏传导阻滞、哮喘、慢性阻塞性肺部疾患及周围血管疾病患者应列为禁忌；因此类药可掩盖低血糖反应，故应慎用于胰岛素依赖性糖尿病患者。长期应用者突然停药可发生反跳现象，即原有的症状加重、恶化或出现新的表现，较常见有血压反跳性升高，伴头痛、焦虑、震颤、出汗等，称之为撤药综合征。

（3）钙通道阻滞剂（CCB）

作用机制：主要通过阻滞细胞质膜的钙离子通道、松弛周围动脉血管的平滑肌，使外周血管阻力下降而发挥降压作用。

主要适应证：可用于各种程度的高血压，尤其是老年高血压、伴冠心病心绞痛、周围血管病、糖尿病或糖耐量异常妊娠期高血压及合并有肾脏损害的患者。

种类和应用方法：应优先考虑使用长效制剂如非洛地平缓释片 2.5 ~ 5mg，每日 1 次；硝苯地平控释片 30mg，每日 1 次；氨氯地平 5mg，每日 1 次；拉西地平 4mg，每日 1 ~ 2 次；维拉帕米缓释片 120 ~ 240mg，每日 1 次；地尔硫草缓释片 90 ~ 180mg，每日 1 次。由于有诱发猝死之嫌，速效二氢吡啶类钙拮抗剂的临床使用正在逐渐减少，而提倡应用长效制剂。其价格一般较低廉，在经济条件落后的农村及边远地区速效制剂仍不失为一种可供选择的抗高血压药物，可使用硝苯地平或尼群地平普通片剂 10mg，每日 2 ~ 3 次。

注意事项：主要不良反应为血管扩张所致的头痛、颜面潮红和踝部水肿，发生率在 10% 以下，需要停药的只占极少数。踝部水肿系由于毛细血管前血管扩张而非水钠潴留所致。硝苯地平的不良反应较明显且可引起反射性心率加快，但若从小剂量开始逐渐加大剂量，可明显减轻或减少这些不良反应。非二氢吡啶类对传导功能及心肌收缩力有负性影响，因此，禁用于心脏传导阻滞和心力衰竭时。

（4）血管紧张素转换酶抑制剂（ACEI）

作用机制：通过抑制血管紧张素转换酶使血管紧张素 II 生成减少，并抑制缓激肽，使缓激肽降解。这类药物可抑制循环和组织的 RAAS，减少神经末梢释放去甲肾上腺素和血管内皮形成内皮素；还可作用于缓激肽系统，抑制缓激肽降解，增加缓激肽和扩张血管的前列腺素的形成。这些作用不仅能有效降低血压，而且具有靶器官保护的功能。

ACEI 对糖代谢和脂代谢无影响，血浆尿酸可能降低。即使合用利尿剂亦可维持血钾稳定，因为 ACEI 可防止利尿剂所致的继发性高醛固酮血症。此外，ACEI 在产生降压作用时不会引起反射性心动过速。

种类和应用方法：常用的 ACEI 有卡托普利 25 ~ 50mg，每日 2 ~ 3 次；依那普利 5 ~ 10mg，每日 1 ~ 2 次；苯那普利 5 ~ 20mg，雷米普利 2.5 ~ 5mg，培哚普利 4 ~ 8mg，西那普利 2.5 ~ 10mg，福辛普利 10 ~ 20mg，均每日 1 次。

主要适应证：ACEI 可用来治疗轻中度或严重高血压，尤其适用于伴左心室肥厚、左心室功能不全或心力衰竭、糖尿病并有微量蛋白尿、肾脏损害（血肌

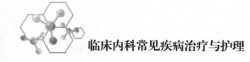
酐 < 265μmol/L）并有蛋白尿等患者。本药还可安全地使用于伴有慢性阻塞性肺部疾患或哮喘、周围血管疾病或雷诺现象、抑郁症及胰岛素依赖性糖尿病患者。

注意事项：最常见不良反应为持续性干咳，发生率为 3% ~ 22%。多见于用药早期（数天至几周），亦可出现于治疗的后期，其机制可能由于 ACEI 抑制了激肽酶Ⅱ，使缓激肽的作用增强和前列腺素形成。症状不重应坚持服药，半数可在 2 ~ 3 个月内咳嗽消失。改用其他 ACEI，咳嗽可能不出现。福辛普利和西拉普利引起干咳少见。其他可能发生不良反应有低血压、高钾血症、血管神经性水肿（偶尔可致喉痉挛、喉或声带水肿）、皮疹及味觉障碍。

双侧肾动脉狭窄或单侧肾动脉严重狭窄、合并高钾血症或严重肾衰竭等患者 ACEI 应列为禁忌。因有致畸危险也不能用于合并妊娠的妇女。

（5）血管紧张素Ⅱ受体拮抗剂（ARB）

作用机制：这类药物可选择性阻断 Ang Ⅱ 的 Ⅰ 型受体而起作用，具有 ACEI 相似的血流动力学效应。从理论上讲，其比 ACEI 存在如下优点：①作用不受 ACE 基因多态性的影响，还能抑制非 ACE 催化产生的 Ang Ⅱ 的致病作用；②促进 Ang Ⅱ 与血管紧张素Ⅱ型受体（AT_2）结合发挥"有益"效应。这三项优点结合起来将可能使 ARB 的降血压及对靶器官保护作用更有效，但需要大规模的临床试验进一步证实，目前尚无循证医学的证据表明 ARB 的疗效优于或等同于 ACEI。

种类和应用方法：目前，在国内上市的 ARB 有 3 类，第一、二、三代分别为氯沙坦、缬沙坦、伊贝沙坦。氯沙坦 50 ~ 100mg，每日 1 次，氯沙坦和小剂量氢氯噻嗪（25mg/d）合用，可明显增强降压效应；缬沙坦 80 ~ 160mg，每日 1 次；伊贝沙坦 150mg，每日 1 次；替米沙坦 80mg，每日 1 次；坎地沙坦 1mg，每日 1 次。

主要适应证：适用对象与 ACEI 相同。目前主要用于 ACEI 治疗后发生干咳等不良反应且不能耐受的患者。氯沙坦有降低血尿酸作用，尤其适用于伴高尿酸血症或痛风的高血压患者。

注意事项：此类药物的不良反应轻微而短暂，因不良反应需中止治疗者极少。不良反应为头晕、与剂量有关的体位性低血压、皮疹、血管神经性水肿、腹泻、肝功能异常、肌痛和偏头痛等。禁用对象与 ACEI 相同。

（6）α_1– 受体阻滞剂

作用机制：这类药可选择性阻滞血管平滑肌突触后膜 α_1– 受体，使小动脉和静脉扩张，外周阻力降低。长期应用对糖代谢并无不良影响，且可改善脂代谢，升高 HDL–C 水平，还能减轻前列腺增生患者的排尿困难，缓解症状。降压作用较可靠，但是否与利尿剂、受体阻滞剂一样具有降低病死率的效益，尚不清楚。

种类和应用方法：常用制剂有哌唑嗪 1mg，每日 1 次；多沙唑嗪 1 ~ 6mg，每日 1 次；特拉唑嗪 1 ~ 8mg，每日 1 次；苯哌地尔 25 ~ 50mg，每日 2 次。

适应证：目前一般用于轻中度高血压，尤其适用于伴高脂血症或前列腺肥大患者。

注意事项：主要不良反应为"首剂现象"，多见于首次给药后 30 ~ 90mim 表现为严重的直立性低血压、眩晕、晕厥、心悸等，系由于内脏交感神经的收缩血管作用被阻滞后，静脉舒张使回心血量减少。首剂现象以哌唑嗪较多见，特拉唑嗪较少见。合用 β - 受体阻滞剂、低钠饮食或曾用过利尿剂者较易发生。防治方法是首剂量减半，临睡前服用，服用后平卧或半卧休息 60 ~ 90min，并在给药前至少一天停用利尿剂。其他不良反应有头痛、嗜睡、口干、心悸、鼻塞、乏力、性功能障碍等，常可在连续用药过程中自行减轻或缓解。有研究表明哌唑嗪能增加高血压患者的病死率，因此现在临床上已很少应用。

（四）降压药物的联合应用

降压药物的联合应用已公认为是较好和合理的治疗方案。

1.联合用药的意义

研究表明，单药治疗使高血压患者血压达标（< 140/90mmHg 或 18.7/12.0kPa）比率仅为 40% ~ 50%，而两种药物的合用可使 70% ~ 80% 的患者血压达标。高血压最佳治疗（HOT）试验结果表明，达到预定血压目标水平的患者中，采用单一药物、两药合用或三药合用的患者分别占 30% ~ 40%、40% ~ 50% 和少于 10%，处于联合用药状态的约占 68%。

联合用药可减少单一药物剂量，提高患者的耐受性和依从性。单药治疗如效果欠佳，只能加大剂量，这就增加不良反应发生的危险性，且有的药物随剂量增加，不良反应增大的危险性超过了降压作用增加的效益，亦即药物的危险/效益比转向不利的一面。联合用药可避免此种两难局面。

联合用药还可使不同的药物互相取长补短，有可能减轻或抵消某些不良反应。任何药物在长期治疗中均难以完全避免其不良反应，如 β - 受体阻滞剂的减慢心率作用，CCB 可引起踝部水肿和心率加快。这些不良反应如能选择适当的合并用药就有可能被矫正或消除。

2.利尿剂为基础的两种药物联合应用

大型临床试验表明，噻嗪类利尿剂可与其他降压药有效地合用，故在需要合并用药时利尿剂可作为基础药物。常采用下列合用方法。

（1）利尿剂 + ACEI 或血管紧张素 II 受体拮抗剂：利尿剂的不良反应是激活肾

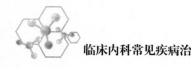

素 – 血管紧张素醛固酮（RAAS），造成一系列不利于降低血压的负面作用。然而，这反而增强了 ACEI 或血管紧张素 II 受体拮抗剂对 RAAS 的阻断作用，亦即这两种药物通过利尿剂对 RAAS 的激活，可产生更强有力的降压效果。此外，ACEI 和血管紧张素 II 受体拮抗剂由于可使血钾水平稍上升，从而能防止利尿剂长期应用所致的电解质紊乱，尤其是低血钾等不良反应。

（2）利尿剂 + β – 受体阻滞剂或 α₁ – 受体阻滞剂：β – 受体阻滞剂可抵消利尿剂所致的交感神经兴奋和心率增快作用，而噻嗪类利尿剂又可消除 β – 受体阻滞剂或 α₁ – 受体阻滞剂的促肾滞钠作用。此外，在对血管的舒缩作用上噻嗪类利尿剂可加强 α₁ – 受体阻滞剂的扩血管效应，而抵消 β – 受体阻滞剂的缩血管作用。

3.CCB 为基础的两药合用

我国临床上初治药物中仍以 CCB 最为常用。国人对此类药一般均有良好反应，CCB 为基础的联合用药在我国有广泛的基础。

（1）CCB + ACEI：前者具有直接扩张动脉的作用，后者通过阻断 RAAS 和降低交感活性，既扩张动脉，又扩张静脉，故两药在扩张血管上有协同降压作用。二氢吡啶类 CCB 产生的踝部水肿可被 ACEI 消除。两药在心肾和血管保护上，在抗增生和减少蛋白尿上亦均有协同作用。此外，ACEI 可阻断 CCB 所致反射性交感神经张力增加和心率加快的不良反应。

（2）二氢吡啶类 CCB + β – 受体阻滞剂：前者具有的扩张血管和轻度增加心输出量的作用，正好抵消 β – 受体阻滞剂的缩血管及降低心输出量作用。两药对心率的相反作用可使患者心率不受影响。

4.其他的联合应用方法

如两药合用仍不能奏效，可考虑采用 3 种药物合用，例如噻嗪类利尿剂加 ACEI 加水溶性 β – 受体阻滞剂（阿替洛尔），或噻嗪类利尿剂加 ACEI 加 CCB，及利尿剂加 β – 受体阻滞剂加其他血管扩张剂（肼屈嗪）。

五、高血压危象

（一）定义和分类

表1-6 高血压危象的分类

高血压急症	高血压次急症
高血压脑病	急进性恶性高血压
颅内出血	循环中儿茶酚胺水平过高

高血压急症	高血压次急症
动脉硬化栓塞性脑梗死	降压药物的撤药综合征
急性肺水肿	服用拟交感神经药物
急性冠脉综合征	食物或药物与单胺氧化酶抑制剂相互作用
急性主动脉夹层	围术期高血压
急性肾衰竭	
肾上腺素危象	
子痫	

已经有许多不同的名词被用于血压重度急性升高的情况。但多数研究者将高血压急症定义为收缩压或舒张压急剧增高（如舒张压增高到 120 ~ 130mmHg 或 16.0 ~ 17.3kPa 以上），同时伴有中枢神经系统、心脏或肾脏等靶器官损伤。高血压急症较少见，此类患者需要在严密监测下通过静脉给药的方法使血压立即降低。与高血压急症不同，如果患者的血压重度增高，但无急性靶器官损害的证据，则定义为高血压次急症。对此类患者，需在 24 ~ 48h 内使血压逐渐下降。两者统称为高血压危象（见表 1-6）。

（二）临床表现

高血压危象的症状和体征的轻重往往因人而异。一般症状可有出汗、潮红、苍白、眩晕、濒死感、耳鸣、鼻出血；心脏症状可有心悸、心律失常、胸痛、呼吸困难、肺水肿；脑部症状可有头痛、头晕、恶心、痛性痉挛、昏迷等；肾脏症状有少尿、血尿、蛋白尿、电解质紊乱、氮质血症、尿毒症；眼部症状有闪光、点状视觉、视力模糊、视觉缺陷、复视、失明。

（三）高血压危象的治疗

1. 治疗的一般原则

对高血压急症患者，需在 ICU 中严密监测（必要时进行动脉内血压监测），通过静脉给药迅速控制血压（但并非降至正常水平）。对高血压次急症患者，应在 24 ~ 48h 内逐渐降低血压（通常给予口服降压药）。

静脉用药控制血压的即刻目标是在 30 ~ 60min 内将舒张压降低 10% ~ 15%，或降到 110mmHg（14.7kPa）左右。对急性主动脉夹层患者，应 15 ~ 30min 内达到这一目标。以后用口服降压药维持。

2. 高血压急症的治疗

导致高血压急症的疾病基础很多。目前有多种静脉用药可作降压之用（见表1-7）。

表1-7　高血压急症静脉用药的选择

类型	药物选择
急性肺水肿	硝普钠或乌拉地尔，与硝酸甘油和一种祥利尿剂合用
急性心肌缺血	柳氨苄心定或美托洛尔，与硝酸甘油合用。如血压控制不满意，可加用尼卡地平或非诺多泮
脑卒中	柳氨苄心定、尼卡地平或菲诺多半
急性主动脉夹层	柳氨苄心定，或硝普钠加美托洛尔
子痫	肼苯哒嗪，亦可选用柳氨苄心定或尼卡地平
急性肾衰竭/微血管性贫血	菲诺多半或尼卡地平
儿茶酚胺危象	尼卡地平、维拉帕米或菲诺多半

（1）高血压脑病：高血压脑病的首选治疗包括静脉注射硝普钠、柳氨苄心定、乌拉地尔或尼卡地平。

（2）脑血管意外：对任何种类的急性脑卒中患者给予紧急降压治疗所能得到的益处目前还都是推测性的，还缺少充分的临床和实验研究证据。①颅内出血：血压小于180/105mmHg（24.0/14.0kPa）无须降压。血压大于230/120mmHg（30.7/16.0kPa）可静脉给予柳氨苄心定、拉贝洛尔、硝普钠、乌拉地尔。血压在180～230/150～120mmHg（24.0～30.7/20.0～16.0kPa）之间可静脉给药，也可口服给药。②急性缺血性脑卒中（中风）：参照颅内出血的治疗方案。

（3）急性主动脉夹层：一旦确定为主动脉夹层的诊断，即应力图在15～30min内使血压降至最低可以耐受的水平（即保持足够的器官灌注）。最初的治疗应包括联合使用静脉硝普钠和一种静脉给予的β-受体阻滞剂，其中美托洛尔最为常用。尼卡地平或fenoldopam也可使用。柳氨苄心定兼有α-受体阻滞作用和β-受体阻滞作用，可作为硝普钠和β-受体阻滞剂联合方案的替代。另外，地尔硫草静脉滴注也可用于主动脉夹层。

（4）急性左心室衰竭和肺水肿：严重高血压可诱发急性左心室衰竭。在这种情况下，可给予扩血管药如硝普钠直接减轻心脏后负荷。也可选用硝酸甘油。

（5）冠心病和急性心肌梗死：静脉给予硝酸甘油是这种高血压危象时的首选药物。次选药为柳氨苄心定，静脉给予。如血压控制不满意，可加用尼卡地平或菲诺多泮。

（6）围术期高血压：降压药物的选用应根据患者的背景情况，在密切观察下可选用乌拉地尔、柳氨苄心定、硝普钠和硝酸甘油等。

（7）子痫：近年来，在舒张压超过115mmHg（15.3kPa）或发生子痫时，传统上采用肼屈嗪（肼苯哒嗪）静脉注射，此药能有效降低血压而不减少胎盘血流。现今在有重症监护的条件下，静脉给予柳氨苄心定和尼卡地平被认为更安全有效。如惊厥出现或迫近，可注射硫酸镁。

3.高血压次急症的治疗

对高血压次急症患者，过快降压会影响心脏和脑的血流供应（尤其是老年人），引起严重的不良反应。如果血压暂时升高的原因是容易识别的，如疼痛或急性焦虑，则合适的治疗是止痛药或抗焦虑药。如果血压增高的原因不明，可给予各种口服降压药（见表1-8）。降压治疗的目的是使增高的血压在 24 ~ 48h 内逐渐降低，这种治疗方法需要在发病后头几天对患者进行密切的随访。

表1-8　治疗高血压次急症常用的口服药

药名	作用机制	剂量/mg	说明
卡托普利	ACE抑制剂	25～50	口服或舌下给药。最大作用见于给药后30～90min内。在体液容量不足者，易有血压过度下降。肾动脉狭窄患者禁用
硝酸甘油	血管扩张剂	1.25～2.5	舌下给药，最大作用见于15～30min内。推荐用于冠心病患者
尼卡地平	钙拮抗剂	30	口服或舌下给药。仅有少量心率增快。比硝苯地平起效慢而降压时间更长。可致低血压的潮红
柳氨苄心定	α-和β-受体阻滞剂	200～1200	口服给药。禁用于慢性阻塞性肺病、充血性心力衰竭恶化、心动过缓的患者。可引起低血压、眩晕、头痛、呕吐、潮红
可乐宁	α-激动剂	0.1，每20min一次	口服后30mm至2h起效，最大作用见于1～4h内，作用维持6～8h。不良反应为嗜睡、眩晕、口干和停药后血压反跳
呋塞米（速尿）	袢利尿剂	40～80	口服给药，可继其他抗高血压措施之后给药

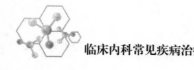

在目前缺少任何对各种高血压药物长期疗效进行比较的资料的情况下，药物品种的选择应根据其作用机制、疗效和安全性资料确定。

硝苯地平和卡托普利加快心率，可乐宁和柳氨苄心定则减慢心率。这对于冠心病患者特别重要。其他应注意的问题包括：柳氨苄心定慎用于支气管痉挛和心动过缓及Ⅱ度以上房室传导阻滞患者；卡托普利不可用于双侧肾动脉狭窄患者。血容量不足的患者，抗高血压药的使用均应小心。

六、护理评估

（一）健康史

询问患者有无高血压家族史；饮食口味是否偏重；有无烟酒嗜好；了解患者的个性特征、职业、人际关系，是否从事脑力劳动，或从事精神高度紧张的工作，或长期在噪声环境中工作；有无肥胖、高血脂、心脏病、肾脏疾病、糖尿病等病史；既往血压水平及用药情况。

（二）身体状况

本病通常起病缓慢，早期常无症状，可于例行体检时发现血压升高，少数患者则在发生心、脑、肾等重要器官损害等并发症后才被发现。

1. 症状

常见症状有头痛、头晕、疲劳、心悸、耳鸣等，但不一定与血压水平呈正比。可因过度疲劳、情绪激动或精神紧张、失眠等加剧，休息后多可缓解。

2. 体征

高血压时体征一般较少，除血压升高外，心脏听诊可闻及主动脉瓣区第二心音亢进及收缩期杂音或收缩早期喀喇音。长期高血压可有左室肥厚并可闻及第四心音。

3. 并发症。是导致高血压患者致残甚至致死的主要原因

（1）脑血管并发症：最常见，包括各种出血性或缺血性脑卒中、高血压脑病等。

（2）心脏并发症。①高血压性心脏病：与持续左心室后负荷增加有关，主要表现为活动后心悸气促；心尖搏动呈抬举样等，随着病情的进展，可导致心力衰竭、心律失常等。②急性左心衰竭：多在持续高血压的基础上，因某些诱因诱发，典型表现为急性肺水肿。③冠心病：为高血压继发和（或）加重冠状动脉粥样硬化的结果，主要表现为心绞痛、心肌梗死。

（3）肾脏并发症：高血压肾病及慢性肾衰竭。早期主要表现为夜尿量增加、轻度蛋白尿、镜下血尿或管型尿等，控制不良者可发展成为慢性肾衰竭。

（4）其他：①眼底改变及视力、视野异常；②鼻出血；③主动脉夹层。

4. 高血压急症和亚急症

高血压急症指原发性或继发性高血压患者，在某些诱因作用下，血压突然和显著升高（一般超过 180/120mmHg），同时伴有进行性心、脑、肾等重要靶器官功能不全的表现。高血压急症包括高血压脑病、颅内出血（脑出血和蛛网膜下腔出血）、脑梗死、急性左心衰竭、急性冠状动脉综合征、主动脉夹层动脉瘤、子痫等。虽然血压水平的高低与急性靶器官损害的程度并非呈正比，但如不能及时控制血压，将对脏器功能产生严重影响，甚至危及生命。

高血压亚急症指血压显著升高但不伴靶器官损害。患者可以有血压明显升高引起的症状，如头痛、胸闷、鼻出血和烦躁不安等。

5. 心血管危险分层

高血压是影响心血管事件发生和预后的独立危险因素，但并非唯一决定因素。因此，需要结合其他危险因素对患者进行心血管风险的评估并分层。心血管风险分层根据血压水平、心血管危险因素、靶器官损害、伴临床疾患，分为低危、中危、高危和很高危四个层次。

用于分层的心血管危险因素包括：年龄与性别（男＞55岁，女性＞65岁）、超体重、高血压、血糖异常（餐后 2h 血糖 7.8 ~ 11.0mmol/L 或空腹血糖异常 6.1 ~ 6.9mmol/L）、血脂异常（胆固醇≥ 5.7mmol/L 或低密度脂蛋白胆固醇＞ 3.3mmol/L 或高密度脂蛋白胆固醇＜ 1.0mmol/L）、吸烟及早发心血管病史等，靶器官损害包括左心室肥厚、颈动脉内膜增厚或斑块、肾功能损害（血肌酐：男性＞ 133 μmol/L、女性＞ 124 μmol/L；蛋白尿＞ 300mg/24h）伴临床疾患包括高血压脑血管病、心脏疾病、肾脏疾病、糖尿病等并发症。

（三）辅助检查

1. 常规检查

尿常规、血糖、血脂、血清电解质、肾功能、胸部 X 线片及心电图等。必要时进行超声心动图、眼底检查等。这些检查有助于发现相关的危险因素和高血压对靶器官的损害情况。

2. 特殊检查

为进一步了解高血压患者病理生理状况和靶器官结构与功能变化，可选择进行如动态血压监测（ABPM）、踝臂血压指数、颈动脉内膜中层厚度检查等。

（四）心理－社会状况

原发性高血压好发于中老年人，并发症多而严重，常需终生服药。中年人是家庭生活的支柱，面临着快节奏的工作、教育子女、赡养老人的多重压力，一旦确诊，往往给患者带来较大的精神压力，导致紧张、焦虑、烦躁、忧郁等情绪变化，老年人可出现孤独、恐惧、失眠等反应。

七、护理诊断

（一）疼痛

头痛与血压升高有关。

（二）有受伤的危险

与头晕、视力模糊、意识改变或发生直立性低血压有关。

（三）焦虑

与血压控制不满意、已发生并发症有关。

（四）知识缺乏

缺乏疾病预防、保健知识和高血压用药知识。

（五）潜在并发症

高血压急症。

八、护理目标

（1）患者血压控制在合适的范围，头痛减轻或缓解。

（2）无意外发生。

（3）能向医护人员倾诉感受，焦虑减轻，情绪平稳。

（4）能说出高血压的危害及预防保健知识。

（5）并发症得到有效预防和治疗。

九、护理措施

（一）一般护理

1. 休息与活动

血压较高、症状明显者应卧床休息，保证充足的睡眠时间，休息时抬高床头，改变体位时动作要慢。保持病室安静，减少环境中的声、光刺激，尽量减少探视。护士操作应相对集中，动作轻巧，防止过多干扰患者。病情稳定时可适当运动。

2. 饮食护理

给予患者低盐、低脂饮食，每天食盐量以不超过 6g 为宜，膳食中脂肪量应控制在总热量的 25% 以下；应多吃新鲜蔬菜水果，多饮牛奶可补充钙盐和钾盐；限制饮酒。

（二）病情观察

定期测量血压并做好记录：观察患者血压改变，注意了解患者有无头痛、头晕、心悸、失眠、恶心、呕吐等症状。密切观察并发症的征象：患者神志、呼吸、视力、肢体活动及感觉等变化，及时发现高血压急症。

（三）高血压急症的护理

患者绝对卧床休息，抬高床头，避免一切不良刺激和不必要的活动，协助生活护理。保持呼吸道通畅，吸氧。遵医嘱行心电、血压监测。迅速建立静脉通路，遵医嘱尽早应用降压药物，用药过程注意监测血压变化，避免出现血压骤降，特别是应用硝普钠和硝酸甘油时，应严格遵医嘱控制滴速，密切观察药物的不良反应。病情稳定者，应及时对患者进行指导，告知患者不良情绪可诱发高血压急症，避免情绪激动，保持情绪稳定，必要时使用镇静剂。指导其按医嘱用降压药物，不可擅自增减药量，更不可突然停服，以免血压突然急剧升高。同时指导其尽量避免过劳和寒冷刺激。定期监测血压，一旦发现血压急剧升高、剧烈头痛、呕吐、大汗、视力模糊、面色及神志改变、肢体运动障碍等症状，应立即就诊。

（四）药物护理

1. 用药注意事项

遵医嘱应用降压药物，不可随意增减药量、漏服、补服上次剂量或突然停药，以防血压过低或突然引发血压迅速升高；告知患者降压药可引起体位性低血压，服药时间可选在安静休息时，服药后继续休息一段时间再活动，起床或改变体位时动作不宜过快；避免用过热的水洗澡或蒸汽浴；不宜大量饮酒；站立时间不宜过长，发生头晕时采取下肢抬高位平卧，以促进下肢血液回流。

2. 常用降压药物的不良反应

噻嗪类利尿剂主要不良反应是血钾减低、尿酸升高，长期应用者应定期监测血钾，并适量补钾；痛风者禁用，对高尿酸血症及明显肾功能不全者慎用，后者如需使用利尿剂，应使用袢利尿剂，如呋塞米等。袢利尿剂主要不良反应是血钾减低。

保钾利尿剂和醛固酮受体拮抗剂主要不良反应是血钾升高，醛固酮受体拮抗剂还可引起男性乳房发育。β-受体阻滞剂主要不良反应是支气管痉挛和心功能抑制，哮喘、心功能不全者慎用。二氢吡啶类主要不良反应是踝部水肿、头痛、潮红，非二氢吡啶类主要不良反应是房室传导阻滞和心功能抑制。血管紧张素转换酶抑制剂主要不良反应为咳嗽、血钾升高、血管性水肿。血管紧张素Ⅱ受体拮抗剂主要不良反应为血钾升高。

（五）心理护理

长期紧张、焦虑、抑郁等负性情绪会使血压升高，加重病情，护士应告知患者避免情绪激动、紧张等不良刺激，指导患者使用放松技术进行自我调节，如心理训练、音乐治疗、缓慢呼吸等，协助患者保持心态平和。

（六）健康教育

1. 疾病知识指导

让患者了解自己的病情，包括高血压水平、危险因素及同时存在的临床疾患等，告知患者高血压的风险和有效治疗的益处。戒烟、不过量饮酒。指导患者调整心态，学会自我心理调节，避免情绪激动。对患者家属进行疾病知识指导，提高其配合度。

2. 饮食指导

限制钠盐摄入，保持清淡饮食，每天钠盐摄入量应低于 6g，减少味精、酱油等含钠盐调味品的使用量；减少咸菜、香肠等含钠较高的加工食品摄入；合理膳食，控制体重，减少脂肪摄入，少吃或不吃肥肉和动物内脏；补充适量蛋白质，多吃蔬菜、水果，增加钾盐摄入。

3. 运动指导

指导患者根据年龄和血压水平选择适宜的运动方式，如步行、慢跑、游泳、太极拳、气功等；运动强度、时间和频度以不出现不适反应为度，避免竞技性和力量型运动。

4. 用药指导

（1）强调长期药物治疗的重要性，用降压药物使血压降至理想水平后，应继续服用维持量，以保持血压相对稳定，对无症状者更应强调。

（2）告知有关降压药的名称、剂量、用法、作用及不良反应，并提供书面材料。

（3）嘱患者必须遵医嘱按时按量服药。

（4）不能擅自突然停药，如果突然停药，可导致血压突然升高，冠心病患者突然停用 β - 受体阻滞剂可诱发心绞痛、心肌梗死等。

5. 病情监测指导

教会患者及其家属正确的家庭血压监测方法，每次就诊携带记录，供医生调整药量或选择用药参考。指导患者定期随访，以便及时调整治疗方案，有效控制血压。患者的随访时间依据心血管风险分层，低危或中危者，每 1 ~ 3 个月随诊 1 次；高危者，至少每个月随诊 1 次。

十、护理评价

头痛是否减轻或缓解；是否有意外发生；能否倾诉焦虑的感受；焦虑是否减轻或缓解；是否认识高血压危害，能否学会健康饮食、合理运动；能否遵医嘱用药；并发症是否得到有效的预防和治疗。

第四节 急性左心功能衰竭

急性心力衰竭（AHF）是临床医生面临的最常见的心脏急症之一。许多国家随着人口老龄化及急性心肌梗死患者存活率的升高，慢性心衰患者的数量快速增长，同时也增加了心功能失代偿的患者的数量。AHF患者60%～70%是由冠心病所致，尤其是老年人。在年轻患者中，AHF的原因更多见于扩张型心肌病、心律失常、先天性或瓣膜性心脏病、心肌炎等。

AHF患者预后不良。急性心肌梗死伴有严重心力衰竭患者病死率非常高，12个月的病死率30%。据报道：急性肺水肿院内病死率为12%，1年病死率为40%。

2008年欧洲心脏病学会更新了急性和慢性心力衰竭指南。2010年中华医学会心血管病分会公布了我国急性心力衰竭诊断和治疗指南。

一、急性心力衰竭的临床表现

AHF是指由于心脏功能异常而出现的急性临床发作。无论既往有无心脏病病史，均可发生。心功能异常可以是收缩功能异常，亦可为舒张功能异常，还可以是心律失常或心脏前负荷和后负荷失调。它通常是致命的，需要紧急治疗。

急性心力衰竭可以在既往没有心功能异常者首次发病，也可以是慢性心力衰竭（CHF）的急性失代偿。

（一）基础心血管疾病的病史和表现

大多数患者有各种心脏病的病史，存在引起急性心衰的各种病因。老年人的主要病因为冠心病、高血压和老年性退行性心瓣膜病，而在年轻人中多由风湿性心瓣膜病、扩张型心肌病、急性重症心肌炎等所致。

（二）诱发因素

常见的诱因有：

（1）慢性心衰药物治疗缺乏依从性。

（2）心脏容量超负荷。

（3）严重感染，尤其肺炎和败血症。

（4）严重颅脑损害或剧烈的精神心理紧张与波动。

（5）大手术后。

（6）肾功能减退。

（7）急性心律失常如室性心动过速（室速）、心室颤动（室颤）、心房颤动（房颤）或心房扑动（房扑）伴快速心室率、室上性心动过速及严重的心动过缓等。

（8）支气管哮喘发作。

（9）肺栓塞。

（10）高心输出量综合征，如甲状腺功能亢进危象、严重贫血等。

（11）应用负性肌力药物如维拉帕米、地尔硫䓬、受体阻断药等。

（12）应用非类固醇消炎药。

（13）心肌缺血。

（14）老年急性舒张功能减退。

（15）吸毒。

（16）酗酒。

（17）嗜铬细胞瘤。

这些诱因使心功能原来尚可代偿的患者骤发心衰，或者使已有心衰的患者病情加重。

（三）早期表现

原来心功能正常的患者出现急性失代偿的心衰（首发或慢性心力衰竭急性失代偿）伴有急性心衰的症状和体征，出现原因不明的疲乏或运动耐力明显降低及心率增加每分钟 15～20 次，可能是左心功能降低的最早期征兆。继续发展可出现劳力性呼吸困难、夜间阵发性呼吸困难、睡觉需用枕头抬高头部等，检查可发现左心室增大、闻及舒张早期或中期奔马律、肺动脉第二音亢进、两肺尤其肺底部有细湿啰音，还可有干性啰音和哮鸣音，提示已有左心功能障碍。

（四）急性肺水肿

起病急骤，病情可迅速发展至危重状态。突发的严重呼吸困难、端坐呼吸、喘息不止、烦躁不安并有恐惧感，呼吸频率可达每分钟 30～50 次；频繁咳嗽并咯出大量粉红色泡沫样血痰；听诊心率快，心尖部常可闻及奔马律；双肺满布湿啰音和哮鸣音。

（五）心源性休克

1. 持续低血压，收缩压降至 90mmHg 以下，或原有高血压的患者收缩压降幅 > 60mmHg，且持续 30min 以上。

2.组织低灌注状态，可有：

（1）皮肤湿冷、苍白和发绀，出现紫色条纹；

（2）心动过速＞110次／分；

（3）尿量显著减少（＜20mL/h），甚至无尿；

（4）意识障碍，常有烦躁不安、激动焦虑、恐惧和濒死感；收缩压低于70mmHg，可出现抑制症状如神志恍惚、表情淡漠、反应迟钝，逐渐发展至意识模糊甚至昏迷。

3.血流动力学障碍

肺毛细血管楔压（PCWP）≥18mmHg，心排血指数（CI）≤36.7mL/（s·m^2）[≤2.2L/（min·m^2）]。

4.低氧血症和代谢性酸中毒

二、急性左心衰竭严重程度分级

主要分级有Killip法（表1-9）、Forrester法（表1-10）和临床程度分级（表1-11）3种。Killip法主要用于急性心肌梗死患者，分级依据临床表现和胸部X线的结果。

表1-9　急性心肌梗死的Killip法分级

分级	症状与体征
Ⅰ级	无心衰
Ⅱ级	有心衰，两肺中下部有湿啰音，占肺野下1/2，可闻及奔马律，X线胸片有肺淤血
Ⅲ级	严重心衰，有肺水肿，细湿啰音遍布两肺（超过肺野下1/2）
Ⅳ级	心源性休克、低血压（收缩压＜90mmHg）、发绀、出汗、少尿

注：1mmHg＝0.133kPa

表1-10　急性左心衰姆的Forrester法分级

分级	PCWP/mmHg	CI[mL/（s·m^2）]	组织灌注状态
Ⅰ级	≤18	＞36.7	无肺淤血，无组织灌注不良
Ⅱ级	＞18	＞36.7	有肺淤血
Ⅲ级	＜18	≤36.7	无肺淤血，有组织灌注不良
Ⅳ级	＞18	≤36.7	有肺淤血，有组织灌注不良

注：PCWP，肺毛细血管楔压；CI，心排血指数，其法定单位[mL/（s·m^2）]与旧制单位[L/

（min·m2）]的换算因数为16.67。1mmHg=0.133kPa

表1-11　急性左心衰竭的临床程度分级

分　级	皮　肤	肺部啰音
Ⅰ级	干、暖	无
Ⅱ级	湿、暖	有
Ⅲ级	干、冷	无/有
Ⅳ级	湿、冷	有

Forrester 分级依据临床表现和血流动力学指标，可用于急性心肌梗死后 AHF，最适用于首次发作的急性心力衰竭。临床程度的分类法适用于心肌病患者，它主要依据临床发现，最适用于慢性失代偿性心衰。

三、急性心力衰竭的诊断

AHF 的诊断主要依据症状和临床表现，同时辅以相应的实验室检查，例如 ECG、胸片、生化标志物、多普勒超声心动图等。急性心衰患者需要系统地评估外周循环、静脉充盈、肢端体温。在心衰失代偿时，右心室充盈压通常可通过中心静脉压评估。AHF 时中心静脉压升高应谨慎分析，因为在静脉顺应性下降合并右室顺应性下降时，即便右室充盈压很低也会出现中心静脉压的升高。

左室充盈压可通过肺部听诊评估，肺部存在湿啰音常提示左室充盈压升高。进一步的确诊、严重程度的分级及随后可出现的肺淤血、胸腔积液应进行胸片检查。左室充盈压的临床评估常被迅速变化的临床征象所误导。应进行心脏的触诊和听诊，了解有无室性和房性奔马律（S_3，S_4）。

四、实验室检查及辅助检查

（一）心电图（ECG）检查

急性心衰时 ECG 多有异常改变。ECG 可以辨别节律，可以帮助确定 AHF 的病因及了解心室的负荷情况。这在急性冠脉综合征中尤为重要。ECG 还可了解左右心室/心房的劳损情况、有无心包炎及既往存在的病变如左右心室的肥大。心律失常时应分析 12 导联心电图，同时应进行连续的 ECG 监测。

（二）胸片及影像学检查

对于所有 AHF 的患者，胸片和其他影像学检查宜尽早完成，以便及时评估已经存在的肺部和心脏病变（心脏的大小及形状）及肺淤血的程度。它不但可以用于明确诊断，还可用于了解随后的治疗效果。胸片还可用作左心衰的鉴别诊断，除外肺部炎症或感染性疾病。胸部 CT 或放射性核素扫描可用于判断肺部疾病和诊断大的肺栓塞。CT、经食管超声心动图可用于诊断主动脉夹层。

（三）实验室检查

AHF 时应进行一些实验室检查。动脉血气分析可以评估氧合情况（氧分压 PaO_2）、通气情况（二氧化碳分压 $PaCO_2$）、酸碱平衡（pH）和碱缺失，在所有严重 AHF 患者应进行此项检查。脉搏血氧测定及潮气末 CO_2 测定等无创性检测方法可以替代动脉血气分析，但不适用于低心输出量及血管收缩性休克状态。静脉血氧饱和度（如颈静脉内）的测定对于评价全身的氧供需平衡很有价值。

血浆脑钠尿肽（B 型钠尿肽，BNP）是在心室室壁张力增加和容量负荷过重时由心室释放的，现在已用于急诊室呼吸困难的患者作为排除或确立心力衰竭诊断的指标。BNP 对于排除心衰有着很高的阴性预测价值。如果心衰的诊断已经明确，升高的血浆 BNP 和 N 末端脑钠尿肽前体可以预测预后。

（四）超声心动图检查

超声心动图对评价基础心脏病变及与 AHF 相关的心脏结构和功能改变是极其重要的，同时对急性冠脉综合征也有重要的评估值。

多普勒超声心动图应用于评估左右心室的局部或全心功能改变、瓣膜结构和功能、心包病变、急性心肌梗死的机械性并发症和比较少见的占位性病变。通过多普勒超声心动图测定主动脉或肺动脉的血流时速曲线可以估测心输出量。多普勒超声心动图还可估计肺动脉压力（三尖瓣反流射速），同时可监测左室前负荷。

（五）其他检查

在涉及与冠状动脉相关的病变，如不稳定型心绞痛或心肌梗死时，血管造影是非常重要的，现已明确血运重建能够改善预后。

五、急性心力衰竭的治疗

（一）临床评估

对患者均应根据上述各种检查方法及病情变化作出临床评估，包括：

（1）基础心血管疾病。

（2）急性心衰发生的诱因。

（3）病情的严重程度和分级，并估计预后。

（4）治疗的效果。此种评估应多次和动态进行，以调整治疗方案。

（二）治疗目标

（1）控制基础病因和矫治引起心衰的诱因：应用静脉和（或）口服降压药物以控制高血压；选择有效抗生素控制感染；积极治疗各种影响血流动力学的快速性或缓慢性心律失常；应用硝酸酯类药物改善心肌缺血。糖尿病伴血糖升高者应有效控制血糖水平，又要防止出现低血糖。对血红蛋白低于60g/L的严重贫血者，可输注浓缩红细胞悬液或全血。

（2）缓解各种严重症状

①低氧血症和呼吸困难：采用不同方式的吸氧，包括鼻导管吸氧、面罩吸氧及无创或气管插管的呼吸机辅助通气治疗。

②胸痛和焦虑：应用吗啡。

③呼吸道痉挛：应用支气管解痉药物。

④淤血症状：利尿药有助于减轻肺淤血和肺水肿，亦可缓解呼吸困难。

（3）稳定血流动力学状态，维持收缩压≥90mmHg，纠正和防止低血压可应用各种正性肌力药物。血压过高者的降压治疗可选择血管扩张药物。

（4）纠正水、电解质紊乱和维持酸碱平衡。

（5）保护重要脏器，如肺、肾、肝和大脑，防止功能损害。

（6）降低死亡危险，改善近期和远期预后。

（三）急性左心衰竭的处理流程

急性左心衰竭确诊后。初始治疗后症状未获明显改善或病情严重者应行进一步治疗。

1.急性左心衰竭的一般处理

（1）体位：静息时明显呼吸困难者应半卧位或端坐位，双腿下垂以减少回心血量，降低心脏前负荷。

（2）四肢交换加压：四肢轮流绑扎止血带或血压计袖带，通常同一时间只绑扎三肢，每隔15～20min轮流放松一肢。血压计袖带的充气压力应较舒张压低10mmHg，使动脉血流仍可顺利通过，而静脉血回流受阻。此法可降低前负荷，减轻肺瘀血和肺水肿。

（3）吸氧：适用于低氧血症和呼吸困难明显（尤其指端血氧饱和度＜90%）的患者。应尽早采用，使患者SaO_2≥95%（伴慢性阻塞性肺疾病者SaO_2＞90%）。可采用不同的方式：①鼻导管吸氧。低氧流量（1～2L/min）开始，如仅为低氧血症，动脉血气分析未见CO_2潴留，可采用高流量给氧6～8L/min。酒精吸氧可使肺泡内的泡沫表面张力降低而破裂，改善肺泡的通气。方法是在氧气通过的湿化瓶中加

50% ~ 70% 乙醇或有机硅消泡剂，用于肺水肿患者。②面罩吸氧。适用于伴呼吸性碱中毒患者。必要时还可采用无创性或气管插管呼吸机辅助通气治疗。

（4）做好救治的准备工作：至少开放 2 条静脉通道，并保持通畅。必要时可采用深静脉穿刺置管，以随时满足用药的需要。血管活性药物一般应用微量泵泵入，以维持稳定的速度和正确的剂量。固定和维护好漂浮导管、深静脉置管、心电监护的电极和导联线、鼻导管或面罩、导尿管及指端无创血氧仪测定电极等。保持室内适宜的温度、湿度，灯光柔和，环境幽静。

（5）饮食：进易消化食物，避免一次大量进食，在总量控制下，可少量多餐（6 ~ 8 次 / 天）。应用袢利尿药情况下不要过分限制钠盐摄入量，以避免低钠血症，导致低血压。利尿药应用时间较长的患者要补充多种维生素和微量元素。

（6）出入量管理：肺淤血、体循环淤血及水肿明显者应严格限制饮水量和静脉输液速度，对无明显低血容量因素（大出血、严重脱水、大汗淋漓等）者的每天摄入液体量一般宜在 1500mL 以内，不要超过 2000mL。保持每天出入液量负平衡约 500mL/d，严重肺水肿者的水负平衡为 1000 ~ 2000mL/d，甚至可达 3000 ~ 5000mL/d，以减少水钠潴留和缓解症状。3 ~ 5 天后，如淤血、水肿明显消退，应减少水负平衡量，逐渐过渡到出入水量大体平衡。在水负平衡下应注意防止发生低血容量、低血钾和低血钠等。

2. 药物治疗

（1）AHF 时吗啡及其类似物的使用：吗啡一般用于严重 AHF 的早期阶段，特别是患者不安和呼吸困难时。吗啡能够使静脉扩张，也能使动脉轻度扩张，并降低心率。应密切观察疗效和呼吸抑制的不良反应。伴明显和持续低血压、休克、意识障碍、慢性阻塞性肺疾病（COPD）等患者禁忌使用。老年患者慎用或减量。也可应用哌替啶 50 ~ 100mg 肌内注射。

（2）AHF 治疗中血管扩张药的使用：对大多数 AHF 患者，血管扩张药常作为一线药，它可以用来开放外周循环，降低前及或后负荷。

①硝酯类药物：急性心衰时此类药在不减少每搏心输出量和不增加心肌氧耗情况下能减轻肺瘀血，特别适用于急性冠状动脉综合征伴心衰的患者。临床研究已证实，硝酸酯类静脉制剂与呋塞米合用治疗急性心衰有效；应用大剂量硝酸酯类药物联合小剂量呋塞米的疗效优于单纯大剂量的利尿药。静脉应用硝酸酯类药物应十分小心滴定剂量，经常测量血压，防止血压过度下降。硝酸甘油静脉滴注起始剂量 5 ~ 10μg/min，每 5 ~ 10min 递增 5 ~ 10μg/min，最大剂量 100 ~ 200μg/min；亦可每 10 ~ 15min 喷雾一次（400μg），或舌下含服每次 0.3 ~ 0.6mg。硝酸异山梨

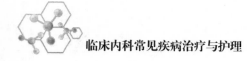

酯静脉滴注剂量 5 ~ 10mg/h，亦可舌下含服每次 2.5mg。

②硝普钠（SNP）：适用于严重心衰。临床应用宜从小剂量 10μg/min 开始，可酌情逐渐增加剂量至 50 ~ 250μg/min。由于其强效降压作用，应用过程中要密切监测血压，根据血压调整合适的维持剂量。长期使用时其代谢产物（硫代氟化物和氟化物）会产生毒性反应，特别是在严重肝肾衰竭的患者应避免使用。减量时，硝普钠应该缓慢减量，并加用口服血管扩张药，以避免反跳。AHF 时硝普钠的使用尚缺乏对照试验，而且在急性心肌梗死（AMI）时使用，病死率增高。在急性冠脉综合征所致的心衰患者，因为 SNP 可引起冠脉窃血，故在此类患者中硝酸酯类的使用优于硝普钠。

③奈西立肽：这是一类新的血管扩张药肽类，近期被用以治疗 AHF。它是人脑钠尿肽（BNP）的重组体，是一种内源性激素物质。它能够扩张静脉、动脉、冠状动脉，由此降低前负荷和后负荷，在无直接正性肌力的情况下增加心输出量。慢性心衰患者输注奈西立肽对血流动力学产生有益的作用，可以增加钠排泄，抑制肾素—血管紧张素—醛固酮和交感神经系统。它和静脉使用硝酸甘油相比，能更有效地促进血流动力学改善，并且不良反应更少。该药临床试验的结果尚不一致。近期的两项研究（急性心力衰竭的扩血管治疗实验和 PROACTION[①]）表明，该药的应用可以带来临床和血流动力学的改善，推荐应用于急性失代偿性心衰。国内一项 Ⅱ 期临床研究提示，该药较硝酸甘油静脉制剂能够更显著降低肺动脉楔压（PCWP），缓解患者的呼吸困难。应用方法：先给予负荷剂量 1.500μg/kg，静脉缓慢推注，继以 0.007 5 ~ 0.015 0μg/（kg·min）静脉滴注；也可不用负荷剂量而直接静脉滴注。疗程一般 3 天，不建议超过 7 天。

④乌拉地尔：该药具有外周和中枢双重扩血管作用，可有效降低血管阻力，降低后负荷，增加心输出量，但不影响心率，从而减少心肌耗氧量。适用于高血压心脏病、缺血性心肌病（包括急性心肌梗死）和扩张型心肌病引起的急性左心衰竭；可用于 CO 降低、PCWP > 18mmHg 的患者。通常静脉滴注 100 ~ 400μg/mim 可逐渐增加剂量，并根据血压和临床状况予以调整。伴严重高血压者可缓慢静脉注射 12.5 ~ 25.0mg。

下列情况下禁用血管扩张药物：①收缩压 < 90mmHg，或持续低血压并伴有症状，尤其有肾功能不全的患者，以避免重要脏器灌注减少；②严重阻塞性心瓣膜疾病患者，例如主动脉瓣狭窄、二尖瓣狭窄患者，有可能出现显著的低血压，应慎用；③梗阻性肥厚型心肌病。

---

① PROACTION是脑利钠肽治疗急性失代偿性心衰门诊病人的前瞻性随机试验的首字母缩写。

（3）急性心力衰竭（AHF）时血管紧张素转化酶抑制剂（ACEI）的使用：ACEI在急性心衰中的应用仍存在诸多争议。急性心衰的急性期、病情尚未稳定的患者不宜应用。急性心肌梗死后的急性心衰可以试用，但须避免静脉应用，口服起始剂量宜小。在急性期病情稳定48h后逐渐加量，疗程至少6周，不能耐受ACEI者可以应用血管及张素Ⅱ受体拮抗剂（ARB）。

在心输出量处于边缘状况时，ACEⅠ抑制剂应谨慎使用，因为它可以明显降低肾小球滤过率。当联合使用非类固醇消炎药，及出现双侧肾动脉狭窄时，不能耐受ACEⅠ抑制剂的风险增加。

（4）利尿药

1）适应证：AHF和失代偿心衰的急性发作，伴有液体潴留的情况是应用利尿药的指征。利尿药缓解症状的益处及其在临床上被广泛认可，无须再进行大规模的随机临床试验来评估。

2）作用效应：静脉使用袢利尿药也有扩张血管效应，在使用早期（5～30min）它降低肺阻抗的同时也降低右房压和肺毛细血管楔压。如果快速静脉注射大剂量袢利尿药（>1mg/kg），就有反射性血管收缩的可能。它与慢性心衰时使用利尿药不同，在严重失代偿性心衰使用利尿药能使容量负荷恢复正常，可以在短期内减少神经内分泌系统的激活。特别是急性冠脉综合征的患者，应使用低剂量的利尿药，最好已给予扩血管治疗。

3）实际应用：静脉使用袢利尿药（呋塞米、托拉塞米），它有强效快速的利尿效果，在AHF患者优先考虑使用。在入院以前就可安全使用，应根据利尿效果和瘀血症状的缓解情况来选择剂量。开始使用负荷剂量，然后继续静脉滴注呋塞米或托拉塞米，静脉滴注比一次性静脉注射更有效。噻嗪类和螺内酯可以联合袢利尿药使用，低剂量联合使用比高剂量使用一种药更有效，而且继发反应也更少。将袢利尿药和多巴酚丁胺、多巴胺或硝酸盐联合使用也是一种治疗方法，它比仅仅增加利尿药更有效，不良反应也更少。

（5）不良反应、药物的相互作用：虽然利尿药可安全地用于大多数患者，但它的不良反应也很常见，甚至可威胁生命。它们包括神经内分泌系统的激活，特别是肾素－血管紧张素－醛固酮系统和交感神经系统的激活；低血钾、低血镁和低氯性碱中毒可能导致严重的心律失常；可以产生肾毒性及加剧肾衰竭。过度利尿可过分降低静脉压、肺毛细血管楔压及舒张期灌注，由此导致每搏输出量和心输出量下降，特别见于严重心衰和以舒张功能不全为主的心衰或缺血所致的右室功能障碍。

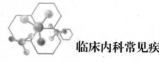
（6）β-受体阻断药

1）适应证和基本原理：目前尚无应用β-受体阻断药治疗 AHF 而改善症状的研究。相反，在 AHF 时是禁止使用β-受体阻断药的。急性心肌梗死后早期肺部啰音超过基底部的患者，及低血压患者均被排除在应用β-受体阻断药的临床试验之外。急性心肌梗死患者没有明显心衰或低血压，使用β-受体阻断药能限制心肌梗死范围，减少致命性心律失常，并缓解疼痛。

当患者出现缺血性胸痛对阿片制剂无效、反复发生缺血、高血压、心动过速或心律失常时，可考虑静脉使用β-受体阻断药。在 Gothenburg 美托洛尔研究中，急性心肌梗死后早期静脉使用美托洛尔或安慰剂，接着口服治疗 3 个月。接受美托洛尔治疗后发展为心衰的患者明显减少。如果患者有肺底部啰音的肺瘀血征象，联合使用呋塞米，美托洛尔治疗可产生更好的疗效，降低病死率和并发症。

2）实际应用：当患者伴有明显急性心衰，肺部啰音超过基底部时，应慎用β-受体阻断药。对出现进行性心肌缺血和心动过速的患者，可以考虑静脉使用美托洛尔。

但是，对急性心肌梗死伴发急性心衰患者，病情稳定后，应早期使用β-受体阻断药。对于慢性心衰患者，在急性发作稳定后（通常 4 天后），应早期使用β-受体阻断药。

在大规模临床试验中，比索洛尔、卡维地洛或美托洛尔的初始剂量很小，然后逐渐缓慢增加到目标剂量。应个体化增加剂量。β-受体阻断药可能过度降低血压，减慢心率。一般原则是，在服用β-受体阻断药的患者由于心衰加重而住院，除非必须用正性肌力药物维持，否则应继续服用β-受体阻断药。但如果疑为β-受体阻断药剂量过大（如有心动过缓和低血压）时，可减量继续用药。

（7）正性肌力药：此类药物适用于低心输出量综合征，如伴症状性低血压或 CO 降低伴有循环瘀血的患者，可缓解组织低灌注所致的症状，保证重要脏器的血液供应。血压较低和对血管扩张药物及利尿药不耐受或反应不佳的患者尤其有效。使用正性肌力药有潜在的危害性，因为它能增加耗氧量、增加钙负荷，所以应谨慎使用。

对于失代偿的慢性心衰患者，其症状、临床过程和预后很大程度上取决于血流动力学。因此，改善血流动力学参数成为治疗的目的。在这种情况下，正性肌力药可能有效，甚至挽救生命。但它改善血流动力学参数的益处，部分被它增加心律失常的危险抵消了。而且在某些病例，由于过度增加能量消耗引起心肌缺血和心衰的慢性进展。但正性肌力药的利弊比率，不同的药并不相同。对于那些兴奋β₁-受体的药物，可以增加心肌细胞胞内钙的浓度，可能有更高的危险性。有关正性肌力药用于急性心衰治疗的对照试验研究较少，特别对预后的远期效应的评估更少。

1）洋地黄类：此类药物能轻度增加 CO 和降低左心室充盈压；对急性左心衰竭患者的治疗有一定帮助。一般应用毛花苷 C，0.2 ~ 0.4mg 缓慢静脉注射，2 ~ 4h 后可以再用 0.2mg，伴有快速心室率的房颤患者可酌情增加剂量。

2）多巴胺：小剂量 [< 2μg/（kg·min）] 的多巴胺仅作用于外周多巴胺受体，直接或间接降低外周阻力。在此剂量下，对于肾脏低灌注和肾衰竭的患者，它能增加肾血流量、肾小球滤过率、利尿和增加钠的排泄，并增强对利尿药的反应。大剂量 [> 2μg/（kg·min）] 的多巴胺直接或间接刺激 β - 受体，增加心肌的收缩力和心输出量。当剂量 > 5μg/（kg·min）时，它作用于 α - 受体，增加外周血管阻力。此时，虽然它对低血压患者很有效，但它对 AHF 患者可能有害，因为它增加左室后负荷，增加肺动脉压和肺阻力。

多巴胺可以作为正性肌力药 [> 2μg/（kg·min）] 用于 AHF 伴有低血压的患者。当静脉滴注低剂量 ≤ 2 ~ 3μg/（kg·min）时，它可以使失代偿性心衰伴有低血压和尿量减少的患者增加肾血流量，增加尿量。但若无反应，则应停止使用。

3）多巴酚丁胺：多巴酚丁胺的主要作用在于通过刺激 β_1- 受体和 β_2- 受体产生剂量依赖性的正性变时、正性变力作用，并反射性地降低交感张力和血管阻力，其最终结果依个体而不同。小剂量时，多巴酚丁胺能产生轻度的血管扩张反应，通过降低后负荷而增加射血量。大剂量时，它可以引起血管收缩。心率通常呈剂量依赖性增加，但增加的程度弱于其他儿茶酚胺类药物。但在房颤的患者，心率可能增加到难以预料的水平，因为它可以加速房室传导。全身收缩压通常轻度增加，但也可能不变或降低。心衰患者静脉滴注多巴酚丁胺后，观察到尿量增多，这可能是它提高心输出量而增加肾血流量的结果。

多巴酚丁胺用于外周低灌注（低血压，肾功能下降）伴或不伴有瘀血或肺水肿、使用最佳剂量的利尿药和扩血管剂无效时。

多巴酚丁胺常用来增加心输出量。它的起始静脉滴注速度为 2 ~ 3μg/（kg·min），可以逐渐增加到 20μg/（kg·min），无须负荷量。静脉滴注速度根据症状、尿量反应或血流动力学监测结果来调整。它的血流动力学作用和剂量呈正比，在静脉滴注停止后，它的清除也很快。

在接受 β - 受体阻断药治疗的患者，需要增加多巴酚丁胺的剂量，才能恢复它的正性肌力作用。

单从血流动力学看，多巴酚丁胺的正性肌力作用增加了磷酸二酯酶抑制剂（PDEI）作用。PDEI 和多巴酚丁胺的联合使用能产生比单一用药更强的正性肌力作用。

长时间地持续静脉滴注多巴酚丁胺（24 ~ 48h 以上）会出现耐药，部分血流动力学效应消失。长时间应用应逐渐减量。

静脉滴注多巴酚丁胺常伴有心律失常发生率的增加，可来源于心室和心房。这种影响呈剂量依赖性，可能比使用 PDEI 时更明显。在使用利尿药时应及时补钾。心动过速时使用多巴酚丁胺要慎重，多巴酚丁胺静脉滴注可以促发冠心病患者的胸痛。现在还没有关于 AHF 患者使用多巴酚丁胺的对照试验，一些试验显示它增加不利的心血管事件。

4）磷酸二酯酶抑制剂：米力农和依诺昔酮是两种临床上使用的Ⅲ型磷酸二酯酶抑制剂（PDEI）。在 AHF 时，它们能产生明显的正性肌力、松弛性及外周扩血管效应，由此增加心输出量和搏出量，同时伴随有肺动脉压、肺毛细血管楔压的下降，全身和肺血管阻力下降。它在血流动力学方面，介于纯粹的扩血管剂（如硝普钠）和正性肌力药（如多巴酚丁胺）之间。因为它们的作用部位远离 β – 受体，所以在使用 β – 受体阻断药的同时，PDEI 仍能够保留其效应。

Ⅲ型 PDEI 用于低灌注伴或不伴有瘀血，使用最佳剂量的利尿药和扩血管剂无效时应用。

当患者在使用 β – 受体阻断药时，和（或）对多巴酚丁胺没有足够的反应时，Ⅲ型 PDEIs 可能优于多巴酚丁胺。

由于其过度的外周扩血管效应可引起的低血压，静脉推注较静脉滴注时更常见。有关 PDEI 治疗对 AHF 患者的远期疗效目前数据尚不充分，但人们已提高了对其安全性的重视，特别是在缺血性心脏病心衰患者。

5）左西孟旦：这是一种钙增敏剂，通过结合于心肌细胞上的肌钙蛋白 C 促进心肌收缩，还通过介导 ATP 敏感的钾通道而发挥血管舒张作用和轻度抑制磷酸二酯酶的效应。其正性肌力作用独立于 β – 肾上腺素能刺激，可用于正接受 β – 受体阻断药治疗的患者。左西孟旦的乙酰化代谢产物，仍然具有药理活性，半衰期约 80h，停药后作用可持续 48h。

临床研究表明，急性心衰患者应用本药静脉滴注可明显增加 CO 和每搏输出量，降低 PCWP、全身血管阻力和肺血管阻力；冠心病患者不会增加病死率。用法：首剂 12 ~ 24 μg/kg 静脉注射（大于 10min），继以 0.1 μg/（kg·min）静脉滴注，可酌情减半或加倍。对于收缩压 < 100mmHg 的患者，不需要负荷剂量，可直接用维持剂量，以防止发生低血压。

在比较左西孟旦和多巴酚丁胺的随机对照试验中，已显示左西孟旦能改善呼吸困难和疲劳等症状，并产生很好的结果。不同于多巴酚丁胺的是，当联合使用 β -受体阻断药时，左西孟旦的血流动力学效应不会减弱，甚至会更强。

在大剂量使用左西孟旦静脉滴注时，可能会出现心动过速、低血压，对收缩压低于 85mmHg 的患者不推荐使用。在与其他安慰剂或多巴酚丁胺比较的对照试验中显示，左西孟旦并没有增加恶性心律失常的发生率。

3. 非药物治疗

（1）主动脉球囊反搏泵（IABP）：临床研究表明，这是一种有效改善心肌灌注同时又降低心肌耗氧量和增加 CO 的治疗手段。

IABP 的适应证：①急性心肌梗死或严重心肌缺血并发心源性休克，且不能由药物治疗纠正；②伴血流动力学障碍的严重冠心病（如急性心肌梗死伴机械并发症）；③心肌缺血伴顽固性肺水肿。

IABP 的禁忌证：①存在严重的外周血管疾病；②主动脉瘤；③主动脉瓣关闭不全；④活动性出血或其他抗凝禁忌证；⑤严重血小板缺乏。

（2）机械通气。急性心衰者行机械通气的指征：①出现心跳呼吸骤停而进行心肺复苏时；②合并Ⅰ型或Ⅱ型呼吸衰竭。

机械通气的方式有下列两种。

1）无创呼吸机辅助通气：这是一种无须气管插管、经口 / 鼻面罩给患者供氧、由患者自主呼吸触发的机械通气治疗。分为持续气道正压通气（CPAP）和双相间歇气道正压通气（BiPAP）两种模式。

作用机制：通过气道正压通气可改善患者的通气状况，减轻肺水肿，纠正缺氧和 CO_2 潴留，从而缓解Ⅰ型或Ⅱ型呼吸衰竭。

适用对象：Ⅰ型或Ⅱ型呼吸衰竭患者经常规吸氧和药物治疗仍不能纠正时应及早应用。主要用于呼吸频率 ≤ 25 次 / 分、能配合呼吸机通气的早期呼吸衰竭患者。在下列情况下应用受限：不能耐受和合作的患者、有严重认知障碍和焦虑的患者、呼吸急促（频率 > 25 次 / 分）、呼吸微弱和呼吸道分泌物多的患者。

2）气道插管和人工机械通气：应用指征为心肺复苏时、严重呼吸衰竭经常规治疗不能改善者，尤其是出现明显的呼吸性和代谢性酸中毒并影响到意识状态的患者。

（3）血液净化治疗

1）机制：此法不仅可维持水、电解质和酸碱平衡，稳定内环境，还可清除尿毒症毒素（肌酐、尿素、尿酸等）、细胞因子、炎症介质及心脏抑制因子等。治疗中的物质交换可通过血液滤过（超滤）、血液透析、连续血液净化和血液灌流等来完成。

2）适应证：本法对急性心衰有益，但并非常规应用的手段。出现下列情况之一

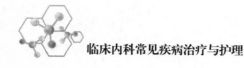

时可以考虑采用：①高容量负荷如肺水肿或严重的外周组织水肿，且对袢利尿药和噻嗪类利尿药抵抗；②低钠血症（血钠＜110mmol/L）且有相应的临床症状，如神志障碍、肌张力减退、腱反射减弱或消失、呕吐及肺水肿等，在上述两种情况应用单纯血液滤过即可；③肾功能进行性减退，血肌酐＞500μmol/L或符合急性血液透析指征的其他情况。

3）不良反应和处理：建立体外循环的血液净化均存在与体外循环相关的不良反应，如生物不相容、出血、凝血、血管通路相关并发症、感染、机器相关并发症等。应避免出现新的内环境紊乱，连续血液净化治疗时应注意热量及蛋白的丢失。

（4）心室机械辅助装置：急性心衰经常规药物治疗无明显改善时，有条件的可应用此种技术。此类装置有体外膜式氧合（ECMO）、心室辅助泵（如可置入式电动左心辅助泵、全人工心脏）。根据急性心衰的不同类型，可选择应用心室辅助装置，在积极治疗基础心脏病的前提下，短期辅助心脏功能，可作为心脏移植或心肺移植的过渡。ECMO可以部分或全部代替心肺功能。临床研究表明，短期循环呼吸支持（如应用ECMO）可以明显改善预后。

六、护理评估

（一）健康史

询问患者发病情况，既往病史，既往是否有心脏方面的疾病，询问是否存在感染、心律失常等诱因。了解患者是否存在呼吸困难，呼吸困难的程度，是否有咳嗽、咳痰、咯血、疲倦乏力等症状，是否存在水肿、肝大等体征。

（二）身体状况

急性心力衰竭是指心衰的症状和体征急性发作或急性加重的一种临床综合征。临床上以急性左心衰竭较为常见，多表现为急性肺水肿或心源性休克。

突发严重呼吸困难，呼吸频率可达30～40次／分，端坐呼吸，咳粉红色泡沫痰，烦躁不安、恐惧。面色灰白或发绀，大汗，皮肤湿冷。肺水肿早期血压可一过性升高，如不能及时纠正，血压可持续下降直至休克。听诊两肺满布湿啰音和哮鸣音，心率快，心尖部可闻及舒张期奔马律，肺动脉瓣第二心音亢进。

（三）辅助检查

1.血液检查。血浆B型利钠肽（BNP）和氨基末端B型利钠肽前体（NT-proBNP）测定，有助于心衰的诊断与鉴别诊断，判断心衰严重程度、疗效及预后。

2.X线检查。心影大小及外形，心脏扩大的程度可间接反映心功能状态。有无肺瘀血及其程度直接反映左心功能状态。

3. 超声心动图。能更准确地提供各心腔大小变化及心瓣膜结构及功能情况。以收缩末及舒张末的容量差计算左室射血分数（LVEP 值），可反映心脏收缩功能；超声多普勒可显示心动周期中舒张早期与舒张晚期（心房收缩）心室充盈速度最大值之比（E/A），是临床上最实用的判断舒张功能的方法，正常人 E/A 值不应小于 1.2，舒张功能不全时 E/A 值降低。

4. 有创性血流动力学监测。对急性重症心衰患者必要时采用漂浮导管在床边进行，测定各部位的压力及血液含氧量。

5. 放射性核素检查。放射性核素心血池显影有助于判断心室腔大小，计算 EF 值及左心室最大充盈速率，反映心脏收缩及舒张功能。

七、护理诊断

（一）气体交换受损

与左心衰竭致肺瘀血有关。

（二）活动无耐力

与心排血量下降有关。

（三）潜在并发症

洋地黄中毒、猝死、皮肤完整性受损、营养失调等。

（四）恐惧

与急性左心衰时极度呼吸困难引起的濒死感有关。

八、护理目标

（1）患者呼吸困难明显改善，发绀消失，肺部啰音减少或消失，血气分析指标基本恢复正常。

（2）水肿、腹腔积液减轻或消失，能叙述并执行低盐饮食计划。

（3）能说出限制最大活动量的指征，遵循活动计划，主诉活动耐力增加。

（4）能叙述洋地黄中毒的表现，潜在并发症得到及时发现并得到治疗或未出现。

（5）患者恐惧感消失，精神状态良好。

九、护理措施

1. 一般护理。协助患者取坐位，双腿下垂，以减少静脉回流，减轻心脏负荷。患者常烦躁不安，需注意安全，谨防跌倒受伤。

2. 病情观察。连续心电监护，严密观察患者血压是否回升并稳定，肺部啰音是否减少或消失，呼吸困难是否缓解，血氧饱和度、痰液颜色、皮肤紫绀情况。准确记录出入液量。观察有无电解质紊乱。

3. 对症护理。给予高流量（6～8L/min）鼻导管吸氧，湿化瓶中加入 20%～30% 的乙醇湿化，使肺泡内泡沫的表面张力降低既而破裂，以利于改善肺泡通气。通过氧疗将血氧饱和度维持在 95% 以上。

4. 用药护理

（1）使用吗啡时老年患者应减量或改为肌注。观察患者有无呼吸抑制或心动过缓、血压下降等不良反应。呼吸衰竭、昏迷、严重休克者禁用。

（2）硝普钠见光易分解，应现配现用，避光滴注；注意观察血压，根据血压逐步增加剂量。因含有氰化物，用药时间不应连续超过 24h。

5. 心理护理。恐惧或焦虑可导致交感神经系统兴奋性增高，使呼吸困难加重。医护人员为患者营造安静、舒适的住院环境。在抢救时必须保持镇静、操作熟练、忙而不乱，使患者产生信任与安全感。

6. 健康教育。向患者及其家属介绍急性心力衰竭的病因，指导其继续针对基本病因和诱因进行治疗。在静脉输液前应主动向医护人员说明病情，便于在输液时控制输液量及速度。

十、护理评价

（1）患者呼吸困难减轻或消失，发绀消失，肺部啰音减少或消失，血气分析指标基本恢复正常。

（2）能说出低盐饮食的重要性和服用利尿剂的注意事项，水肿、腹腔积液减轻或消失。

（3）疲乏、气急、虚弱感消失，活动时无不适感，活动耐力增加。

（4）未发生洋地黄中毒，潜在并发症及时发现并得到治疗或未出现。

（5）患者恐惧感消失，精神状态良好。

第二章　消化内科常见疾病治疗与护理

第一节　消化系统常见症状及体征

一、概述

消化系统由消化管、消化腺、腹膜、肠系膜、网膜等脏器组成。消化管包括口腔、咽、食管、胃、小肠和大肠等部分，消化腺包括唾液腺、胃腺、肠腺、肝脏和胰腺等。消化系统的主要功能是摄取和消化食物、吸收营养和排泄废物。

（一）食管

食管是连接咽和胃的通道，全长约25cm。食管的功能是把食物和唾液等运送到胃内。食管壁由黏膜、黏膜下层和肌层组成，没有浆膜层，故食管病变易扩散至纵隔。

（二）胃

胃分为贲门部、胃底、胃体和幽门部4部分。上端与食管相接处为贲门，下端与十二指肠相接处为幽门。胃壁由黏膜层、黏膜下层、肌层和浆膜层组成。胃的主要功能为暂时储存食物，通过胃蠕动将食物与胃液充分混合，以利于形成食糜，并促使胃内容物进入十二指肠。幽门括约肌的功能是控制胃内容物进入十二指肠的速度，并阻止十二指肠内容物反流入胃。

（三）小肠

由十二指肠、空肠和回肠构成。十二指肠始于幽门，全长约25cm，呈C形弯曲并包绕胰头。十二指肠分为球部、降部、横部、升部共4段。球部是消化性溃疡好发处，升部与空肠连接，连接处被屈氏韧带（Treitz's、ligament）固定，此处为上、下消化道的分界处。空肠长约2.4m，回肠长约3.6m，其间无明显分界。小肠的主要功能是消化和吸收。

（四）大肠

包括盲肠及阑尾、结肠、直肠 3 部分，全长约 1.5m。大肠的主要功能是吸收水分和盐类，并为消化后的食物残渣提供暂时的储存场所。

（五）肝胆

肝是人体内最大的腺体器官，由门静脉和肝动脉双重供血，血流量约为 1500mL/min，占心输出量的 1/4。肝脏的主要功能有：

（1）物质代谢。肝功能减退时可出现低清蛋白血症和凝血酶原时间延长。

（2）解毒作用。

（3）生成胆汁。

胆道系统开始于肝细胞间的毛细胆管，毛细胆管集合成小叶间胆管，然后汇合成左右肝管自肝门出肝。左右肝管出肝后汇合成肝总管，并与胆囊管汇合成胆总管，开口于十二指肠乳头。胆汁经由胆道系统运输和排泄至十二指肠，胆囊的作用是浓缩胆汁和调节胆流。

（六）胰

胰腺为腹膜后器官，腺体狭长，分头、体、尾 3 部分。胰腺具有外分泌和内分泌两种功能。胰的外分泌结构为腺泡细胞和小的导管管壁细胞，分泌胰液。胰液中含有多种消化酶，消化食物中的淀粉、脂肪和蛋白质。当胰液分泌不足时，食物中的脂肪和蛋白质吸收受到影响。若因梗阻等因素导致胰液不能正常进入消化道，使各种消化酶逸出胰管，引起自身消化，导致胰腺炎。

胰的内分泌结构为散在胰腺组织中的胰岛。胰岛中重要的细胞有 α 细胞和 β 细胞：

（1）α 细胞：分泌胰高血糖素，其主要作用是促进糖原分解和葡萄糖异生，使血糖升高。

（2）β 细胞：分泌胰岛素。胰岛素分泌不足时，血糖浓度升高，当超过肾糖阈时，大量的糖从尿中排出，发生糖尿病。

二、消化系统常见症状体征的护理

消化系统疾病常见的症状和体征有恶心、呕吐、腹痛、腹泻、黄疸等。

（一）恶心、呕吐

恶心与呕吐是消化系统常见症状。恶心是上腹部不适，紧迫欲吐的感觉，常为呕吐的前驱症状，也可单独出现；呕吐是通过胃的强烈收缩迫使胃或小肠内容物经食管、口腔排出的现象。

导致恶心与呕吐发生的原因有：①胃十二指肠疾病，如急性和慢性胃炎、消化性溃疡、幽门梗阻等；②肝胆胰疾病，见于急性肝炎、肝硬化、胰腺炎或急性和慢性胆囊炎等；③肠道疾病，如肠梗阻、急性阑尾炎、腹性过敏性紫癜等；④神经性呕吐，如功能性消化不良、神经性厌食等。

1.护理评估

（1）健康史：恶心与呕吐发生的时间、频率、原因或诱因，与进食的关系；呕吐的特点及呕吐物的性状、量；呕吐伴随的症状，如是否伴有腹痛、腹泻、发热、头痛、眩晕等。患者的精神状态，有无疲乏无力，有无焦虑、抑郁，呕吐是否与精神因素有关。

（2）身体评估

1）全身情况：生命体征、神志、营养状况，有无脱水表现。

2）腹部检查：腹部外形，有无膨隆或凹陷；有无胃形、肠形及蠕动波；有无腹壁静脉显露及其分布与血流方向。肠鸣音是否正常。腹壁紧张度，有无腹肌紧张、压痛、反跳痛，其部位、程度；肝脾是否肿大，其大小、硬度和表面情况；有无腹块，有无振水音、移动性浊音。

（3）辅助检查：血、尿、粪常规，呕吐量大者做血液生化检查，了解电解质、酸碱平衡有关指标。必要时做呕吐物毒物分析或细菌培养等检查。也可根据病情选择性地做肝、肾功能检测，X线、超声波、内镜等检查。

（4）心理–社会状况：患者因长期、频繁或剧烈呕吐常出现紧张、焦虑、恐惧等，不良心理反应又可使症状加重。

2.护理诊断

（1）有体液不足的危险：与剧烈、频繁呕吐有关。

（2）营养失调低于机体需要量：与长期反复呕吐，食物摄入量不足有关。

（3）焦虑：与长期、频繁或剧烈呕吐有关。

（4）潜在并发症：低钾血症、代谢性碱中毒、吸入性肺炎、窒息等。

3.护理目标

（1）体液保持平衡。

（2）恶心、呕吐缓解或消失。

（3）无营养不良及并发症发生。

4.护理措施

（1）一般护理

1）生活护理：鼓励患者休息，环境安静、清洁。协助患者采取适宜的体位。轻者取坐位，病情重、全身衰弱或意识障碍者，取侧卧位或仰卧位，头偏向一侧，以防吸入性肺炎和窒息发生。症状缓解后逐渐增加活动量。

2）饮食护理：呕吐停止后可给予清淡、易消化饮食，少量多餐。频繁、剧烈呕吐或严重水和电解质紊乱者，遵医嘱暂禁食，静脉补液，以维持患者的营养及水、电解质、酸碱平衡。

（2）病情观察：观察呕吐的时间、方式和呕吐的次数、呕吐物的量及性状，有无呛咳及窒息表现。观察有无水、电解质及酸碱紊乱。分析实验室检查结果。记录每日液体出入量。必要时留标本送检。

（3）对症护理：指导患者进行缓慢的深呼吸，减少进入胃内的气体；遵医嘱给予镇静药地西泮，解痉药阿托品或山莨菪碱，止吐剂甲氧氯普胺或多潘立酮等；呕吐后将患者口鼻腔内的呕吐物清理干净，让患者用温开水或生理盐水漱口，进行口腔护理时避免刺激舌根、咽及上颚等部位，及时更换污染的床单、衣被，开窗通风。

（4）心理护理：告诉患者焦虑、抑郁等情绪会降低自身对恶心、呕吐的耐受力，帮助其调整身心状态，配合治疗。患者在出现呕吐时，要安慰、帮助患者。指导患者通过深呼吸、冥想、转移注意力等放松技术，缓解负面情绪，减少呕吐的发生。

5. 护理评价

（1）体液是否保持平衡。

（2）恶心、呕吐是否得到了缓解或消失。

（3）营养状况是否得到了改善。

（二）腹痛

腹痛是临床常见的症状，可表现为不同性质的疼痛或腹部不适感。多数由腹腔器官疾病所引起，但腹腔外疾病及全身性疾病也可引起。病变的性质可分为器质性和功能性。在临床上常按起病急缓、病程长短分为急性腹痛和慢性腹痛。

1. 急性腹痛多见以下情况：

（1）腹腔脏器急性炎症，如急性胃肠炎、急性胰腺炎、急性胆囊炎、急性阑尾炎等。

（2）空腔脏器阻塞或扩张，如肠梗阻、肠套叠、胆结石、胆道蛔虫等。

（3）脏器扭转或破裂，如肠扭转、卵巢囊肿蒂扭转、肝脾破裂、异位妊娠破裂等。

（4）腹膜急性炎症，如胃肠急性穿孔、胆囊破裂等。

（5）腹腔内血管阻塞，如肠系膜动脉栓塞、门静脉血栓形成等。

（6）胸腔脏器病变致牵涉性痛，如肺梗死、心绞痛、急性心肌梗死等。

（7）全身性疾病，如腹型过敏性紫癜等。

2.慢性腹痛多见于以下情况：

（1）腹腔脏器慢性炎症，如慢性胃炎、慢性胆囊炎、慢性胰腺炎、结核性腹膜炎、溃疡性结肠炎等。

（2）空腔脏器的张力变化，如胃肠痉挛等。

（3）胃、十二指肠溃疡。

（4）脏器包膜的牵张，如肝炎、肝瘀血、肝脓肿、肝癌等。

（5）胃肠神经功能紊乱。

（6）中毒与代谢障碍如慢性尿毒症、铅中毒等。

3.护理评估

（1）健康史：腹痛发生的原因或诱因，起病急骤或缓慢、持续时间，腹痛的部位、性质和程度；腹痛与进食、活动、体位等因素的关系；腹痛发生的伴随症状，如有无恶心、呕吐、腹泻、呕血、便血、血尿、发热等；有无缓解的方法；有无精神紧张、焦虑不安等心理反应。

（2）身体评估：

1）全身情况：生命体征、神志、神态、体位、营养状况，以及有关疾病的相应体征，如腹痛伴黄疸者提示与胰腺、胆系疾病有关；腹痛伴有休克者可能与腹腔脏器破裂、急性胃肠穿孔、急性出血性坏死性胰腺炎、急性心肌梗死、肺炎等有关。

2）腹部检查：详见恶心、呕吐症状检查。

（3）辅助检查：可做血、尿、粪常规检查，粪便隐血试验，血、尿淀粉酶测定，血糖和血酮检查、肝肾功能，腹部X线、超声、CT等检查。

（4）心理－社会状况：急性腹痛因起病急，疼痛剧烈，尤其是病因未明时，患者易产生恐惧心理；慢性腹痛因持续时间长或反复出现而影响学习、工作、生活，患者易产生焦虑、烦躁、悲观等心理。

4.护理诊断

（1）疼痛：腹痛与腹腔脏器或腹外脏器炎症、缺血、梗阻、溃疡、肿瘤或功能性疾病等有关。

（2）焦虑与剧烈腹痛、反复或持续腹痛不易缓解有关。

5.护理目标

（1）疼痛减轻或消失。

（2）情绪稳定，焦虑减轻或消失。

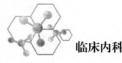
6.护理措施

（1）一般护理

1）生活护理：急性剧烈腹痛患者应卧床休息，加强巡视，随时了解和满足患者所需，做好生活护理。协助患者取适当体位，以减轻疼痛感并有利于休息，从而减少疲劳感和体力消耗。对躁动不安者应采取防护措施，以防坠床等意外发生。

2）饮食护理：急性腹痛患者应暂禁食，遵医嘱补液维持生理需要，以防水电解质紊乱。慢性者应合理安排饮食，宜进食营养丰富、容易吸收、无刺激性的食物。

（2）病情观察：观察腹痛的性质、部位、程度、发作的时间、持续的时间及伴随症状，如果腹痛呈进行性加重或性质改变，应警惕某些并发症发生。观察生命体征的变化，如有异常要考虑腹部病变是否加重。病情恶化时应立即报告医生，及时配合抢救。

（3）对症护理：指导或教会患者分散注意力及行为疗法的方法，如深呼吸、音乐疗法等，以减轻疼痛。根据不同病因和腹痛部位，遵医嘱选择针疗穴位，以减轻疼痛。除急腹症外，对疼痛局部可用热水袋进行热敷，以解除痉挛达到止痛效果。对疼痛剧烈难以忍受者，遵医嘱使用镇痛药，并注意镇痛效果和药物不良反应；急性腹痛诊断未明时，不宜使用镇痛药，以免掩盖症状，延误病情；尽量少用麻醉性镇痛药，确需使用，疼痛缓解或消失应及时停药，以减少对药物的耐受性和依赖性。

（4）心理护理：患者可能因疼痛而产生焦虑等不良情绪，应主动和患者交流，尽量满足其需求，减轻患者的压力，使患者情绪稳定，有助于缓解疼痛。

7.护理评价

（1）疼痛是否减轻或消失。

（2）情绪是否稳定，焦虑有无减轻或消失。

（三）腹泻

腹泻是指排便次数多于平日习惯的频率，粪质稀薄。根据起病缓急、病程长短，可分为急性腹泻和慢性腹泻。急性者起病急，病程在3周内；慢性者起病缓慢，病程超过两个月。

急性腹泻常见于：①细菌、病毒、真菌等感染所引起的肠炎，溃疡性结肠炎急性发作等各种肠道疾病。②急性中毒，如食用发芽的马铃薯、有毒的蘑菇、河豚、鱼胆等。③变态反应，如鱼、虾过敏所致的过敏性肠炎。④药物，如泻药、拟胆碱药、高渗性药。

慢性腹泻可见于：①胃源性因素，如胃大部切除术后、慢性萎缩性胃炎等。②肠源性因素，如慢性菌痢、肠结核、慢性阿米巴痢疾、溃疡性结肠炎、肠道恶性肿瘤等。③胰源性因素，如慢性胰腺炎、胰腺癌等。④肝胆因素，如肝硬化、阻塞性黄疸等。⑤内分泌代谢因素，如甲状腺功能亢进症、糖尿病等。⑥其他：某些药物（如利血平、消胆胺、某些抗肿瘤药、抗生素等）可导致慢性腹泻。

1. 护理评估

（1）健康史：腹泻发生的时间、起病原因或诱因、病程长短；粪便的性状、气味和颜色，排便的次数和量；有无腹痛及疼痛的部位，有无里急后重、恶心、呕吐、发热等伴随症状；有无口渴、疲乏无力等提示失水的表现；有无精神紧张、焦虑不安等心理因素。

（2）身体评估

1）急性严重腹泻时，注意观察患者的生命体征、神志、尿量、皮肤弹性等。慢性腹泻时应注意患者的营养状况，有无消瘦、贫血的体征。

2）腹部体检：见恶心、呕吐症状体检。

3）肛周皮肤：有无因排便频繁及粪便刺激，引起肛周皮肤糜烂。

（3）辅助检查：大便常规检查，必要时做细菌学检查。严重腹泻者检查血清电解质及酸碱平衡指标，慢性者选择性地做 X 线钡剂胃肠摄影、超声及纤维结肠镜等检查。

（4）心理－社会状况：急性腹泻常因起病急，粪便性状改变明显，加之患者没有心理准备，易产生紧张不安心理；慢性者因经久不愈，担忧预后，易产生抑郁、焦虑等。

2. 护理诊断

（1）腹泻：与肠道疾病或全身性疾病有关。

（2）有体液不足的危险：与严重腹泻引起的失水有关。

3. 护理目标

（1）排便次数减少，粪便性状恢复正常。

（2）营养状况得到有效改善。

（3）肛周皮肤完好无损。

4. 护理措施

（1）一般护理

1）生活护理：轻症、慢性腹泻患者在保证休息的前提下适当活动，功能性腹泻者应鼓励其加强锻炼，以促进神经功能的恢复。急重症者应卧床休息，温水擦洗肛周，保持局部清洁干燥，涂无菌凡士林或抗生素软膏，防止肛周皮肤受损。

2）饮食护理：急性轻症者可进少量流质或半流质饮食，好转后逐步过渡到普通

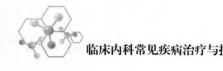

软食；严重者遵医嘱暂禁食，静脉维持营养。慢性者宜进营养丰富、纤维素少、低脂肪、易消化饮食，忌食生冷及刺激性食物。

（2）病情观察：观察大便的次数、量及性状；急性严重腹泻时，应观察患者的生命体征、神志、尿量和皮肤弹性等，以判断有无水、电解质紊乱的发生。注意患者有无消瘦、贫血的体征，及肛周皮肤有无糜烂。

（3）对症护理：应用止泻药物时，应观察治疗效果，如腹泻得到控制应及时停药。应用解痉止痛剂如阿托品时，注意药物不良反应如口干、视力模糊、心率加快等不良反应。

（4）心理护理：慢性腹泻疗效不明显时，患者可能产生焦虑、烦躁情绪，应及时对患者做心理疏导，解除患者顾虑，使患者保持心情舒畅，积极配合治疗。

5.护理评价

（1）排便次数是否减少，粪便性状是否恢复正常。

（2）营养状况是否得到有效改善。

（3）肛周皮肤是否完好无损。

第二节　慢性胃炎

慢性胃炎是由各种病因引起的胃黏膜慢性炎症。根据我国 2006 年颁布的《中国慢性胃炎共识意见》标准，由内镜及病理组织学变化，将慢性胃炎分为非萎缩性（浅表性）胃炎及萎缩性胃炎两大基本类型和一些特殊类型胃炎。

一、临床表现

流行病学研究表明，多数慢性非萎缩性胃炎患者无任何症状。少数患者可有上腹痛或不适、上腹胀、早饱、嗳气、恶心等非特异性消化不良症状。某些慢性萎缩性胃炎患者可有上腹部灼痛、胀痛、钝痛或胀闷且以餐后为著，食欲缺乏、恶心、嗳气、便秘或腹泻等症状。内镜检查和胃黏膜组织学检查结果与慢性胃炎患者症状的相关分析表明，患者的症状缺乏特异性，且症状之有无及严重程度与内镜所见及组织学分级并无肯定的相关性。

伴有胃黏膜糜烂者，可有少量或大量上消化道出血，长期少量出血可引起缺铁性贫血。胃体萎缩性胃炎可出现恶性贫血，常有全身衰弱、疲软、神情淡漠、隐性黄疸，消化道症状一般较少。

体征多不明显，有时上腹轻压痛，胃体胃炎严重时可有舌炎和贫血。

慢性萎缩性胃炎的临床表现不仅缺乏特异性，而且与病变程度并不完全一致。

二、辅助检查

（一）胃镜及活组织检查

1.胃镜检查

随着内镜器械的长足发展，内镜观察更加清晰。内镜下慢性非萎缩性胃炎可见红斑（点状、片状、条状），黏膜粗糙不平，出血点（斑），黏膜水肿及渗出等基本表现，尚可见糜烂及胆汁反流。萎缩性胃炎则主要表现为黏膜色泽白，不同程度的皱襞变平或消失。在不过度充气状态下，可透见血管纹，轻度萎缩时见到模糊的血管，重度时看到明显血管分支。内镜下肠化黏膜呈灰白色颗粒状小隆起，重者贴近观察，则有绒毛状变化。肠化也可以呈平坦或凹陷外观的。如果喷撒亚甲蓝色素，肠化区可能出现被染上蓝色，非肠化黏膜不着色。

胃黏膜血管脆性增加可致黏膜下出血，谓之壁内出血，表现为水肿或充血胃黏膜上见点状、斑状或线状出血，可多发、新鲜和陈旧性出血相混杂。如观察到黑色附着物常提示糜烂等致出血。

值得注意的是，少数 HP 感染性胃炎可有胃体部皱襞肥厚，甚至宽度达到 5mm 以上，且在适当充气后皱襞不能展平，用活检钳将黏膜提起时，可见帐篷征，这是和恶性浸润性病变鉴别点之一。

2.病理组织学检查

萎缩的确诊依赖于病理组织学检查。萎缩的肉眼与病理之符合率仅为38% ~ 78%，这与萎缩或肠化甚至 HP 的分布都是非均匀的，或者说多灶性萎缩性胃炎的胃黏膜萎缩呈灶状分布有关。当然，只要病理活检发现有萎缩，就可诊断为萎缩性胃炎。但如果未能发现萎缩，就不能轻易排除之。如果不取足够多的标本或者内镜医生并未在病变最重部位（这也需要内镜医生的经验）活检，则势必可能遗漏病灶。反之，当在糜烂或溃疡边缘的组织活检时，即使病理发现了萎缩，也不能简单地视为萎缩性胃炎，这是因为活检组织太浅、组织包埋方向不当等因素均可影响萎缩的判断。还有，根除 HP 可使胃黏膜活动性炎症消退，慢性炎症程度减轻。一些因素可影响结果的判断，如：①活检部位的差异。② HP 感染时胃黏膜大量炎症细胞浸润，形如萎缩；但根除 HP 后胃黏膜炎症细胞消退，黏膜萎缩、肠化可望恢复。然而在胃镜活检取材多少问题上，病理学家的要求与内镜医生出现了矛盾。从病理

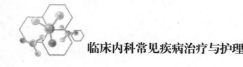

组织学观点来看，5块或更多则有利于组织学的准确判断，然而，就内镜医生而言，考虑到患者的医疗费用，主张 2 ~ 3 块即可。

（二）HP 检测

活组织病理学检查时可同时检测 HP，并可在内镜检查时多取 1 块组织做快速尿素酶检查以增加诊断的可靠性。其他检查 HP 的方法包括：

（1）胃黏膜直接涂片或组织切片，然后以 Gram 或 Giemsa 或 Warthin-Starry 染色（经典方法），甚至 HE 染色，免疫组化染色则有助于检测球形 HP。

（2）细菌培养为金标准；需特殊培养基和微需氧环境，培养时间 3 ~ 7 天，阳性率可能不高但特异性高，且可做药物敏感试验。

（3）血清 HP 抗体测定，多在流行病学调查时用。

（4）尿素呼吸试验，是一种非侵入性诊断法，口服 ^{13}C 或 ^{14}C 标记的尿素后，检测患者呼气中的 $^{13}CO_2$ 或 $^{14}CO_2$ 量，结果准确。

（5）多聚酶链反应法（PCR 法），能特异地检出不同来源标本中的 HP。

根除 HP 治疗后，可在胃镜复查时重复上述检查，亦可采用非侵入性检查手段，如 ^{13}C 或 ^{14}C 尿素呼气试验、粪便 HP 抗原检测及血清学检查。应注意，近期使用抗生素、质子泵抑制药、铋剂等药物，因有暂时抑制 HP 作用，会使上述检查（血清学检查除外）呈假阴性。

（三）X 线钡剂检查

主要是以很好地显示胃黏膜相的气钡双重造影。对于萎缩性胃炎，常常可见胃皱襞相对平坦和减少。但依靠 X 线诊断慢性胃炎价值不如胃镜和病理组织学。

（四）实验室检查

1. 胃酸分泌功能测定。非萎缩性胃炎胃酸分泌常正常，有时可以增高。萎缩性胃炎病变局限于胃窦时，胃酸可正常或低酸，低酸是由于泌酸细胞数量减少和 H^+ 向胃壁反弥散所致。测定基础胃液分泌量（BAO）及注射组胺或五肽胃泌素后测定最大泌酸量（MAO）和高峰泌酸量（PAO）以判断胃泌酸功能，有助于萎缩性胃炎的诊断及指导临床治疗。A 型慢性萎缩性胃炎患者多无酸或低酸，B 型慢性萎缩性胃炎患者可正常或低酸，往往在给予酸分泌刺激药后，亦不见胃液和胃酸分泌。

2. 胃蛋白酶原（PG）测定。胃体黏膜萎缩时血清 PG Ⅰ 水平及 PG Ⅰ / Ⅱ 比例下降，严重时可伴餐后血清 G-17 水平升高；胃窦黏膜萎缩时餐后血清 G-17 水平下降，严重时可伴 PG Ⅰ 水平及 PG Ⅰ / Ⅱ 比例下降。然而，这主要是一种统计学上的差异。

日本学者发现无症状胃癌患者，本法 85% 阳性，PG Ⅰ 或比值降低者，推荐进一步胃镜检查，以检出伴有萎缩性胃炎的胃癌。该试剂盒用于诊断萎缩性胃炎和判断胃癌倾向在欧洲国家应用要多于我国。

3. 血清胃泌素测定。若以放射免疫法检测血清胃泌素，则正常值应低于 100pg/mL。慢性萎缩性胃炎胃体为主者，因壁细胞分泌胃酸缺乏、反馈性地 G 细胞分泌胃泌素增多，致胃泌素中度升高。特别是当伴有恶性贫血时，该值可达 1000pg/mL 或更高。注意此时要与胃泌素瘤相鉴别，后者是高胃酸分泌。慢性萎缩性胃炎以胃窦为主时，空腹血清胃泌素正常或降低。

4. 自身抗体。血清 PCA 和 IFA 阳性对诊断慢性胃体萎缩性胃炎有帮助，尽管血清 IFA 阳性率较低，但胃液中 IFA 的阳性，则十分有助于恶性贫血的诊断。

5. 血清维生素 B_{12} 浓度和维生素 B_{12} 吸收试验。慢性胃体萎缩性胃炎时，维生素 B_{12} 缺乏，常低于 200ng/L。维生素 B_{12} 吸收试验（Schilling 试验）能检测维生素 B_{12} 在末端回肠吸收情况且可与回盲部疾病和严重肾功能障碍相鉴别。同时服用 ^{58}Co 和 ^{58}Co（加有内因子）标记的氰钴素胶囊。此后收集 24h 尿液。如两者排出率均大于 10% 则正常，若尿中 ^{58}Co 排出率低于 10%，而 ^{57}Co 的排出率正常则常提示恶性贫血；而两者均降低的常常是回盲部疾病或者肾衰竭者。

三、诊断和鉴别诊断

（一）诊断

鉴于多数慢性胃炎患者无任何症状，或即使有症状也缺乏特异性，且缺乏特异性体征，因此，根据症状和体征难以作出慢性胃炎的正确诊断。慢性胃炎的确诊主要依赖于内镜检查和胃黏膜活检组织学检查，尤其是后者的诊断价值更大。

按照悉尼胃炎标准要求，完整的诊断应包括病因、部位和形态学 3 方面。例如诊断为"胃窦为主慢性活动性 HP 胃炎"和"NSAIDs 相关性胃炎"。当胃窦和胃体炎症程度相差 2 级或以上时，加上"为主"修饰词，如"慢性（活动性）胃炎，胃窦显著"。当然这些诊断结论最好是在病理报告后给出，实际的临床工作中，胃镜医生可根据胃镜下表现给予初步诊断。

对于自身免疫性胃炎诊断，要予以足够的重视。因为胃体活检者甚少，或者很少开展 PCA 和 IFA 的检测，诊断该病者很少。为此，如果遇到以全身衰弱和贫血为主要表现，而上消化道症状往往不明显者，应做血清胃泌素测定和（或）胃液分析，异常者进一步做维生素 B_{12} 吸收试验，血清维生素 B_{12} 浓度测定可获确诊。注意不能仅仅凭活检组织学诊断本病，特别标本数少时，这是因为 HP 感染性胃炎后期，胃窦肠化，HP 上移，胃体炎症变得显著，可与自身免疫性胃炎表现相重叠，但后者胃窦黏膜的变化很轻微。另外淋巴细胞性胃炎也可出现类似情况，而其并无泌酸腺萎缩。

A 型、B 型萎缩性胃炎特点见表 2-1。

表2-1　A型和B型慢性萎缩性胃炎的鉴别

项　目	A型慢性萎缩性胃炎	B型慢性萎缩性胃炎
部位胃窦	正常	萎缩
胃体	弥漫性萎缩	偶然性萎缩
血清胃泌素	明显升高	不定，可以降低或不变
胃酸分泌	降低	降低或正常
自身免疫抗体（内因子抗体和壁细胞抗体）阳性率	90%	10%
恶性贫血发生率	90%	10%
可能的病因	自身免疫，遗传因素	幽门螺杆菌、化学损伤

（二）鉴别诊断

1.功能性消化不良。2006 年《中国慢性胃炎共识意见》将消化不良症状与慢性胃炎做了对比：一方面慢性胃炎患者可有消化不良的各种症状；另一方面，一部分有消化不良症状者如果胃镜和病理检查无明显阳性发现，可能仅仅为功能性消化不良。当然，少数功能性消化不良患者可同时伴有慢性胃炎。这样在慢性胃炎与消化不良症状功能性消化不良之间形成较为错综复杂的关系。但一般说来，消化不良症状的有无和严重程度与慢性胃炎的内镜所见或组织学分级并无明显相关性。

2.早期胃癌和胃溃疡。几种疾病的症状有重叠或类似，但胃镜及病理检查可鉴别。重要的是，如遇到黏膜糜烂，尤其是隆起性糜烂，要多取活检和及时复查，以排除早期胃癌。这是因为即使是病理组织学诊断，也有一定局限性。原因主要是：

（1）胃黏膜组织学变化易受胃镜检查前夜的食物（如某些刺激性食物加重黏膜充血）性质、被检查者近日是否吸烟、胃镜操作者手法的熟练程度、患者恶心反应等诸种因素影响。

（2）活检是点的调查，而慢性胃炎病变程度在整个黏膜面上并非一致，要多点活检才能做出全面估计，判断治疗效果时，尽量在黏膜病变较重的区域或部位活检，如系治疗前后比较，则应在相同或相近部位活检。

（3）病理诊断易受病理医生主观经验的影响。

3.慢性胆囊炎与胆石症。其与慢性胃炎症状十分相似，同时并存者亦较多。对于中年女性诊断慢性胃炎时，要仔细询问病史，必要时行胆囊 B 超检查，以了解胆囊情况。

4.其他。慢性肝炎和慢性胰腺疾病等，也可出现与慢性胃炎类似症状，在详询病史后，行必要的影像学检查和特异的实验室检查。

四、治疗

慢性非萎缩性胃炎的治疗目的是缓解消化不良症状和改善胃黏膜炎症。治疗应尽可能针对病因，遵循个体化原则。消化不良症状的处理与功能性消化不良相同。无症状、HP阴性的非萎缩性胃炎无须特殊治疗。

（一）一般治疗

慢性萎缩性胃炎患者，不论其病因如何，均应戒烟、忌酒，避免使用损害胃黏膜的药物如NSAID等，及避免对胃黏膜有刺激性的食物和饮品，如过于酸、甜、咸、辛辣和过热、过冷食物，浓茶、咖啡等，饮食宜规律，少吃油炸、烟熏、腌制食物，不食腐烂变质的食物，多吃新鲜蔬菜和水果，所食食品要新鲜并富于营养，保证有足够的蛋白质、维生素（如维生素C和叶酸等）及铁质摄入，精神上乐观，生活要规律。

（二）针对病因或发病机制的治疗

1.根除HP。慢性非萎缩性胃炎的主要症状为消化不良，其症状应归属于功能性消化不良范畴。目前，国内外均推荐对HP阳性的功能性消化不良行根除治疗。因此，有消化不良症状的HP阳性慢性非萎缩性胃炎患者均应根除HP。另外，如果伴有胃黏膜糜烂，也该根除HP。大量研究结果表明，根除HP可使胃黏膜组织学得到改善；对预防消化性溃疡和胃癌等有重要意义；对改善或消除消化不良症状具有费用—疗效比优势。

2.保护胃黏膜。关于胃黏膜屏障功能的研究由来已久。1964年美国密歇根大学Horace Willard Davenport博士首次提出"胃黏膜具有阻止H^+自胃腔向黏膜内扩散的屏障作用"。1975年，美国密歇根州Upjohn公司的A.Robert博士发现前列腺素可明显防止或减轻NSAID和应激等对胃黏膜的损伤，其效果呈剂量依赖性。从而提出细胞保护的概念。1996年加拿大的Wallace教授较全面阐述胃黏膜屏障，根据解剖和功能将胃黏膜的防御修复分为五个层次——黏液–HCO_3^-屏障、单层柱状上皮屏障、胃黏膜血流量、免疫细胞–炎症反应和修复重建因子作用等。至关重要的上皮屏障主要包括胃上皮细胞顶膜能抵御高浓度酸、胃上皮细胞之间紧密连接、胃上皮抗原递呈，免疫探及并限制潜在有害物质，并且它们大约每72h完全更新一次。这说明它起着关键作用。

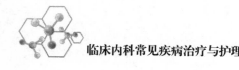

近年来，有关前列腺素和胃黏膜血流量等成为胃黏膜保护领域的研究热点。这与 NSAID 药物的广泛应用带来的不良反应日益引起学者的重视有关。美国加州大学戴维斯分校的 Tarnawski 教授的研究显示，前列腺素保护胃黏膜抵抗致溃疡及致坏死因素损害的机制不仅是抑制胃酸分泌。当然表皮生长因子（EGF）、成纤维生长因子（bFGF）和血管内皮生长因子（VEGF）及热休克蛋白等都是重要的黏膜保护因子，在抵御黏膜损害中起重要作用。

然而，当机体遇到有害因素强烈攻击时，仅依靠自身的防御修复能力是不够的，强化黏膜防卫能力，促进黏膜的修复是治疗胃黏膜损伤的重要环节之一。具有保护和增强胃黏膜防御功能或者防止胃黏膜屏障受到损害的一类药物统称为胃黏膜保护药。包括铝碳酸镁、硫糖铝、胶体铋剂、地诺前列酮（喜克溃）、替普瑞酮（又名施维舒）、吉法酯（又名惠加强 –G）、谷氨酰胺类（麦滋林 –S）、瑞巴派特（膜固思达）等药物。另外，合欢香叶酯能增加胃黏膜更新，提高细胞再生能力，增强胃黏膜对胃酸的抵抗能力，达到保护胃黏膜作用。

3. 抑制胆汁反流。促动力药，如多潘立酮可防止或减少胆汁反流；胃黏膜保护药，特别是有结合胆酸作用的铝碳酸镁制剂，可增强胃黏膜屏障、结合胆酸，从而减轻或消除胆汁反流所致的胃黏膜损害。考来烯胺可络合反流至胃内的胆盐，防止胆汁酸破坏胃黏膜屏障，方法为每次 3 ~ 4g，每日 3 ~ 4 次。

（三）对症处理

消化不良症状的治疗：由于临床症状与慢性非萎缩性胃炎之间并不存在明确关系，因此，症状治疗事实上属于功能性消化不良的经验性治疗。慢性胃炎伴胆汁反流者可应用促动力药（如多潘立酮）和（或）有结合胆酸作用的胃黏膜保护药（如铝碳酸镁制剂）。

1. 有胃黏膜糜烂和（或）以反酸、上腹痛等症状为主者，可根据病情或症状严重程度选用抗酸药、H_2 受体拮抗药或质子泵抑制药（PPI）。

2. 促动力药如多潘立酮、马来酸曲美布汀、莫沙必利、盐酸伊托必利主要用于上腹饱胀、恶心或呕吐等为主要症状者。

3. 胃黏膜保护药如硫糖铝、瑞巴派特、替普瑞酮、吉法酯、依卡倍特适用于有胆汁反流、胃黏膜损害和（或）症状明显者。

4. 抗抑郁药或抗焦虑治疗：可用于有明显精神因素的慢性胃炎伴消化不良症状患者，同时应予耐心解释或心理治疗。

5. 助消化治疗：对于伴有腹胀、食欲缺乏等消化不良症而无明显上述胃灼热、反酸、上腹饥饿痛症状者，可选用含有胃酶、胰酶和肠酶等复合酶制剂治疗。

6.其他对症治疗：包括解痉止痛、止吐、改善贫血等。

7.对于贫血，若为缺铁，应补充铁剂。大细胞贫血者根据维生素 B_{12} 或叶酸缺乏分别给予补充。

五、慢性胃炎患者的护理

（一）护理评估

1.健康史。询问患者的饮食生活习惯，是否有饮浓茶、咖啡、酒等饮品，询问患者是否有服用非甾体类消炎药的服药史。了解患者有哪些症状。

2.身体状况。慢性胃炎病程迁延，进程缓慢，缺乏特异性症状。

（1）症状：多数患者常无症状。若有症状主要表现为非特征性的消化不良，如上腹不适，餐后较明显，无规律的上腹隐痛、食欲缺乏、嗳气、反酸、恶心和呕吐等。自身免疫性胃炎可出现厌食、贫血、消瘦、舌炎、腹泻等症状。少数可发生上消化道出血。

（2）体征：多无明显体征，部分上腹部可出现轻微压痛。病程长。可出现消瘦、贫血等。

3.辅助检查

（1）胃液分析：非萎缩性胃炎时胃酸多正常，自身免疫性胃炎时胃酸缺乏。

（2）血清学检查：自身免疫性胃炎时血清胃泌素水平常升高，抗壁细胞抗体、抗内因子抗体或抗胃泌素抗体可呈阳性，维生素 B_{12} 浓度明显降低。

（3）胃镜及胃黏膜活组织检查：这是诊断慢性胃炎的可靠方法。①非萎缩性胃炎病变黏膜表现为充血性水肿、黏液分泌增多，可有局限性糜烂和出血点；活检可见黏膜浅层慢性炎症细胞浸润，腺体多正常；②萎缩性胃炎胃黏膜可呈灰白色，黏膜皱璧变细或平坦，黏膜层变薄，可透见黏膜下树枝状或网状紫蓝色血管纹。活组织检查示腺体减少，伴不同程度的慢性炎症细胞浸润，可见肠腺化生、假性幽门腺化生及异型增生等。

（4）幽门螺杆菌检查：阳性提示炎症的活动性。

4.心理－社会状况。因本病的病程迁延，病情反复发作，症状时轻时重，治疗效果欠佳，尤其是少数患者因贫血、消瘦，常怀疑自己患癌症而产生紧张、不安、焦虑等心理反应。

（二）护理诊断

1.疼痛。腹痛与胃黏膜炎性病变有关。

2.营养失调。低于机体需要量与食欲缺乏、厌食、消化吸收不良等有关。

3. 焦虑。与病程迁延、病情反复、担心癌变等有关。

（三）护理目标

（1）腹痛缓解或消失。

（2）食欲增加，能合理摄取营养，体重增加。

（3）能正确面对疾病、保持稳定和乐观的心态。

（四）护理措施

1. 一般护理

（1）休息与活动：轻症者可适当活动，避免过度劳累，生活有规律；急性发作时或伴有上消化道出血者卧床休息，并注意环境安静、舒适。

（2）饮食护理：以高热量、高蛋白、高维生素、清淡、易消化为原则。注意饮食卫生，宜少量多餐，定时定量、细嚼慢咽、忌暴饮暴食及餐后从事重体力劳动。

2. 病情观察。观察疼痛的部位、性质、程度及其变化，观察呕吐物的性状与量，对长期慢性腹痛者应监测体重及大便隐血试验，定期做胃镜检查，及时发现病情变化。

3. 对症护理。对腹胀和腹痛患者，注意腹部保暖，避免腹部受凉，也可用热水袋局部热敷，腹部轻轻按摩；腹痛较重应遵医嘱给予解痉、制酸药物以缓解疼痛。

4. 用药护理。遵医嘱使用药物，并注意观察药物的疗效和不良反应。硫糖铝在餐前 1h 与睡前服用最好，胃动力药如多潘立酮、西沙必利等应在餐前服用，不宜与阿托品、山莨菪碱等解痉药合用。用抗胆碱药时，应注意口干、心率加快、胃排空延缓等不良反应。枸橼酸铋钾应在餐前 30min 服用，不得与牛奶同时服用，服药过程可使齿、舌变黑，宜用吸管吸入，部分患者服药后出现便秘和大便呈黑色。用阿莫西林时，应询问患者有无青霉素过敏史。甲硝唑可引起恶心、呕吐等胃肠道反应，应在餐后半小时服用，并可遵医嘱加用甲氧氯普胺。

5. 心理护理。向患者及其家属介绍治疗有效的病例，说明本病经过正规治疗后病情是可逆转的，即使是中度以上的不典型增生，经严密随访完全能够早期发现癌变，若及时手术仍能获得满意的疗效，使患者树立治疗信心，配合治疗，消除忧虑、恐惧心理。

6. 健康指导

（1）疾病知识指导：帮助患者认识本病的病因，避免诱因，不随意使用对胃黏膜有刺激的各种药物。

（2）日常生活指导：生活要有规律，保持心情愉快，防止过度劳累。注意饮食卫生，戒烟忌酒，忌暴饮暴食，合理饮食。

（3）用药指导：告之患者按医嘱正确用药，坚持治疗，向患者介绍有关药物的作用、不良反应及其防范措施。

（4）定期复查：对胃黏膜萎缩严重伴肠腺上皮化生及重度异型增生者，告之定期到医院检查，以便早期发现癌变，及时手术治疗。

（五）护理评价

（1）疼痛是否减轻、缓解或消失。

（2）患者营养状况是否改善。

（3）情绪是否稳定。

第三节　消化性溃疡

消化性溃疡（PU）指胃肠道黏膜在某种情况下被胃酸、胃蛋白酶消化而造成的溃疡，主要指发生于胃和十二指肠的慢性溃疡，即胃溃疡（GU）和十二指肠溃疡（DU）。GU好发部位是胃小弯，DU好发部位是十二指肠球部，本病是全球性多发病，全世界约有10%的人一生中患过此病。临床上DU较GU多见。男性发病率远远高于女性。DU多发于青壮年，GU的发病年龄一般较DU迟约10年。我国南方的患病率较北方高，城市高于农村。秋冬和冬春之交是本病的多发季节。

一、病因

在正常生理情况下，胃、十二指肠黏膜经常接触有强侵蚀力的胃酸和能水解蛋白质的胃蛋白酶，此外，还经常受摄入的各种有害物质的侵袭，但却能抵御这些侵袭因素的损害，维持黏膜的完整性，这是因为胃、十二指肠黏膜具有一系列的防御和修复机制。消化性溃疡的发生认为是攻击因子与防御因子之间的失衡，攻击因子包括胃酸、胃蛋白酶、幽门螺杆菌、非甾体类抗感染药、乙醇、吸烟、胆汁反流及炎性介质等；防御因子包括胃黏膜－黏液屏障、重碳酸盐、磷脂、黏膜血流、细胞更新、前列腺素和表皮生长因子等。在攻击因子中胃酸起着主导作用，1910年，Schwartz提出"无酸，无溃疡"，这是对消化性溃疡病因认识的起点，也是消化性溃疡治疗的理论基础之一。1983年，Marshall和Warren从人体胃黏膜活检标本中分离出幽门螺杆菌（H.pylori），从此，人们对消化性溃疡的病因发生了新的认识。一般而言，只有当某些因素损害了胃、十二指肠黏膜的防御和修复机制，才可能发生胃

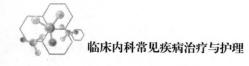

酸和胃蛋白酶对胃黏膜的侵蚀作用，从而，导致溃疡的形成。近年的研究已经明确，H.pylori 和非甾体类抗感染药（NSAIDs）是损害胃和十二指肠黏膜屏障，从而导致消化性溃疡发病的最常见病因。当胃酸分泌远远超过黏膜的防御和修复作用，也可能导致消化性溃疡的发生，但属于少见的特殊情况。消化性溃疡的病因及其发生机制可能与下列因素有关。

（一）H.pylori 感染

H.pylori 是消化性溃疡的重要病因。

1. 消化性溃疡患者中 H.pylori 检出率显著高于对照人群，H.pylori 在 DU 的检出率约为 95% ~ 100%、GU 约为 70% ~ 85%。H.pylori 感染者发生消化性溃疡的危险性显著增加。前瞻性调查研究显示，感染者消化性溃疡发病率约 13% ~ 23%。

2. 根除 H.pylori 促进溃疡愈合，降低溃疡复发率。大量临床研究已经证实，成功根除 H.pylori 后溃疡复发率明显下降。常规抑酸治疗后愈合的溃疡年复发率在 50% ~ 70%，而根除 H.pylori 可使溃疡复发率降至 5% 以下，若患者无 H.pylori 再感染，在 5 年或更长的时期中，溃疡可不复发，表明去除病因后消化性溃疡可获得治愈。

H.pylori 对胃黏膜的损伤因素主要包括 H.pylori 在胃黏膜内定植的因子和诱发组织损害的因子。在诸多致病因子中，尿素酶在 H.pylori 感染的致病中起重要作用。能水解尿素释放氨，氨可直接损伤胃黏膜，同时在"氨云"的包绕中可免受胃酸和胃蛋白酶的侵袭，使其在很低的 pH 环境中得以生存。H.pylori 的空泡细胞毒素 A（VacA）和细胞毒素相关蛋白（CagA）是 H.pylori 的重要致病因子。VacA$^+$/CagA$^+$菌株感染者的胃窦黏膜中有大量中性粒细胞浸润，与感染后胃黏膜上皮分细胞泌白细胞介素 8（IL-8）有关。H.pylori 毒素与 H.pylori 的其他致病因子，如脂多糖、蛋白酶、脂酶、磷脂酶 A2 等共同作用，导致胃黏膜局部的炎症反应和免疫反应，使胃黏膜遭受炎症和免疫损伤，而受损的胃黏膜则更容易遭受胃酸、胃蛋白酶的侵袭。

H.pylori 感染导致消化性溃疡发病的确切机制尚未阐明。目前认为，H.pylori 宿主和环境两个因素在 DU 发病中都发挥一定作用。胆酸对 H.pylori 生长具有强烈的抑制作用，正常情况下，H.pylori 无法在十二指肠生存。十二指肠球部酸负荷增加是 DU 发病的重要环节，酸可使结合胆酸沉淀，从而有利于 H.pylori 在十二指肠球部生长。H.pylori 只能在胃上皮组织定植，在十二指肠球部存活的 H.pylori 只有当十二指肠球部发生胃上皮化生才能定植下来，而十二指肠球部的胃上皮化生是十二指肠对酸负荷的一种代偿反应。H.pylori 感染引起的慢性胃窦炎直接或间接作用于胃窦 D、G 细胞，削弱了胃酸分泌的负反馈调节，从而导致餐后胃酸分泌增加；此外，吸烟、应激和遗传等因素均与胃酸分泌增加有关。定植在十二指肠球部的引起十二指肠炎症，炎症削弱了十二指肠黏膜的防御和修复功能，在胃酸和胃蛋白酶的侵蚀下最终导致 DU 发生。十二指肠炎症同时导致十二指肠黏膜分泌碳酸氢盐减少，间接增加十二指肠的酸负荷，进一步促进 DU 的发生和发展过程。

对 H.pylori 引起 GU 的发病机制研究较少。一般认为是 H.pylori 感染引起的胃黏膜炎症削弱了胃黏膜的屏障功能，胃溃疡好发于非泌酸区与泌酸区交界处的非泌酸区侧，反映了胃酸对屏障受损的胃黏膜的侵蚀作用。

（二）非甾体类抗感染药

NSAIDs 是引起消化性溃疡的另一个常见病因。大量研究资料显示，服用 NSAIDs 患者发生消化性溃疡及其并发症的危险性显著高于普通人群。临床研究报道，在长期服用 NSAIDs 的患者中，约 10% ~ 25% 可发现胃或十二指肠溃疡，约有 1% ~ 4% 患者发生出血、穿孔等溃疡并发症。NSAIDs 引起的溃疡 GU 较 DU 多见。溃疡形成及其并发症发生的危险性与服用 NSAIDs 种类、剂量、疗程有关；此外，高龄、合并 H.pylori 感染、同时服用抗凝血药物、糖皮质激素等也是 NSAIDs 相关性溃疡及其并发症发生的危险因素。

NSAIDs 通过削弱黏膜的防御和修复功能而导致消化性溃疡发病，其损害作用包括局部作用和系统作用两方面。系统作用是导致消化性溃疡的主要机制，NSAIDs 通过抑制环氧合酶（COX）的活性，导致内源性前列腺素的合成减少，削弱胃黏膜的保护屏障。COX 是花生四烯酸合成前列腺素的关键限速酶，COX 有两种异构体，即结构型 COX-1 和诱导型 COX-2。COX-1 在组织细胞中恒量表达，催化生理性前列腺素合成，参与机体生理功能调节；COX-2 主要在病理情况下由炎症刺激诱导产生，促进炎症部位前列腺素的合成。传统的 NSAIDs 如阿司匹林、吲哚美辛等抑制 COX-2 而减轻炎症反应，但特异性较差，同时抑制 COX-1，导致胃肠黏膜生理性前列腺素 E 合成不足。后者通过增加黏液和碳酸氢盐分泌、促进黏膜血流增加、细胞保护等作用，在维持黏膜防御和修复功能中起重要作用。NSAIDs 可以减少胃和十二指肠黏膜血流，抑制溃疡边缘的细胞增生，阻碍黏膜修复与溃疡愈合。

（三）胃酸和胃蛋白酶

消化性溃疡的最终形成是胃酸与胃蛋白酶对黏膜的自身消化所致。盐酸是胃液的主要成分，由胃壁细胞分泌。胃体和胃底部的主细胞分泌胃蛋白酶原经盐酸激活转化成胃蛋白酶。胃蛋白酶活性是 pH 依赖性的，当 PH 在 1 ~ 3 时，胃蛋白酶最活跃，能水解食物蛋白、胃黏液中的糖蛋白，甚至自身组织蛋白，对黏膜有侵袭作用，在 PH > 4 时活性迅速下降。因此，在探讨消化性溃疡发病机制和治疗措施时主要考

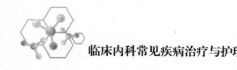

虑胃酸。无酸情况下罕有溃疡发生，抑制胃酸分泌能促进溃疡愈合，胃酸在溃疡形成过程中的决定性作用是溃疡形成的直接原因，而胃酸的这种损害作用一般只在正常黏膜的防御和修复功能遭受破坏时才发生。

DU 患者的平均基础酸排量（BAO）和五肽促胃液素刺激的最大酸排量（MAO）增高，MAO 低于 10mmol/h 者较少发生 DU。GU 患者基础酸排量（BAO）及 MAO 多属正常或偏低，可能的解释是 GU 患者多伴多灶萎缩性胃炎，胃体壁细胞的泌酸功能已受影响，而 DU 患者多为慢性胃窦炎，胃体黏膜未受损或受损轻微，因而仍能保持旺盛的泌酸能力。胃酸分泌增多的因素主要有壁细胞数量的增多、壁细胞对刺激物质的敏感性增强、胃酸分泌的正常反馈抑制机制缺陷，以及迷走神经张力增高。其他少见的特殊情况如促胃液素瘤患者，极度增加的胃酸分泌的攻击作用远远超过黏膜的防御作用，而成为溃疡形成的起始因素。近年来非幽门螺杆菌、非 NSAIDs 相关性消化性溃疡有所增加，这类患者病因未明，是否与高酸分泌有关尚有待研究。

（四）胃、十二指肠运动功能异常

正常情况下，胃排空速度随十二指肠内 pH 下降而减慢。研究发现，部分 DU 患者胃排空增快，这可使十二指肠球部酸负荷增大；部分 GU 患者有胃排空延迟，这可增加十二指肠液反流入胃，引起胃黏膜的慢性炎症，加重胃黏膜屏障损害，受损的胃黏膜更易遭受酸和胃蛋白酶的破坏。但目前认为，胃肠运动障碍不大可能是原发病因，但会加重 H.pylori 或 NSAIDs 对黏膜的损害。

（五）其他因素

下列因素与消化性溃疡发病有不同程度的关系：

1. 吸烟。吸烟者消化性溃疡发病率比不吸烟者高，吸烟影响溃疡愈合和促进溃疡复发。吸烟影响溃疡形成和愈合的确切机制未明，可能与吸烟增加胃酸分泌，减少十二指肠及胰腺碳酸氢盐分泌，影响胃、十二指肠协调运动，黏膜损害性氧自由基增加等因素有关。

2. 遗传。遗传因素曾一度被认为是消化性溃疡发病的重要因素，但随着 H.pylori 在消化性溃疡发病中的重要作用得到认识，遗传因素的重要性受到挑战。例如消化性溃疡的家族史可能是 H.Pylori 感染的"家庭聚集"现象；O 型血者胃上皮细胞表面表达更多黏附受体而有利于定植。因此，遗传因素的作用尚有待进一步研究。

3. 急性应激。可引起应激性溃疡已是共识。但在慢性溃疡患者，情绪应激和心理障碍的致病作用却无定论。临床观察发现长期精神紧张、过劳确实易使溃疡发作或加重，但这多在慢性溃疡已经存在时发生，因此，情绪应激可能主要起诱因作用，可通过神经内分泌途径影响胃、十二指肠的分泌、运动和黏膜血流的调节。

总之，消化性溃疡是一种多因素疾病，其中 H.pylori 感染和服用 NSAIDs 是已知的主要病因，溃疡发生是黏膜侵袭因素和防御因素失平衡的结果，胃酸在溃疡形成中起关键作用。

二、病理

（一）溃疡的形态特征

1. 部位。DU 多发生在球部，前壁比较常见，约 5% 发生在球部以下部位，称球后溃疡；GU 多在胃角和胃窦小弯。组织学上，GU 大多发生在胃窦幽门腺和胃体胃底腺移行交界处的幽门腺区一侧。幽门腺区黏膜可随年龄增长而扩大（假幽门腺化生或肠化生），使其与泌酸腺区之交界线上移，故老年患者 GU 的部位多较高。

2. 数目。消化性溃疡绝大多数是单个发生，也可多个，称多发性溃疡。

3. 大小。DU 直径多小于 1cm，GU 要比 DU 稍大，一般小于 2.5cm，亦可见到直径大于 2.5 ~ 4cm 的巨大溃疡。

4. 形态和深度。典型的溃疡呈圆形或椭圆形，边缘常有增厚或充血水肿，溃疡边缘光整、底部洁净，由肉芽组织构成，上面覆盖有灰白色或灰黄色纤维渗出物。活动性溃疡周围黏膜常有炎症水肿。溃疡浅者累及黏膜肌层，深者达肌层甚至浆膜层，溃破至血管时引起出血，穿破浆膜层时引起穿孔。溃疡愈合时周围黏膜炎症、水肿消退，边缘上皮细胞增生覆盖溃疡面，其下的肉芽组织纤维转化，变为瘢痕，瘢痕收缩使周围黏膜皱襞向其集中。

（二）组织病理变化

溃疡活动期，在溃疡的底部，由表面向深部依次分为 4 层：急性炎性渗出层、中性粒细胞为主的非特异性细胞浸润层、肉芽组织层、纤维样或瘢痕组织层。溃疡边缘的黏膜有明显的上皮细胞再生和炎症性变化，并常见腺体肠化生。在瘢痕区域内的血管壁变厚，偶有血栓形成。

三、临床表现

消化性溃疡呈慢性过程，病史可达数年至数十年。

（一）症状

上腹痛是消化性溃疡的主要症状，但部分患者可无症状或症状较轻，而以出血、穿孔等并发症为首发症状。上腹痛的性质多为灼痛，亦可为钝痛、胀痛、剧痛或饥饿样不适感。DU 疼痛多位于中上腹，或在脐上方，或脐上方偏右处；胃溃疡疼痛多位于中上腹稍偏高处，或在剑突下和剑突下偏左处。穿透性溃疡可放射至背部。一般为轻至中度持续性痛。疼痛常有典型的节律性，DU 表现为空腹痛即餐后 2 ~ 4h

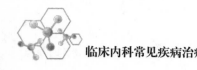

和（或）午夜痛，腹痛多为进食或服用抗酸药所缓解。胃溃疡疼痛较不规则，常在餐后 1h 内发生，经 1～2h 后缓解，直至下餐进食后再出现上述节律。部分患者无上述典型的腹痛表现，而仅表现为无规律性的上腹隐痛或不适。此外，患者可伴有反酸、烧心、反胃、嗳气、上腹胀、恶心、呕吐等其他非特异性消化不良症状。

消化性溃疡腹痛的发作常呈周期性，发作与自发缓解相交替，发作期可数周或数月，缓解期亦长短不一，短者数周、长者数年；发作常有季节性，多在秋冬或冬春之交发病，可因精神情绪不良或过劳而诱发。

（二）体征

溃疡活动时上腹部可有局限性轻压痛，缓解期无明显体征。少数患者可有贫血和营养不良的体征。

（三）特殊类型的消化性溃疡

1. 复合性溃疡。指胃和十二指肠同时发生的溃疡。DU 往往先于 GU 出现。幽门梗阻发生率较高。

2. 幽门管溃疡。幽门管位于胃远端，与十二指肠交界，长约 2cm。幽门管溃疡与 DU 相似，胃酸分泌一般较高。幽门管溃疡上腹痛的节律性不明显，对药物治疗反应较差，呕吐较多见，较易发生幽门梗阻、出血和穿孔等并发症。

3. 球后溃疡。DU 大多发生在十二指肠球部，发生在球部以远的十二指肠溃疡称球后溃疡。多位于十二指肠乳头的近端。具有 DU 的临床特点，但午夜痛及背部放射痛多见，对药物治疗反应较差，较易并发出血。

4. 巨大溃疡。指直径大于 2.5cm 的溃疡。对药物治疗反应较差、愈合时间较慢，易发生慢性穿透或穿孔。胃的巨大溃疡需注意与恶性溃疡鉴别。

5. 老年人消化性溃疡。近年老年人消化性溃疡的报道增多。临床表现多不典型，GU 多位于胃体上部甚至胃底部、溃疡常较大，易误诊为胃癌。

6. 无症状性溃疡。约 15% 消化性溃疡患者可无症状，而以出血、穿孔等并发症为首发症状。可见于任何年龄，以老年人较多见；NSAIDs 引起的溃疡近半数无症状。

（四）并发症

1. 出血溃疡。侵蚀周围血管可引起出血。出血是消化性溃疡最常见的并发症，其发生率约 20%～25%，也是上消化道大出血最常见的病因（约占所有病因的 50%），DU 多于 GU。对临床表现不典型而诊断困难者，应争取在出血后 24～48h 内进行急诊内镜检查，其确诊率可达 90% 以上，从而使患者达到及时诊断和治疗。

2. 穿孔溃疡。病灶向深部发展穿透浆膜层则并发穿孔。溃疡穿孔临床上可分为急性、亚急性和慢性三种类型，以第一种常见。急性穿孔的溃疡常位于十二指肠前壁或胃前壁，发生穿孔后胃肠的内容物漏入腹腔而引起急性腹膜炎。十二指肠或胃后壁的溃疡深至浆膜层时已与邻近的组织或器官发生粘连，穿孔时胃肠内容物不流入腹腔，称为慢性穿孔，又称为穿透性溃疡。这种穿透性溃疡改变了腹痛的规律，患者上腹痛变得顽固而持续，疼痛常放射至背部。邻近后壁的穿孔或游离穿孔较小，只引起局限性腹膜炎时称亚急性穿孔，症状较急性穿孔轻而体征较局限，且易漏诊。

3. 幽门梗阻。主要由 DU 或幽门管溃疡引起。溃疡急性发作时可因炎症水肿和幽门部痉挛而引起暂时性梗阻，可随炎症的好转而缓解；慢性梗阻主要由于瘢痕收缩而呈持久性。幽门梗阻临床表现为餐后上腹饱胀、上腹疼痛加重，伴有恶心、呕吐，大量呕吐后症状可以改善，呕吐物含发酵酸性宿食。严重呕吐可致失水和低氯低钾性碱中毒。可发生营养不良和体重减轻。体检可见胃型和胃蠕动波，清晨空腹时检查胃内有振水声。进一步作胃镜或 X 线钡剂造影检查可确诊。

4. 癌变。少数 GU 可发生癌变。GU 癌变发生于溃疡边缘，据报道癌变率在 1% 左右。长期慢性 GU 病史、年龄在 45 岁以上、溃疡顽固不愈者应提高警惕。对可疑癌变者，在胃镜下取多点活检做病理检查；在积极治疗后复查胃镜，直到溃疡完全愈合；必要时定期随访复查。

四、辅助检查

（一）胃镜检查

胃镜检查是确诊消化性溃疡的首选检查方法。胃镜检查不仅可以对胃、十二指肠黏膜进行直接观察、摄像，还可在直视下取黏膜活组织做病理学检查及 H.pylori 检测，因此，胃镜检查对消化性溃疡的诊断及胃良、恶性溃疡鉴别诊断的准确性高于 X 线钡餐检查。胃良、恶性溃疡的鉴别必须由活组织病理检查确定。

内镜下消化性溃疡多呈圆形或椭圆形，也有呈线形，边缘光整，底部覆有灰黄色或灰白色渗出物，周围黏膜可有充血、水肿，可见皱襞向溃疡集中。内镜下溃疡可分为：

1. 活动期（A）。以厚苔为主要特征，伴周边黏膜肿胀。

2. 愈合期（H）。以薄苔为主要特征，溃疡四周出现较明显的红晕及黏膜皱襞集中。

3. 瘢痕期（S）。白苔消失。

（二）X 线钡餐检查

适用于对胃镜检查有禁忌或不愿接受胃镜检查者。溃疡的 X 线征象有直接和间接两种：龛影是直接征象，对溃疡有确诊价值；局部压痛、十二指肠球部激惹和球部畸形、胃大弯侧痉挛性切迹均为间接征象，提示可能存在溃疡。在溃疡较小或较浅时钡餐检查有可能漏诊。活动性上消化道出血是钡餐检查的禁忌证。

（三）H.pylori 检测

由于是否合并 H.pylori 感染决定着治疗方案的选择，因此，对消化性溃疡患者应常规检测 H.pylori。检测方法分为侵入性和非侵入性两大类。前者需通过胃镜检查取胃黏膜活组织进行检测，主要包括快速尿素酶试验、组织学检查和 H.pylori 培养；后者主要有 l3C 或 14C 尿素呼气试验、粪便 H.pylori 抗原检测及血清学抗 H.pylori 抗体的检测。近期应用抗生素、质子泵抑制剂、铋剂等药物，上述检查（血清学方法除外）可呈假阴性。

（四）胃液分析和血清促胃液素测定

GU 患者的胃酸分泌正常或低于正常，DU 者则胃酸分泌过高，以基础酸排出量和夜间最大酸排出量为明显。一般仅在疑有促胃液素瘤时作鉴别诊断之用。

五、诊断及鉴别诊断

（一）诊断标准

当患者有慢性病程、周期性发作的节律性上腹疼痛，且上腹痛可为进食或抗酸药所缓解的症状时，应疑诊消化性溃疡，确诊需要胃镜诊断。明确溃疡诊断后，应注意搜寻溃疡的病因。

（二）鉴别诊断

本病主要与肝、胆、胰、肠疾病和胃的其他疾病相鉴别。功能性消化不良临床常见，且临床表现与消化性溃疡相似，应注意鉴别。胃镜检查如见胃、十二指肠溃疡，应注意与引起胃、十二指肠溃疡的少见特殊病因或以溃疡为主要表现的胃、十二指肠肿瘤鉴别。

1. 胃癌。内镜或 X 线检查发现胃溃疡，必须进行良、恶性溃疡的鉴别。早期胃癌单凭内镜所见与良性溃疡鉴别有困难，放大内镜和染色内镜对鉴别有帮助，但最终必须依靠内镜下取活组织病理学检查鉴别。恶性溃疡的内镜特点为：

（1）溃疡形状不规则，一般凹凸不平。

（2）边缘呈结节状隆起。

（3）周围皱襞中断。

（4）胃壁僵硬、蠕动减弱（X 线钡餐检查亦可见上述相应的 X 线征）。

活组织病理检查可以确诊，但必须强调，对于怀疑胃癌而一次活检阴性者，必须在短期内复查胃镜再次活检；即使内镜下诊断为良性溃疡且活检阴性，仍有漏诊胃癌的可能，因此对于初诊为胃溃疡者，必须在完成正规治疗的疗程后复查胃镜，溃疡缩小或愈合不是鉴别良、恶性溃疡的最终依据，必须重复活检加以证实。

2. 促胃液素瘤。亦称 Zollinger-Ellison 综合征，是胰腺非 β 细胞瘤分泌大量促胃液素所致。肿瘤往往很小（＜1cm），生长缓慢，半数为恶性。大量促胃液素可刺激壁细胞增生，分泌大量胃酸，使上消化道经常处于高酸环境，导致胃、十二指肠球部和不典型部位（十二指肠降段、横段，甚或空肠近端）发生多发性溃疡。促胃液素瘤与普通消化性溃疡的鉴别要点是该病溃疡发生于不典型部位，具有难治性特点，有过高胃酸分泌（BAO 和 MAO 均明显升高，且 BAO/MAO ＞ 60%）及高空腹血清促胃液素（＞ 200pg/mL，常 ＞ 500pg/mL）。

3. 功能性消化不良。患者常表现为上腹疼痛、反酸、嗳气、上腹饱胀、恶心、呕吐、食欲减退等，部分患者症状可酷似消化性溃疡，易混淆。内镜检查则示胃黏膜无明显病变。

4. 慢性胆囊炎和胆石症。疼痛与进食油腻食物有关，位于右上腹，放射至背部，伴发热、黄疸的典型病例，不难鉴别。对不典型的患者，鉴别需借助腹部超声或内镜下逆行胆管造影检查。

六、治疗

消化性溃疡治疗的目的是消除病因、缓解症状、愈合溃疡、防止复发和防治并发症。针对病因的治疗如根除 H.pylori，有可能彻底治愈溃疡病，是近年消化性溃疡治疗的一大进展。

（一）一般治疗

注意生活饮食规律，定时进餐，避免辛辣、过咸食物，避免过度劳累和精神紧张。戒烟、酒。慎用或不用 NSAIDs、激素等药物。

（二）药物治疗

目前用于治疗消化性溃疡的药物主要分为抑制胃酸分泌和保护胃黏膜的两大类药物，旨在缓解症状和促进溃疡愈合，常与根除 H.pylori 治疗配合使用。

1. 抑制胃酸分泌的药物。胃酸是消化性溃疡产生的基础，抑酸治疗的目的是缓解疼痛症状，促进溃疡愈合。

（1）质子泵抑制剂（PPI）：PPI 对胃壁细胞泌酸小管中的 H^+，K^+-ATP 酶具有直接作用，而 H^+，K^+-ATP 酶是酸分泌的最后共同通路，因此 PPI 已成为消化性溃疡等胃酸相关性疾病的首选药物，其疗效远高于 H_2 受体拮抗剂。与 H_2 受体拮抗剂

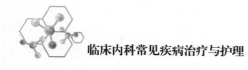

相比，PPI 促进溃疡愈合的速度较快、溃疡愈合率较高，因此特别适用于难治性溃疡或 NSAIDs 溃疡患者不能停用 NSAIDs 时的治疗。同时，由于 PPI 的强大抑酸作用及对 H.pylori 的直接抑制作用，它还是根除 Kpytori 治疗方案中的基础药物。使用推荐剂量的各种 PPI，对消化性溃疡的疗效相仿，不良反应均较少。

PPI 治疗消化性溃疡的常用药物及其剂量：奥美拉唑 20mg/d，兰索拉唑 30mg/d，泮托拉唑 40mg/d，埃索美拉唑 20mg/d。治疗 DU 疗程一般为 2～4 周，治疗 GU 疗程为 4～6 周。

（2）H_2 受体拮抗剂：H_2 受体拮抗剂可抑制基础及刺激的胃酸分泌，几乎完全抑制夜间酸分泌。使用推荐剂量各种 H_2 受体拮抗剂溃疡愈合率相近，不良反应发生率均低。西咪替丁可通过血 - 脑脊液屏障，偶有精神异常不良反应；与雄性激素受体结合而影响性功能；经肝细胞色素 P450 代谢而延长华法林、苯妥英钠、茶碱等药物的肝内代谢。雷尼替丁、法莫替丁和尼扎替丁对上述不良反应较少。已证明 H_2 受体拮抗剂全日剂量于睡前顿服的疗效与 1 日 2 次分服相仿。现多主张每晚睡前一次性服用西咪替丁 800mg 或雷尼替丁 300mg、法莫替丁 40mg、尼扎替丁 300mg、罗沙替丁 150mg。治疗 DU 疗程一般为 4～6 周，治疗 GU 疗程为 6～8 周。

质子泵抑制剂和 H_2 受体拮抗剂作用特点比较见表2-2。

表2-2　质子泵抑制剂和H_2受体拮抗剂作用特点比较

质子泵抑制剂	H_2受体拮抗剂
作用强大，完全阻止各种刺激引起的胃酸分泌	对组胺及夜间胃酸分泌抑制强，其他作用弱
持续用药无耐受性	迅速产生耐受性
作用持久、递增，3～5天后达稳态	用药12h后作用减弱、增加剂量不能克服
胃内pH维持平稳	胃内pH波动较大

2. 保护胃黏膜药物。在抑酸治疗的同时，加用胃黏膜保护剂不仅能缓解症状，还能提高溃疡愈合质量，防止复发。枸橼酸铋钾（胶体次枸橼酸铋）因兼有较强抑制幽门螺杆菌作用，可作为根除幽门螺杆菌联合治疗方案的组分，但此药过量蓄积可引起神经毒性，需注意不能长期服用。硫糖铝是一种八硫酸蔗糖的氢氧化铝盐，在酸性环境下，有些分子的氢氧化铝根可离子化而与硫酸蔗糖复合离子分离，后者可聚合成不溶性带负电的胶体，能与溃疡面带正电的蛋白质渗出物相结合，形成一层保护膜覆盖胃黏膜面，吸附胆汁酸和胃蛋白酶的作用，增加胃黏液的分泌。吉法酯可增加黏膜上皮内前列腺素含量，促进溃疡愈合。替普瑞酮对胃黏膜具有直接保护作用，促进黏膜表面上皮细胞再生。铝碳酸镁是兼具抗酸和抗胆汁作用的新型胃黏膜保护剂。米索前列醇具有抑制胃酸分泌，增加胃、十二指肠黏膜的黏液及碳酸

氢盐分泌和增加黏膜血流等作用，主要用于 NSAIDs 溃疡的预防，腹泻是其常见的不良反应，因会引起子宫收缩，故孕妇忌服。

3. 胃肠动力药物。消化性溃疡部分患者可出现恶心、呕吐和腹胀等症状，提示有胃潴留、排空迟缓、胆汁反流或胃食管反流者，可同时给予促进胃动力药物，如甲氧氯普胺、多潘立酮及枸橼酸莫沙必利等。

（三）H.pylori 相关性溃疡的治疗

对 H.pylori 感染引起的消化性溃疡，根除 H.pylori 不但可促进溃疡愈合，而且可预防溃疡复发，从而彻底治愈溃疡。因此，凡有 H.pylori 感染的消化性溃疡，无论初发或复发、活动或静止、有无并发症，均应予以根除 H.pylori 治疗。

1. 根除 H.pylori 治疗方案。

（1）不建议采用三个药的三联方案。

（2）推荐铋剂 +PPI+2 种抗菌药物组成的四联疗法，如经典的铋剂四联方案（铋剂 +PPI+ 四环素 + 甲硝唑）。疗程 14 天。

（3）铋剂选用下列之一：枸橼酸铋钾 (220mg，一天二次)、胶体果胶铋 (200mg，一天二次)。均饭前半小时服用。

（4）PPI 选用下列之一：奥美拉唑、泮托拉唑、兰索拉唑、雷贝拉唑、埃索美拉唑、艾普拉唑。均为一天二次，饭前半小时服用。

（5）抗生素常用的为阿莫西林 + 克拉霉素、阿莫西林 + 左氧氟沙星、阿莫西林 + 呋喃唑酮、四环素十甲硝唑或呋喃唑酮。

（6）阿莫西林、呋喃唑酮和四环素的耐药率仍很低，治疗失败后不易产生耐药（可重复应用）；而克拉霉素、甲硝唑和左氧氟沙星的耐药率高，治疗失败后易产生耐药（原则上不可重复应用）。

（7）阿莫西林 1000mg/ 次，一天二次，饭后半小时；事先要青霉素皮试阴性。

（8）克拉霉素 500mg/ 次，一天二次，饭后半小时。

（9）左氧氟沙星 500mg/ 次，一天一次，饭后半小时或者 200mg/ 次，一天二次，饭后半小时服用。

（10）呋喃唑酮 100mg/ 次，一天二次，饭后半小时服用。

（11）四环素 750mg/ 次，一天二次，饭后半小时服用。

（12）甲硝唑 400mg/ 次，一天二次或三次，饭后半小时服用。

2. 根除 H.pylori 治疗结束后的抗溃疡治疗。在根除 H.pylori 疗程结束后，继续给予常规疗程的抗溃疡治疗，如 DU 患者予 PPI 常规剂量，每日 1 次，总疗程 2～4 周，或 H2RA 常规剂量，疗程 4～6 周；GU 患者 PPI 常规剂量每日 1 次，总疗程 4～6

周，或 H2RA 常规剂量，疗程 6 ~ 8 周。这在有并发症或溃疡面积大的患者尤为必要，但对无并发症的浅小溃疡，如根除治疗结束时症状已得到完全缓解，也可考虑停药。

3. 根除 H.pylori 治疗后的复查。复查应在根除 H.pylori 治疗结束至少 4 周后进行，且在检查前应停用 PPI 2 周、停用铋剂 4 周，否则会出现假阴性。可采用非侵入性的 13C 或 14C 尿素呼气试验复查；对于胃溃疡患者，也可在复查胃镜检查溃疡是否愈合的同时，通过胃镜钳取胃黏膜活组织做尿素酶及（或）组织学检查。

（四）NSAIDs 相关性溃疡的防治

对服用 NSAIDs 后出现的溃疡，如情况允许应立即停用 NSAIDs，如病情不允许可换用对黏膜损伤少的 NSAIDs，如特异性 COX-2 抑制剂（如塞来昔布）。对停用 NSAIDs 者，可给予常规剂量、常规疗程的 H_2 受体拮抗剂或 PPI 治疗；对不能停用 NSAIDs 者，应选用 PPI 治疗。因 H.pylori 和 NSAIDs 是引起溃疡的两个独立因素，因此，应同时检测 H.pylori，如合并 Hpylori 感染，应同时根除 H.pylori。溃疡愈合后，如不能停用 NSAIDs，无论 H.pylori 是否阳性，都应继续服用 PPI 长期维持治疗，以预防溃疡复发。对于发生 NSAIDs 溃疡并发症的高危患者，如既往有溃疡病史、高龄、同时应用抗凝血药（包括低剂量的阿司匹林）或糖皮质激素者，应常规给予抗溃疡药物预防。目前认为 PPI 具有较好地预防溃疡以及溃疡并发症的效果。

七、护理评估

（一）健康史

询问患者是否有服用非甾体类消炎药病史，是否吸烟，了解患者的症状，评估患者腹痛的部分、持续时间、诱因、加重缓解的因素等。

（二）身体状况

1. 症状。少数人可无症状，或以出血、穿孔等并发症为首发症状，其发作常与不良精神刺激、情绪波动、饮食失调等有关。

（1）腹痛：上腹痛是本病的主要症状。

（2）伴随症状：除上腹痛外，还可出现反酸、胃灼热感、上腹饱胀、恶心、呕吐、食欲减退等消化不良症状。

2. 体征。溃疡活动期可出现上腹部固定而局限的轻压痛，DU 压痛点常偏右。缓解期则无明显体征。病程长者可能消瘦、体重下降。

3. 并发症

（1）上消化道出血：消化性溃疡最常见的并发症。DU 出血更易发生。在消化道出血的各种病因中，消化性溃疡出血占首位。轻者仅表现为黑便，重者可出现周围循环衰竭，甚至低血容量性休克。

（2）穿孔：溃疡病灶向深部发展穿透浆膜层所致。可有急性穿孔和慢性穿孔，急性穿孔是本病最严重的并发症，常发生于饮食过饱和饭后剧烈运动，表现为上腹突然剧痛并迅速向全腹弥散的持续性腹痛、弥漫性腹部压痛、反跳痛、肌紧张、肝浊音消失。慢性穿孔为溃疡穿透并与邻近器官、组织粘连，使胃肠内容物不流入腹腔，又称为穿透性溃疡，表现为疼痛规律发生改变，呈顽固而持久的疼痛并向背部放射

（3）幽门梗阻：上腹部饱胀不适或呕吐，上腹部饱胀以餐后为甚，呕吐后可以减轻，呕吐物量多，内含发酵宿食。若为溃疡周围炎性水肿、痉挛所致，为暂时性梗阻，内科治疗有效。溃疡处瘢痕形成并收缩所致者，内科治疗无效，多需外科手术或内镜下扩张治疗。

（4）癌变的 GU 可发生癌变，DU 极少癌变。

（三）辅助检查

1. 胃液分析：DU 胃酸分泌增高，GU 胃酸分泌正常或低于正常。

2.X 线钡餐检查：适用于对胃镜检查有禁忌或不愿接受胃镜检查者。

3. 胃镜及黏膜活组织检查：确诊消化性溃疡首选的检查方法。

4. 粪便隐血试验：溃疡活动期可为阳性，如胃溃疡患者持续性阳性提示癌变的可能。

5. 幽门螺杆菌检测：消化性溃疡的常规检测项目。

（四）心理－社会状况

消化性溃疡好发于青壮年，心理反应可随患者的个性特点和行为方式不同而异，有情绪不稳、坐立不安、心神不宁、易激动或过度兴奋，也可有自负、焦虑、易抑制，出现并发症时则产生紧张、恐惧等心理反应。

八、护理诊断

（一）疼痛

腹痛，与胃酸刺激溃疡面或胃酸作用于溃疡引起化学性炎症有关。

（二）营养失调

低于机体需要量，与疼痛或饱胀不适致摄入量减少及消化吸收障碍有关。

（三）焦虑

与疾病反复发作，病程迁延等有关。

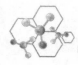

（四）潜在并发症

出血、穿孔、幽门梗阻、癌变。

九、护理目标

（1）能避免导致和加重疼痛的因素，疼痛减轻或消失。

（2）食欲改善，营养状况得到改善。

（3）情绪稳定，焦虑减轻或消失。

（4）并发症能得到有效预防或减少。

十、护理措施

（一）一般护理

1. 休息与活动。溃疡活动期或粪便隐血试验阳性的患者应卧床休息，症状较轻的患者可边工作边治疗，注意劳逸结合。

2. 饮食护理。合理饮食可避免或减轻疼痛，改善营养状况，促进康复。

（1）少食多餐：急性活动期应少食多餐，每天5～6餐，以脱脂牛奶、稀饭、面条等偏碱性食物为宜。牛奶宜安排在两餐之间饮用，牛奶中的钙质吸收有刺激胃酸分泌的作用，故不宜多饮。

（2）适量摄取脂肪：脂肪到达十二指肠时虽能刺激小肠黏膜分泌肠抑胃泌素，抑制胃酸分泌，但同时又可引起胃排空延缓，胃窦扩张，致胃酸分泌增多，故脂肪摄取应适量。

（3）饮食禁忌：忌食辛辣、过冷、油炸、浓茶等刺激性食物及饮料，戒烟酒。

（4）营养监测：定期测量体重、监测血清白蛋白和血红蛋白等营养指标。

（二）病情观察

重点观察呕吐物及粪便性状，以尽早发现出血、幽门梗阻；观察腹痛的性质、部位及腹痛波及范围，有无腹膜刺激征等穿孔迹象；注意患者全身状态及治疗反应的变化，以尽早发现癌变的可能性。

（三）对症护理

1. 上消化道出血应及时通知医生，安置患者平卧位，头偏向一侧；迅速建立静脉通道，做好输液、输血准备；呕血后立即清除血迹和呕吐物，安慰患者，消除患者紧张心理，必要时遵医嘱给镇静剂；密切观察病情变化，遵医嘱用药，无效者尽快做好术前准备。

2. 急性穿孔。应立即卧床，禁食及胃肠减压；迅速建立静脉通道，输液、备血；做好术前准备。

3.幽门梗阻。轻症可进流质饮食，重症需禁食、静脉补液、胃肠减压、准确记录液体出入量，并定期复查血电解质；内科治疗无效者，做好术前准备。

4.癌变。定期复查，应做好术前准备。

（四）用药护理

1.H_2受体拮抗剂。药物应在餐前服用，也可将1天的剂量在睡前顿服。若需同时服用抗酸药，则两药应间隔1h以上。若静脉给药应注意控制速度，速度过快可引起低血压和心律失常。西咪替丁不良反应较多，影响肝、肾功能和血常规，用药期间注意监测肝、肾功能和血常规。雷尼替丁和法莫替丁不良反应较少。

2.质子泵抑制剂。一般每日用药1次，空腹服，或每日两次，早晚各服用1次。奥美拉唑不良反应较少，但有头晕等不适，因此，初次应用时应减少活动。兰索拉唑的主要不良反应包括荨麻疹、皮疹、头痛、口苦、肝功能异常等。泮托拉唑的不良反应较少，偶可引起头痛和腹泻。不良反应较重时应立即停药。

3.抗酸药。如氢氧化铝凝胶等，应在餐后1h和睡前服用。服用片剂时应嚼服，乳剂给药前应充分摇匀。抗酸药应避免与奶制品同时服用，因两者相互作用可形成络合物。抗酸剂还不宜与酸性食物、饮料同服。长期大量服用氢氧化铝凝胶能阻碍磷的吸收，引起磷缺乏症，还可引起便秘、代谢性碱中毒与钠潴留。镁制剂易引起腹泻，用药期间要加强观察。

4.胃黏膜保护剂。因硫糖铝在酸性环境下有效，所以应在餐前1h给药，全身不良反应少，可引起便秘。胶体铋剂在酸性环境下起作用，故在餐前1h服用，除有舌苔和粪便变黑外很少有其他不良反应。长期服用会造成铋在体内大量堆积引起神经毒性，故不宜长期应用。米索前列醇的常见不良反应是腹泻，可引起子宫收缩，故孕妇禁服。

5.抗胆碱能药。不宜用于胃溃疡，不良反应有心率加快、口干、瞳孔散大、汗闭、尿潴留等。幽门梗阻、近期溃疡出血、青光眼、前列腺肥大者忌用。

（五）心理护理

不良的心理因素可诱发和加重病情，消化性溃疡的患者因疼痛刺激或并发出血，易产生紧张、焦虑等不良情绪，使胃黏膜保护因素减弱，损害因素增加，病情加重，故应为患者创造安静、舒适的环境，减少不良刺激；同时多与患者交谈，使患者了解本病的诱发因素、疾病过程和治疗效果，增强治疗信心，克服焦虑、紧张心理。

（六）健康指导

1.疾病知识指导。向患者及其家属介绍疾病基本知识、导致溃疡复发与加重的诱因。

2.生活指导。指导患者保持乐观的情绪、规律的生活，合理安排生活和工作，保证充足的睡眠和休息；指导患者建立合理的饮食习惯和结构，忌暴饮暴食，避免摄入刺激性食物，戒烟、戒酒。

3.用药指导。遵医嘱用药，告知药物的不良反应，指导患者坚持治疗，不可随意停药，禁用或慎用对胃黏膜有损害的药物，如阿司匹林、吲哚美辛和糖皮质激素等。

4.定期复查。对有长期慢性胃溃疡病史、年龄在45岁以上，尤其是男性患者，经严格内科治疗4～6周症状无好转、粪便隐血试验持续阳性者，应警惕癌变，需进一步检查和定期随访；及时识别并发症征象，若上腹部疼痛节律发生改变或加剧、出现呕血或黑便时，应立即就诊。

十一、护理评价

（1）疼痛有无减轻或消失。

（2）食欲有无改善，体重是否增加，营养状况是否得到改善。

（3）情绪是否稳定，能否保持良好的心理状态。

（4）并发症是否得到有效预防，减少或未发生并发症。

第四节 肝硬化

肝硬化是临床常见的慢性进行性肝病，由一种或多种病因长期或反复作用形成的弥漫性肝损害。在我国大多数为肝炎后肝硬化，少部分为酒精性肝硬化和血吸虫性肝硬化。病理组织学上有广泛的肝细胞坏死、残存肝细胞结节性再生、结缔组织增生与纤维隔形成，导致肝小叶结构破坏和假小叶形成，肝脏逐渐变形、变硬而发展为肝硬化。早期由于肝脏代偿功能较强可无明显症状，后期则以肝功能损害和门脉高压为主要表现，并有多系统受累，晚期常出现上消化道出血、肝性脑病、继发感染、脾功能亢进、腹腔积液、癌变等并发症。

一、临床表现

（一）症状

肝硬化往往起病缓慢，症状隐匿，可能隐伏数年至数十年之久（平均3～5年），我国以 20 ～ 50 岁男性为主，青壮年患者的发病多与病毒性肝炎有关。随着病情的发展，到后期可出现黄疸、腹腔积液及消化道和肝性脑病等并发症。根据肝功能储备情况，临床将肝硬化分为代偿性肝硬化和失代偿性肝硬化两类，两类肝硬化的临床症状各不相同。

1. 代偿性肝硬化。代偿性肝硬化指早期肝硬化无症状者，占 30% ～ 40%，可有轻度乏力、食欲减少或腹胀症状。常在体格检查或因其他疾病行剖腹术时才发现。部分慢性肝炎患者行活检时诊断此病。

2. 失代偿性肝硬化。失代偿性肝硬化指中晚期肝硬化，有明显肝功能异常及失代偿征象。

（1）一般症状：包括食欲减退、体重减轻、乏力、腹泻、腹痛、皮肤瘙痒等。

（2）腹腔积液：患者主诉腹胀，少量腹腔积液常用超声或 CT 诊断，中等以上腹腔积液在临床检查时可发现，后者常伴下肢水肿。

（3）黄疸：常表现为巩膜皮肤黄染、尿色深、胆红素尿。这是由于肝细胞排泌胆红素功能衰竭，是严重肝功能不全的表现。

（4）发热：常为持续性低热，体温 38 ～ 38.5℃，除酒精性肝硬化患者要考虑酒精性肝炎外，其余均应鉴别发热是由肝硬化本身还是细菌感染引起。

（5）贫血与出血倾向：由于上述原因患者可有不同程度的贫血，黏膜、指甲苍白或指甲呈匙状。

（6）神经精神症状：如出现嗜睡、兴奋和木僵等症状，应考虑肝性脑病的可能。

（二）体征

除上述症状外，有患者可表现为男性乳房发育，蜘蛛痣、肝掌和体毛分布改变，腹部检查除腹腔积液外可见静脉和胸腔静脉显露及怒张，血流以脐为中心向四周流向。脾一般为中度肿大，有时为巨脾。

（三）并发症

肝硬化往往因并发症死亡，主要并发症有肝性脑病、上消化道大量出血、感染、原发性肝癌、肝肾综合征、肝肺综合征、门静脉血栓的形成等。

二、诊断要点

应详细询问肝炎史、饮酒史、药物史、输血史及家族遗传性病史。根据症状做相关检查以排除及确定病因诊断。

（一）症状

代偿性肝硬化无明显症状，失代偿性肝硬化则主要有食欲减退、体重减轻、乏力、腹泻、腹痛、皮肤瘙痒、腹腔积液、黄疸、发热、精神神经症状。

（二）体征

除上述症状外，有患者可表现为男性乳房发育，蜘蛛痣、肝掌和体毛分布改变，腹部检查除腹腔积液外可见静脉和胸腔静脉显露及怒张，血流以脐为中心向四周流向，脾大等。

（三）实验室检查

1.血常规检查。在肝功能代偿期，血常规多在正常范围内。在失代偿期，由于出血、营养失调和脾功能亢进等因素发生轻重不等的贫血。在脾功能亢进时，血白细胞及血小板均降低，其中以血小板降低尤为明显。

2.尿液检查。尿常规检查时，乙型肝炎肝硬化合并乙肝相关性肾炎时尿蛋白阳性。由于肝功能减退，肝不能将来自肠道的尿胆原变为直接胆红素，故尿中尿胆原增加，腹腔积液患者尿钠排出降低，肝肾综合征时，尿钠 <10mmol/L，尿钠 / 尿钾 < 1。

3.肝功能试验。肝硬化初期肝功能检查多无特殊改变或仅有慢性肝炎的表现，如转氨酶升高等。随着肝硬化发展、肝功能储备减少，则可有肝硬化相关的变化，如 AST > ALT，白蛋白降低、胆碱酯酶活力降低、胆红素升高等。

（四）影像学检查

1.B 超检查。B 超检查见肝脏缩小，肝表面明显凸凹不平，锯齿状或波浪状，肝边缘变钝，肝实质回声不均、增强，呈结节状，门静脉和脾门静脉内径增宽，肝静脉变细、扭曲，粗细不均，腹腔内可见液性暗区。

2.CT 扫描。CT 扫描诊断肝硬化的敏感性与 B 超所见相似，但对早期发现肝细胞癌更有价值。

3.MRI 扫描。对肝硬化的诊断价值与 CT 扫描相似，但在肝硬化合并囊肿、血管瘤或肝细胞癌时，MRI 具有较大的鉴别诊断价值。

（五）上消化道内镜或钡餐 X 线食管造影检查

上消化道内镜或钡餐 X 线食管造影检查可发现食管胃底静脉曲张的有无及严重程度。

（六）病理学检查

肝穿病理学检查仍为诊断肝硬化的金标准，特别是肝硬化前期。早期肝硬化如不做肝穿病理检查，临床上往往不易确定。肝组织学检查对肝硬化的病因诊断亦有较大帮助。

三、治疗原则

肝硬化的治疗应该是综合性的，首先应去除各种导致肝硬化的病因，如酒精性肝硬化者必须戒酒，乙型肝硬化者可抗病毒治疗，肝豆状核变性可行排铜治疗。

（一）一般治疗

肝硬化患者一般全身营养状况差，支持疗法目的在于恢复全身情况，供给肝脏足够的营养以有利于肝细胞的修复再生。

1. 休息。代偿期的肝硬化患者可适当工作或劳动，应注意劳逸结合，以不感疲劳为度。肝硬化失代偿期应停止工作，休息乃至卧床休息。

2. 饮食。肝硬化患者的饮食原则上应是高热量、高蛋白、维生素丰富而易消化的食物。严禁饮酒，动物脂肪不易摄入过多。如肝功能严重减退或有肝性脑病先兆时应严格限制蛋白食物。有腹腔积液者应予少钠盐或无钠盐饮食。

（二）药物治疗

1. 乙肝肝硬化患者抗病毒治疗。HBeAg 阳性者 HBVDVA $\geq 10^5$/mL，HBeAg 阴性者 HBVDVA $\geq 10^4$/mL，ALT 正常或升高，需用核苷类似物抗病毒治疗。目前，可供使用的药物有拉米夫定、阿德福韦酯、替比夫定和恩替卡韦。

2. 抗纤维化药物。目前尚无有效地逆转肝纤维化的方法，活血化瘀的中药，如丹参、桃仁提取物、虫草菌丝及丹参黄芪的复方制剂或干扰素 γ 和 α 用于早期肝硬化治疗，有一定的抗纤维化作用。

3. 保护肝细胞的药物。保护肝细胞的药物用于转氨酶及胆红素升高的肝硬化患者。常用药物有下面两种。

（1）甘草酸：有免疫调节、抗感染、抗纤维化、保护肝细胞作用。宜用于早期肝硬化患者。

（2）谷胱甘肽：是由谷氨酸、胱氨酸、甘氨酸组成的含巯基胱肽物质。能提供巯基、半胱氨酸维护细胞正常代谢，与毒性物质结合，起解毒作用。

4. 维生素类。B 族维生素有防止脂肪肝和保护肝细胞的作用。维生素 C 有促进代谢和解毒作用。慢性营养不良者可补充维生素 B_{12} 和叶酸。维生素 E 有抗氧化和保护肝细胞的作用，已用于酒精性肝硬化患者的治疗。有凝血障碍者可注射维生素 K_1。

（三）腹腔积液的处理

治疗腹腔积液不但可以减轻症状，还可防止腹腔积液所引发的一系列并发症，如 SBP、肝肾综合征等。主要治疗措施及药物有以下几方面。

1. 限制纳和水的摄入。这是腹腔积液的基础治疗，部分中重度腹腔积液患者可发生自发性利尿，腹腔积液消退。钠摄入量每日 60 ～ 90mg，有稀释性低钠血症者应同时限制水摄入。

2. 利尿剂。对腹腔积液较大或基础治疗无效者应使用利尿剂。临床常用的利尿剂有螺内酯和呋塞米。利尿剂的使用应从小剂量开始。

3. 提高胶体血浆渗透压。每周定期输注白蛋白或血浆，可通过提高胶体渗透压促进腹腔积液消退。

4. 放腹腔积液。对于一些时间长的顽固性腹腔积液可通过该法进行，同时补充蛋白以增加有效血容量。

四、护理评估

（一）健康史

询问患者既往是否有病毒性肝炎病史，是否有长期饮酒病史，询问患者以往的腹胀、恶心、食欲缺乏等症状是否加重，是否出现腹腔积液、血便等，询问是否定期进行检查，检查结果如何。

（二）身体状况

肝硬化往往起病缓慢，症状隐匿。可潜伏 3 ~ 5 年或更长时间，临床上根据患者肝脏功能的代偿状况将肝硬化分为肝功能代偿期和肝功能失代偿期。

1. 代偿期。早期症状轻，患者以乏力、食欲缺乏为主要症状，可伴有低热、恶心、厌油腻、腹胀、腹泻及上腹不适等症状。症状常与劳累有关，休息和治疗后可缓解。患者营养状况一般或者消瘦，肝脏可轻度肿大，质中等度硬，伴轻度压痛。脾脏也可有轻、中度肿大。肝功能正常或轻度异常。

2. 失代偿期。失代偿期主要表现为肝功能减退和门静脉高压所致的症状和体征。

（1）肝功能减退的临床表现

1）全身症状与体征：一般状况和营养状况均较差，消瘦、乏力、精神不振，可有不规则低热、面色灰暗黝黑（肝病面容）、皮肤干枯粗糙、水肿、口腔炎症及溃疡、夜盲等症，部分患者出现与病情活动或感染有关的不规则发热症状。

2）消化道症状：食欲缺乏是最常见的症状，甚至厌食，食后饱胀不适，有时伴恶心、呕吐、腹泻。若肝细胞有进行性或广泛性坏死时可出现黄疸。

3）出血倾向和贫血：患者常可发生鼻衄、牙龈出血、皮肤紫癜和胃肠出血，女性出现月经过多等。症状的产生与肝脏合成凝血因子减少、纤溶酶增加、脾功能亢进和毛细血管脆性增加导致的凝血障碍有关。患者常出现不同程度的贫血，贫血症状与营养不良、肠道吸收障碍、消化道慢性失血及脾功能亢进有关。

4）内分泌失调：由于肝功能减退，对雌激素、醛固酮和抗利尿激素的灭活减少，患者体内的雌激素和醛固酮、抗利尿激素的水平增高。雌激素水平的增高可通过负反馈作用，致雄激素和肾上腺糖皮质激素分泌减少。可出现下述症状或体征：①肝掌和蜘蛛痣。②男性患者有性欲减退、睾丸萎缩、乳房发育和女性阴毛分布等；女性出现月经失调、停经、不孕和乳房萎缩等，发生原因与雌、雄激素比例失调有关。③糖耐量降低及糖尿病症状，发生原因与肝及外周靶细胞发生胰岛素抵抗有关。④水肿及腹腔积液，由于体内醛固酮、抗利尿激素的增多引起。⑤皮肤色素沉着，好发于颜面部及其他暴露部位，与肾上腺皮质激素减少有关。

（2）门静脉高压的表现

1）侧支循环的建立与开放：门静脉高压时，来自消化器官和脾脏的回心血受阻，使门、腔静脉交通支扩张、血流量增加，建立起侧支循环。临床上重要的侧支循环有：①食管下段和胃底静脉曲张；②腹壁静脉曲张；③痔静脉曲张，痔核形成。

2）脾大：门静脉高压可致脾脏瘀血性肿大，多为轻、中度肿大，部分可达脐下。后期可出现脾功能亢进，表现为红细胞、白细胞和血小板均减少。

3）腹腔积液：是失代偿期最显著的表现。腹腔积液出现前，患者常有腹胀，以进餐后明显。

大量腹腔积液时，患者腹部膨隆，皮肤紧绷发亮，并因膈肌上移，出现呼吸困难、心悸。部分患者可出现胸水。腹腔积液形成的主要因素有：①门静脉高压。其一可导致腹腔脏器毛细血管床静水压增高，组织间液回流减少而漏入腹腔；其二导致肝静脉回流受阻，使肝淋巴液生成增多，超过胸导管引流的能力而渗入腹腔。②低蛋白血症。使血浆胶体渗透压降低，血管内液外渗至组织间隙。③内分泌失调所致的抗利尿激素增多引起钠水潴留。④有效循环量不足导致肾血流量减少，肾小球滤过率降低，排钠和排尿量减少。

（3）肝脏情况：早期肝大，表面尚平滑，质中等度硬；晚期肝脏缩小，可呈结节状，表面不光滑，质地坚硬，一般无压痛。但当肝细胞进行性坏死或并发炎症时可有压痛、叩击痛。

（4）并发症

1）上消化道出血：上消化道出血为最常见的并发症。多由于食管下段与胃底静脉曲张破裂导致，引起突然大量呕血、伴黑便，常导致出血性休克或诱发肝性脑病，病死率高。部分出血为并发急性胃黏膜糜烂或消化性溃疡导致。

2）感染：因门腔静脉侧支循环开放以及低蛋白血症和白细胞减少导致的机体抵抗力下降，增加了细菌入侵繁殖的机会，常并发感染，如肺炎、胆道感染、大肠杆菌性败血症、自发性腹膜炎等。

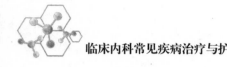

3）肝性脑病：这是晚期肝硬化最严重的并发症和最常见的死亡原因。

4）原发性肝癌：原发性肝癌大部分在肝硬化基础上发生。患者短期内肝脏迅速增大、持续性肝区疼痛、腹腔积液多呈血性、不明原因的发热，应警惕癌变的可能，需做进一步检查。

5）肝肾综合征：由于大量腹腔积液致有效循环血量减少，肾血管收缩、肾血流量减少、肾小球滤过量下降引起。表现为少尿、无尿、稀释性低钠血症、低尿钠和氮质血症等，肾脏本身无器质性改变，故又称为功能性肾衰竭。上消化道出血、休克、大量的腹腔积液和强烈利尿、内毒素血症和电解质、酸碱平衡紊乱等与并发症的发生密切相关。

6）电解质和酸碱平衡紊乱。常见的有：①低钠血症：与长期摄入不足、长期利尿和大量放腹腔积液使钠丢失增多以及水钠潴留所致的稀释性低钠血症有关；②低钾低氯血症与代谢性碱中毒：与进食少、呕吐、腹泻、长期使用利尿剂或葡萄糖制剂、继发性醛固酮分泌增多等有关。

（三）辅助检查

1．实验室检查

（1）血、尿常规：失代偿期时可有不同程度贫血，脾功能亢进时全血细胞计数减少；尿内可有蛋白、红细胞；黄疸时尿中检测胆红素阳性，尿胆原增加。

（2）肝功能检查：代偿期肝功能正常或轻度异常，失代偿期则多有异常。重症患者血清胆红素增高，胆固醇脂低于正常。转氨酶轻、中度增高，以丙氨酸氨基转移酶（ALT）显著，肝细胞广泛大量坏死时则可能有天门冬氨酸氨基转移酶（AST）升高，AST 活力大于 ALT。血清总蛋白正常、降低或增高，血清白蛋白降低，球蛋白却增高，白蛋白/球蛋白（A/G）的比值降低或倒置。凝血酶原时间有不同程度的延长。在血清蛋白电泳中，白蛋白减少，γ 球蛋白增多。

（3）免疫功能检查：血清 IgG、IgA、IgM 增高，以 IgG 最显著；T 淋巴细胞数常低于正常；可出现抗核抗体、抗平滑肌抗体等非特异性自身抗体；病毒性肝炎患者的病毒标志物呈阳性反应。

（4）腹腔积液检查：一般应为漏出液，若患者发生癌变、自发性腹膜炎等并发症时，腹腔积液性质可发生改变。

2．影像检查。食管 X 线吞钡检查可见食管下段虫蚀样或蚯蚓样充盈缺损，胃底静脉曲张时可见菊花样充盈缺损。B 超、CT、核磁共振（MRI）检查可显示肝、脾形态改变，门静脉、脾静脉内径增宽及腹腔积液征象。

3．内镜检查。上消化道内镜可观察食管、胃底静脉有无曲张及其程度和范围，明确上消化出血的原因和部位，还可同时进行止血治疗；腹腔镜检查可直接观察肝脾情况。

4.肝组织病理学检查。若见假小叶形成，可确诊为肝硬化。

（四）心理－社会状况

肝硬化为慢性疾病，随着病情发展加重，患者逐渐丧失工作能力，长期治疗影响家庭生活，经济负担沉重，均可使患者及其照顾者出现各种心理问题和应对行为的不足。评估时应注意患者的心理状态，有无个性、行为的改变，有无焦虑、抑郁、易怒、悲观等情绪。并发肝性脑病时，患者可出现嗜睡、兴奋、昼夜颠倒等神经精神症状，应注意鉴别。评估患者及其家属对疾病的认识程度及态度、家庭经济情况。

五、护理诊断

（一）活动无耐力

与肝功能减退、大量腹腔积液有关。

（二）营养失调

低于机体需要量与肝功能减退、门静脉高压引起食欲减退、消化和吸收障碍有关。

（三）体液过多

与肝功能减退、门静脉高压引起钠水潴留有关。

（四）焦虑

与担心疾病预后、经济负担等有关。

（五）有皮肤完整性受损的危险

与营养不良、水肿、皮肤瘙痒、长期卧床有关。

（六）潜在并发症

上消化道出血、肝性脑病、感染、肝肾综合征。

六、护理目标

（1）能遵循休息和活动计划，活动耐力有所增加。

（2）患者能描述营养不良的原因，遵循饮食计划，保证各种营养物质的摄入。

（3）腹腔积液和水肿有所减轻，身体舒适度增加。

（4）焦虑、恐惧情绪得到缓解。

（5）无皮肤破损或感染，瘙痒等不适感减轻或消失。

（6）无并发症发生。

七、护理措施

（一）一般护理

1. 休息与活动。肝功能代偿期患者可参加轻体力工作，减少活动量；肝功能失代偿期或有并发症者，须卧床休息，病室环境要安静、舒适；大量腹腔积液患者可采取半卧位、坐位或取其自觉舒适的体位，使膈肌下降，以利于减轻呼吸困难；肢体水肿者，可抬高下肢，以利于静脉回流，减轻水肿。并告知患者休息有利于保证肝、肾血流量，避免加重肝脏负担，促进肝功能的恢复；卧床休息时使用床栏，防止坠床。

2. 饮食护理。既保证饮食中的营养供给又必须遵守必要的饮食限制，是改善肝功能、延缓肝硬化病情进展的基本措施。以高热量、高蛋白质、高维生素、易消化的食物为原则，少食多餐，并根据病情变化及时调整。严禁饮酒，避免进食刺激性强，粗纤维多和较硬的食物。

3. 皮肤护理

（1）选择宽松合适、柔软舒适的衣裤，以免衣物过紧影响肢体血液循环。

（2）协助患者勤修剪指甲，告知勿搔抓皮肤以免破损感染。

（3）每日温水擦身，动作宜轻柔，避免用力擦拭致破损或皮下出血，尤其是水肿部位。指导患者避免使用碱性香皂与沐浴液，并使用性质温和的护肤乳液，以减轻皮肤干燥及瘙痒症状。

（4）长期卧床患者协助床上翻身，预防压疮的发生。

（5）阴囊水肿明显时，可使用软垫或托带托起阴囊，以利于水肿消退和防止摩擦破损。

（二）病情观察

观察腹腔积液和皮下水肿的消长情况，准确记录出入液量，测量腹围及体重，在患者有进食量不足、呕吐、腹泻时，或遵医嘱使用利尿剂及放腹腔积液后更应加强观察。监测血常规、大便隐血、肝功能、电解质及血氨等的变化，尤其在使用利尿剂、抽腹腔积液后和出现吐泻时应密切观察电解质的改变，防止肝性脑病、功能性肾衰竭的发生。

（三）对症护理

上消化道出血护理。

（四）药物护理

使用利尿剂时应注意监测神志、体重、尿量及电解质，利尿治疗以每天减轻体重不超过 0.5kg 为宜，以免诱发肝性脑病、肝肾综合征；使用排钾利尿剂者应注意补钾；观察腹腔积液，渐消退者可将利尿剂逐渐减量。

（五）心理护理

护士应加强与患者的沟通，鼓励患者说出其内心的感受和忧虑，与患者一起讨论可能面对的问题，在精神上给予患者安慰和支持；指导患者家属在情感上关心支持患者，减轻患者精神压力；对表现出严重焦虑和抑郁的患者，应加强巡视并及时干预，以免发生意外。

（六）健康教育

1. 疾病知识指导。向患者讲解与肝硬化预后的相关知识，使之掌握自我护理的方法，学会自我观察病情变化，要求患者及其家属掌握各种并发症的诱因及其主要表现，出现异常及时就诊。

2. 生活指导。指导患者合理安排生活起居，注意休息，生活规律，保证充足的休息与睡眠，保持平和心情，防止郁怒伤肝。失代偿期更应多卧床休息，避免疲劳；指导患者学会自我观察大小便的色、质、量，学会自测并动态地观察体重、腹围、尿量；保持大便通畅，切忌怒责；便秘时可按医嘱服用乳果糖等调节排便；指导患者学会自我调摄，防止上呼吸道、胃肠道、皮肤等各类感染。

3. 用药指导。指导患者了解常用的对肝脏有毒的药物，用药应遵医嘱，不能随意服用或更改剂量，以免加重肝脏损害，避免使用镇静安眠药。

八、护理评价

（1）能否按计划进行活动和休息，活动耐力是否增加。

（2）患者能否选择符合饮食计划的食物，保证营养的摄入。

（3）腹腔积液和水肿引起的不适是否减轻。

（4）情绪是否稳定，紧张、恐惧感有无消失。

（5）皮肤有无破损及感染，瘙痒症状是否减轻。

（6）是否有并发症发生。

第三章　呼吸内科常见疾病治疗与护理

第一节　呼吸系统常见症状及体征

一、概述

（一）呼吸系统的组成

呼吸系统由呼吸道、肺和胸膜组成，是人体重要的器官之一。

1.呼吸道。呼吸道以环状软骨为界，分为上、下呼吸道，是气体进出肺的通道，是维持呼吸功能的必要条件。上呼吸道由鼻、咽、喉组成。下呼吸道由气管、支气管组成。气管在隆突处（位于胸骨角）分为左、右两主支气管，右主支气管较左主支气管粗、短而陡直，左主支气管相对较细长且趋于水平。异物吸入更易进入右肺。

2.肺和胸膜

（1）肺：位于胸腔内纵隔的两侧，左、右各一，是进行气体交换的器官。

（2）胸膜：分为脏层、壁层，构成潜在的密闭腔隙，称为胸膜腔。正常胸膜腔内为负压，腔内仅有少量浆液起润滑作用。当有大量积液时，形成胸腔积液。又因壁层胸膜有感觉神经分布，病变累及胸膜时可引起胸痛，严重者可影响呼吸运动。

（二）呼吸系统的生理功能

1.肺的呼吸功能。肺具有通气与换气功能。肺有双重血液供应，即肺循环和支气管循环。

2.呼吸系统的防御、免疫功能。呼吸系统具有防止有害物质入侵的防御功能。通过上呼吸道的加温、湿化和过滤作用，调节和净化吸入的空气；呼吸道黏膜和黏液纤毛运载系统，参与净化空气和清除异物；咳嗽反射、喷嚏和支气管收缩等反射性防御功能可避免吸入异物；肺泡巨噬细胞为主的防御力量，对各种吸入性尘粒、微生物等有吞噬或中和解毒作用。

呼吸系统直接与外界相通，容易受大气污染及各种理化因子、生物因子、吸烟、人口老龄化等因素的影响，使呼吸系统疾病的发生率极高，成为临床上的常见病和多发病。

呼吸系统疾病有慢性病和急性病，以慢性病多见。

二、呼吸系统常见症状和体征的护理

呼吸系统常见的症状和体征有咳嗽与咳痰、咯血、肺源性呼吸困难。

（一）咳嗽与咳痰

咳嗽是机体的一种保护性反射。当呼吸道受到任何刺激时，可引起咳嗽，起到保护的作用。但如果咳嗽过于频繁，影响到日常生活，就失去了保护作用。

咳嗽可伴有痰液，也可不伴有痰液。咳嗽伴有痰液称为湿性咳嗽，不伴有痰液称为干性咳嗽。

引起咳嗽咳痰的常见病因有：①呼吸道疾病。如气管炎、肺炎、肺结核、肺癌等，较常见。②胸膜疾病。各种胸膜炎、胸膜肿瘤或胸膜受到刺激可引起咳嗽，如胸膜炎、自发性气胸等。③心血管疾病。各种原因导致左心衰竭引起的肺瘀血、肺水肿，如二尖瓣狭窄导致左心衰；来自右心或通过体循环引起的肺栓塞，也可引起咳嗽。④中枢神经系统疾病。如脑炎、脑膜炎等刺激了咳嗽中枢，引起咳嗽。

1. 护理评估

（1）健康史：询问患者的年龄、性别，咳嗽的性质、程度和音色，发作的时间、急缓和规律，痰的性质和量，伴随症状，生活习惯和是否有过敏情况。了解患者有无吸烟史、家族史。

（2）身体状况：评估患者的精神状况、语言情况，有无急性病容，有无水肿，体态如何，有无呼吸频率和深度的改变，有无发绀和杵状指（趾），有无桶状胸，有无淋巴结肿大，气管是否居中，语颤是否改变，胸部叩诊音，有无干湿性啰音，有无异常呼吸音。

（3）辅助检查：评估痰液涂片或染色检查，血常规，痰培养或血培养及药物敏感试验，胸部 X 线检查，肺功能检查，超声心动图等相关检查。

（4）心理 - 社会状况：长期反复咳嗽患者，常常感到焦虑、抑郁，伴有呼吸困难的患者，尤其明显。频繁、剧烈的咳嗽咳痰患者，影响到夜间休息，引起患者疲乏、烦躁、失眠、注意力不集中等。肺结核等传染病，可通过呼吸道传染他人。

2. 护理诊断

（1）清理呼吸道无效：与呼吸道分泌物过多、痰液黏稠有关。

（2）有窒息的危险：与呼吸道分泌物增多、无力排痰、意识障碍等有关。

3. 护理目标

患者能进行有效咳嗽，能配合胸部叩击、震荡等方法排出痰液，能采用正确的引流体位，使痰液排出。

4. 护理措施

（1）一般护理

①休息与活动：注意保持室内空气清新，保持适当的温度（18～20℃）和湿度（50%～60%），避免到空气污染较严重的环境中去，注意保暖，避免受凉。

②饮食护理：给予高蛋白、高维生素、易消化饮食，可帮助患者提高抵抗力。在病情允许的情况下，要保证每日饮水量在 1.5L 以上，有利于稀释痰液，促进痰液排出。

（2）病情观察：密切观察患者咳嗽咳痰情况，观察患者有无力量将痰液咳出，记录痰液的量、颜色、性质；观察患者有无胸痛、咯血、发热等伴随症状；对意识障碍或无力咳嗽的患者，警惕窒息的危险。

（3）促进有效排痰

1）湿化呼吸道：适用于痰液黏稠不易咳出者。目前湿化气道多用雾化吸入的方法，常用的湿化剂有蒸馏水、生理盐水、低渗盐水等，也可在湿化剂中加入支气管扩张剂、抗生素、痰溶解剂等。一般雾化吸入的时间以 10～20min 为佳。

湿化气道时应注意：

①体位：雾化吸入时取坐位、半坐位或侧卧位，尽量避免仰卧位，必须仰卧位时需将床头抬高 30° 角。治疗前先将痰液咳出以免妨碍雾滴深入。治疗时患者需进行慢而深的吸气，吸气末稍停片刻，可使雾滴吸入更深。

②湿化温度和时间：控制湿化温度在 35～37℃，时间以 10～20min 为宜。

③观察：注意观察患者病情变化，如出现气促、咳嗽等症状，应立即停止雾化吸入，帮助患者翻身、拍背，及时排痰，待症状缓解后再考虑下一次雾化吸入治疗。

2）指导有效咳嗽：有效咳嗽能帮助患者排出气道内的分泌物，使呼吸道保持通畅。患者可采取坐位或立位，身体略前倾，缓慢深吸气后屏气几秒钟，然后用力咳嗽，咳嗽时收缩腹肌，或用手按压上腹部帮助咳嗽。咳嗽后，缩唇呼气，缓慢将余气排出。上述动作可重复 2～3 次。

3）胸部震荡和叩击：适用于久病体弱、长期卧床、无力排痰的患者。肺水肿、肋骨骨折、咯血、低血压的患者，禁做胸部叩击和胸部震荡。

①胸部震荡操作方法：首先确定需要引流的部位，操作者双手合掌重叠置于患者引流部位，肘部伸直，嘱患者做深而慢的呼吸，操作者手掌随患者深吸气胸廓抬

起，但不能离开胸壁，随患者呼气时加压并加以震荡 5 ~ 7 次，每一部位可重复 3 ~ 4 个呼吸周期。

②胸部叩击操作方法：操作者手指并拢、手掌弯成杯状，以手腕的力量叩击患者胸部，从下到上，从外到内，迅速而有节奏地进行叩击。叩击时鼓励患者咳嗽，帮助患者排出痰液。每侧肺叶反复叩击 1 ~ 3min。

③注意事项：胸部叩击时应注意避开乳房、心脏和骨性隆起；每次叩击和震荡操作时间以 5 ~ 15min 为宜；选择操作时间以餐间为宜，可选在餐后 2h 或餐前 30min 完成；操作时注意观察患者的反应，如出现不适，立即停止操作。操作后协助患者做好口腔护理，观察痰液颜色、量，伴随症状，监测肺部情况及生命体征等。

4）体位引流：又称为重力引流，是利用重力作用使呼吸道、支气管内的分泌物，通过改变患者的体位，排出体外的方法。适用于肺脓肿、支气管扩张等有大量痰液的患者。病灶在不同部位的患者，可采取不同的体位，以患处在高位、引流支气管开口向下为原则。引流前向患者说明体位引流的目的及操作过程，消除顾虑，取得合作。患者痰液黏稠者，在引流前可行痰液湿化的治疗，利于痰液排出。体位引流宜在餐前进行，每天 2 ~ 3 次，每次时间以 15 ~ 20min 为宜。引流中鼓励并指导患者进行有效咳嗽，可同时辅以胸部叩击，以提高引流效果。引流中密切观察患者的反应，如出现咯血、呼吸困难、头痛、心悸、发绀等不适，应立即停止引流。引流后，协助患者休息，给予漱口，并记录痰量和性质，查生命体征和肺部呼吸音及啰音变化。严重高血压、心功能不全、呼吸功能不全、近 1 ~ 2 周内有大量咯血史、年老体弱不能耐受的患者，禁用此方法。

5）机械吸痰：适用于痰液量多、黏稠，无力咳出、意识障碍的患者。可经患者的口、鼻、气管插管或气管切开处进行负压吸痰。

（4）药物护理：遵医嘱应用相关药物，交代患者用药注意事项，按时按量服用药物，不能随意变更剂量或药物，掌握药物的不良反应和疗效。

（5）心理护理：向患者解释病情，了解咳嗽咳痰的相关知识，增强战胜疾病的信心，避免焦虑等不良情绪。教会患者进行有效咳嗽，掌握雾化吸入、体位引流等操作技巧。了解患者社会支撑方面情况，教育家属给患者以心理支持。鼓励患者从事力所能及的劳动，积极参与到社会各种活动之中。

5. 护理评价

患者情绪平稳，能进行有效咳嗽，掌握胸部叩击、胸部震荡等操作技巧，保持呼吸道通畅，生命体征平稳，无窒息征象。

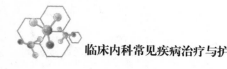

（二）咯血

咯血是指喉及喉以下的呼吸道任何部位出血经口咯出者，称为咯血。小量咯血可与痰混合在一起，大量咯血，可阻塞呼吸道，导致窒息。

1. 护理评估

（1）健康史：询问患者既往曾患有什么疾病，有无支气管扩张、肺脓肿、肺结核等疾病，有无血小板减少、白血病等血液系统疾病，有无心衰等疾病。了解患者咯血的诱因、发病经过，有无发热、胸痛、发绀、皮肤黏膜出血、黄疸等伴随症状。

（2）身体状况：观察患者的生命体征、面色和神志。询问患者的年龄、生活习惯，评估全身状况、体重情况。评估患者咯血量：24h咯血量在100mL以内者为小量咯血；24h咯血量100 ~ 500mL为中量咯血；24h咯血量达500mL以上，或一次咯血量超过300mL，或不论咯血量多少，只要出现窒息表现者，均为大量咯血。

评估患者是否有窒息的情况，如出现下列情况，考虑出现窒息：呼吸极度困难，喘憋，表情恐怖，张口瞪目，双手乱抓，大汗淋漓，口唇、指端发绀，意识障碍等。

（3）辅助检查：X线胸片、CT检查、动脉血气分析、支气管镜、血常规等帮助判断病情的项目。

（4）心理 - 社会状况：评估患者咯血时的情绪是否平稳，对疾病持有何种心态，家属对患者病情的看法，给予患者的心理支持程度如何。

2. 护理诊断

有窒息的危险，与大咯血时血液不能及时排出有关。

3. 护理目标

患者了解病情，正确看待咯血，情绪平稳，正确熟练应对咯血情况，减少咯血次数和咯血量，无窒息发生。

4. 护理措施

（1）一般护理：①休息与活动。咯血频繁发生时，应减少活动量，小量咯血，卧床休息；大量咯血，绝对卧床休息，并保持病室安静，避免不必要的搬动。协助患者采取正确体位，当平卧位出现咯血时，头应偏向一侧，让血液及时咯出。若出现窒息征象，应立即采取头低脚高位，并轻叩患者背部，帮助患者咳出血块，必要时行气管插管或气管切开的准备。②饮食护理。大量咯血患者可暂禁食，小量咯血患者在咯血停止后可进食温或凉流质饮食。多食含纤维素的食物，以便保持大便通畅，防止再次出血。

（2）病情观察：监测生命体征，观察咯血情况，观察咯血的颜色、量、出血速度，观察患者的意识状态。密切观察患者有无窒息的发生，有无胸闷、面色苍白、冷汗淋漓、唇甲发绀、烦躁不安，如出现上述症状，多为窒息先兆，需立即备好吸引器、气管插管等急救物品，以便及时抢救。

（3）抢救配合：当患者发生窒息时，应立即使患者保持头低脚高位，并同时轻拍背部，以便让患者轻轻把血液咯出。如患者不能缓解，应尽快用吸引器吸出血液，如仍不能缓解，给予气管插管，必要时给予气管切开。当血块清除后，患者常能恢复自主呼吸，如仍旧未能恢复，可进行人工呼吸，给高流量吸氧或遵医嘱应用呼吸中枢兴奋剂，同时密切监测病情变化。

（4）用药护理：大咯血使用垂体后叶素时，控制滴速，高血压、冠状动脉粥样硬化性心脏病、妊娠和心力衰竭的患者禁用。使用过程中应密切观察有无恶心、便意、心悸、面色苍白等不良反应。

（5）心理护理：针对患者和其家属讲解病情，安慰和鼓励患者保持愉悦心情，减轻患者恐惧心理，鼓励患者将血液轻轻咯出。必要时可遵医嘱给予镇静剂。当面部有血迹时，应及时清洗干净。

5. 护理评价。患者咯血次数、量得到有效控制或咯血停止，能掌握咯血时的应对措施，无窒息发生。

（三）肺源性呼吸困难

呼吸困难是指患者主观上感觉空气不足，呼吸费力，客观上表现为用力呼吸，张口抬肩，严重者出现鼻翼翕动，端坐呼吸，唇甲发绀，辅助呼吸肌参与呼吸运动，表现为呼吸运动频率、节律和幅度改变。肺源性呼吸困难是指各种原因导致的通气或换气障碍引起的缺氧和二氧化碳或潴留。临床根据症状又可分为吸气性呼吸困难、呼气性呼吸困难和混合性呼吸困难。

1. 护理评估

（1）健康史：询问患者呼吸困难发生的时间，缓急，是渐进的还是突发的，伴随症状。询问患者的年龄、性别、职业，呼吸困难与体位运动的关系，加重缓解的因素，诱因。询问患有何种疾病，是否抽烟等。

（2）身体状况：监测神志是否有改变，有无烦躁不安、谵妄、昏迷等改变，观察有无鼻翼翕动、端坐呼吸、张口呼吸的表现，观察有无三凹征，观察有无呼气延长、哮鸣音，观察异常呼吸音。

（3）辅助检查：通过血气分析判断患者是否出现呼吸衰竭，是哪一种类型的呼吸衰竭。评估胸片、CT 片对病情影响程度，评估痰液检查、痰培养药敏试验。通过肺功能检查判断患者肺功能情况。

（4）心理 - 社会状况：评估患者对自己病情的认知程度，评估呼吸困难对患者的生活影响，患者的情绪、心理状态，家属对患者心理支撑程度。

2.护理诊断

（1）气体交换受损：与呼吸道痉挛、呼吸面积减少、换气功能障碍有关。

（2）活动无耐力：与日常活动时供氧不足、疲乏无力有关。

3.护理目标。患者了解病情，正确看待疾病，保持乐观心情，能制订并执行正确的作息计划，呼吸困难减轻，逐渐提高活动耐力。

4.护理措施

（1）一般护理

1）休息与活动：可采取半卧位或坐位，有利于呼吸运动，必要时可在床上置一小桌，方便患者伏案休息。身体允许情况下，可合理安排运动，如步行、慢跑、打太极拳等。环境要安静舒适，保持空气清新，房间内不能摆放花等物品。前往人多之处，可戴口罩进行防护。

2）饮食护理：保证每日摄入足够的热量，宜进食高维生素、易消化食物。避免进食刺激性食物、易产气饮食（如土豆、蚕豆等），防止腹胀影响呼吸，保持大便通畅。

（2）病情观察

监测呼吸、脉搏、血压、体温，观察患者呼吸形式是否发生改变，观察患者面色、指甲和口唇颜色，判断是否出现缺氧以及缺氧程度，观察患者有无湿啰音、有无心衰等症状，观察患者呼吸频率、节律是否有改变。监测动脉血气分析。

（3）对症护理

1）呼吸训练：帮助患者制订合理有效的呼吸训练计划，指导并教会患者做缓慢呼吸、腹式呼吸、缩唇呼吸等，以便逐渐提高患者呼吸功能。

2）氧疗：合理氧疗是缓解患者呼吸困难的有效方法之一。给氧的方式有鼻导管给氧、鼻塞、面罩、气管内和呼吸机给氧。如有呼吸衰竭，Ⅰ型呼衰给予高浓度（＞35%）给氧，Ⅱ型呼衰给予低浓度（＜35%）、低流量（1～2L/min）持续给氧。氧疗过程中，应观察患者反应，同时监测动脉血气分析结果，调整吸氧浓度和流量；注意保持吸入氧气需湿化，以免干燥的氧气对呼吸道刺激及气道黏液栓形成；氧疗器械需定期及时消毒更换，防止感染。

3）保持呼吸道通畅：呼吸道分泌物较多时，患者能自行咳嗽者，鼓励患者咳嗽，以便使痰液咳出；如患者不能进行有效咳嗽，痰液阻塞气道，应进行吸痰；如患者仍呼吸困难，呼吸道不通畅，可行气管插管，必要时可行气管切开，给予呼吸机，保证患者呼吸道通畅。

4）用药护理：遵医嘱给予支气管扩张剂、抗菌药物、呼吸兴奋剂等时，注意观察药物的疗效和不良反应。

5）心理护理：耐心倾听患者陈述，并表示理解，并适当给予安慰。鼓励患者保持乐观心态，解释病情，熟悉加重病情的因素，能主动避免。当患者因极度呼吸困难引起烦躁不安、恐惧、濒死感时，在及时处理的同时给予安慰，使患者保持安静。

5. 护理评价

患者呼吸频率、节律和幅度趋于正常，呼吸平稳，睡眠质量较前提高，精神状态较好，能参与日常各种生活活动，活动耐力有所提高。

第二节　支气管哮喘

支气管哮喘简称哮喘，是由多种细胞（如嗜酸性粒细胞、肥大细胞、T 细胞、中性粒细胞、平滑肌细胞、气道上皮细胞等）和细胞组分参与的气道慢性炎症性疾病。主要特征包括气道慢性炎症，气道对多种刺激因素呈现的高反应性，广泛多变的可逆性气流受限及随病程延长而导致的一系列气道结构的改变，即气道重构。临床表现为反复发作的喘息、气急、胸闷或咳嗽等症状，常在夜间及凌晨发作或加重，多数患者可自行缓解或经治疗后缓解。根据《全球哮喘防治指南》提供的资料，经过长期规范化治疗和管理，80% 以上的患者可以达到哮喘的临床控制。

一、临床表现

几乎所有的支气管哮喘患者都有长期性和反复发作性的特点，哮喘的发作与季节、周围环境、饮食、职业、精神心理因素、运动和服用某种药物有密切关系。

（一）主要临床表现

1. 前驱症状。在变应原引起的急性哮喘发作前往往有打喷嚏、流鼻涕、眼痒、流泪、干咳或胸闷等前驱症状。

2. 喘息和呼吸困难。喘息和呼吸困难是哮喘的典型症状，喘息的发作往往较突然。呼吸困难呈呼气性，表现为吸气时间短，呼气时间长，患者感到呼气费力，但有些患者感到呼气和吸气都费力。

当呼吸肌收缩克服气道狭窄产生的过高支气管阻力负荷时，患者即可感到呼吸困难。一般来说，呼吸困难的严重程度和气道阻力增高的程度呈正比。但有 15% 的

患者当 FEV_1 降到正常值的 50% 时仍然察觉不到气流受限，表明这部分患者产生了颈动脉窦的适应，即对持续的刺激反应性降低。这说明单纯依靠症状的严重程度来评估病情有低估的危险，需要结合其他的客观检查手段来正确评价哮喘病情的严重程度。

3.咳嗽、咳痰。咳嗽是哮喘的常见症状，由于气道的炎症和支气管痉挛引起。干咳常是哮喘的前兆，哮喘发作时，咳嗽、咳痰症状反而减轻，以喘息为主。哮喘发作接近尾声时，支气管痉挛和气道狭窄减轻，大量气道分泌物需要排出时，咳嗽、咳痰可能加重，咳出大量的粉红色泡沫痰。有一部分哮喘患者，以刺激性干咳为主要表现，无明显的喘息症状，这部分哮喘称为咳嗽变异性哮喘（CVA）。

4.胸闷和胸痛。哮喘发作时，患者可有胸闷和胸部发紧的感觉。如果哮喘发作较重，可能与呼吸肌过度疲劳和拉伤有关。突发的胸痛要考虑自发性气胸的可能。

5.体征。哮喘的体征与哮喘的发作密切相关，在哮喘缓解期可无任何阳性体征。在哮喘发作期，根据病情严重程度的不同可有不同的体征。哮喘发作时支气管和细支气管进行性的气流受限可引起肺部动力学、气体交换和心血管系统一系列的变化。为了维持气道的正常功能，肺出现膨胀，伴有残气容积和肺总量的明显增加。由于肺的过度膨胀使肺内压力增加，产生胸腔内负压所需要的呼吸肌收缩力也明显增加。呼吸肌负荷增加的体征是呼吸困难、呼吸加快和辅助呼吸肌运动。在呼气时，肺弹性回缩压降低和气道炎症可引起显著的气道狭窄，在临床上可观察到喘息、呼气延长和呼气流速减慢。这些临床表现一般和第 1s 用力呼气容积（FEV_1）和呼气高峰流量（PEF）的降低相关。由于哮喘患者气流受限并不均匀，通气的分布也不均匀，可引起肺通气/血流比值的失调，发生低氧血症，出现发绀等缺氧表现。在吸气期间肺过度膨胀和胸腔负压的增加对心血管系统有很大的影响。右心室受胸腔负压的牵拉使静脉回流增加，可引起肺动脉高压和室间隔的偏移。在这种情况下，受压的左心室需要将血液从负压明显增高的胸腔射到体循环，产生吸气期间的收缩压下降，称为奇脉。

（1）一般体征：哮喘患者在发作时，精神一般比较紧张，呼吸加快、端坐呼吸，严重时可出现口唇和指（趾）发绀。

（2）呼气延长和双肺哮鸣音：在胸部听诊时可听到呼气时间延长而吸气时间缩短，伴有双肺如笛声的高音调，称为哮鸣音。这是小气道梗阻的特征。两肺满布的哮鸣音在呼气时较明显，称呼气性哮鸣音。很多哮喘患者在吸气和呼气都可闻及哮鸣音。单侧哮鸣音突然消失要考虑发生自发性气胸的可能。在哮喘严重发作，支气管发生极度狭窄，出现呼吸肌疲劳时，喘鸣音反而消失，称为寂静肺，是病情危重的表现。

（3）肺过度膨胀体征：即肺气肿体征。表现为胸腔的前后径扩大，肋间隙增宽，叩诊呈过清音，肺肝浊音界下降，心浊音界缩小。长期哮喘的患者可有桶状胸，儿童可有鸡胸。

（4）奇脉：重症哮喘患者发生奇脉是吸气期间收缩压下降幅度（一般不超过1.33kPa 即 10mmHg）增大的结果。这种吸气期收缩压下降的程度和气流受限的程度相关，它反应呼吸肌对胸腔压波动的影响的程度明显增加。呼吸肌疲劳的患者不再产生较大的胸腔压波动，奇脉消失。严重的奇脉 ≥ 3.33kPa（即 25mmHg）是重症哮喘的可靠指征。

（5）呼吸肌疲劳的表现：表现为呼吸肌的动用，肋间肌和胸锁乳突肌的收缩，还表现为反常呼吸，即吸气时下胸壁和腹壁向内收。

（6）重症哮喘的体征：随着气流受限的加重，患者呼吸变得更窘迫，说话不连贯，皮肤潮湿，呼吸和心率增加，并出现奇脉和呼吸肌疲劳表现。呼吸频率 ≥ 25 次 / 分，心率 ≥ 110 次 / 分，奇脉 ≥ 25mmHg 是重症哮喘的指征。患者垂危状态时可出现寂静肺或呼吸乏力、发绀、心动过缓、意识恍惚或昏迷等表现。

（二）重症哮喘的表现

1. 哮喘持续状态。哮喘持续状态指哮喘严重发作并持续 24h 以上，通常被称为"哮喘持续状态"。这是指发作的情况而言，并不代表该患者的基本病情，但这种情况往往发生于重症的哮喘患者，而且与预后有关，是哮喘本身的一种最常见的急症。许多危重哮喘病例的病情常常在一段时间内逐渐加剧，所有重症哮喘患者在某种因素的激发下都有随时发生严重致命性急性发作的可能，而无特定的时间因素。其中一部分患者可能在哮喘急性发作过程中，虽经一段时间的治疗，但病情仍然逐渐加重。

2. 哮喘猝死。有一部分哮喘患者在经过一段相对缓解的时期后，突然出现严重急性发作，如果救治不及时，可在数分钟到数小时内死亡，称为哮喘猝死。哮喘猝死的定义为：哮喘突然急性严重发作，患者在 2h 内死亡。哮喘猝死的原因可能与哮喘突然发作或加重，引起严重气流受限或其他心肺并发症导致心跳和呼吸骤停有关。

3. 潜在性致死性哮喘。包括以下几种情况：

（1）长期口服糖皮质激素类药物治疗。

（2）以往曾因严重哮喘发作住院抢救治疗。

（3）曾因哮喘严重发作而行气管切开、机械通气治疗。

（4）既往曾有气胸或纵隔气肿病史。

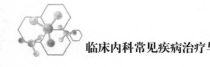

（5）本次发病过程中需不断超常规剂量使用支气管扩张药，但效果不明显。

在哮喘发作过程中，还有一些征象值需高度警惕，如喘息症状频发，持续甚至迅速加重，气促（呼吸频率＞30次/分），心率超过140次/分，体力活动和言语受限，夜间呼吸困难显著，取前倾位，极度焦虑、烦躁、大汗淋漓，甚至出现嗜睡和意识障碍，口唇、指甲发绀等。患者的肺部一般可以听到广泛哮鸣音，但若哮鸣音减弱，甚至消失，而全身情况不见好转，呼吸浅快，甚至神志淡漠和嗜睡，则意味着病情危重，随时可能发生心跳和呼吸骤停。此时的血气分析对病情和预后判断有重要参考价值。若动脉血氧分压（PaO_2）＜ 8.0kPa（60mmHg）和（或）动脉二氧化碳分压（$PaCO_2$）＞ 6.0kPa（45mmHg），动脉血氧饱和度（SaO_2）＜ 90%，pH＜7.35，则意味患者处于危险状态，应加强监护和治疗。

4. 脆性哮喘（BA）。正常人的支气管舒缩状态呈现轻度生理性波动，第1s用力呼气容积（FEV_1）和高峰呼气流量（PEF）在晨间降至最低（波谷），午后达最大值（波峰）。哮喘患者这种变化尤其明显。有一类哮喘患者 FEV_1 和 PEF 在治疗前后或一段时间内大幅度地波动，称为"脆性哮喘"。Ayres 在综合各种观点的基础上提出 BA 的定义和分型如下。

（1）Ⅰ型 BA：尽管采取了正规、有力的治疗措施，包括吸入糖皮质激素（如吸入二丙酸倍氯米松 1500μg/d 以上），或口服相当剂量糖皮质激素，同时联合吸入支气管舒张药，连续观察至少 150d，半数以上观察日的 PEF 变异率＞40%。

（2）Ⅱ型 BA：在基础肺功能正常或良好控制的背景下，无明显诱因突然急性发作的支气管痉挛，3h 内哮喘严重发作伴高碳酸血症，可危及生命，常需机械通气治疗。月经期前发作的哮喘往往属于此类。

（三）特殊类型的哮喘

1. 运动诱发性哮喘（EIA）。运动诱发性哮喘也称为运动性哮喘，是指达到一定的运动量后，出现支气管痉挛而产生的哮喘。其发作大多是急性的、短暂的，而且大多能自行缓解。运动性哮喘并非说明运动即可引起哮喘，实际上短暂的运动可兴奋呼吸，使支气管有短暂的舒张，其后随着运动时间的延长，强度增加，支气管发生收缩。运动性哮喘特点为：

（1）发病均发生在运动后。

（2）有明显的自限性，发作后经一定时间的休息后即可逐渐恢复正常。

（3）一般无过敏性因素参与，特异性过敏原皮试阴性，血清 IgE 水平不高。

但有些学者认为，运动性哮喘常与过敏性哮喘共存，说明两者之间存在一些联系。临床上可进行运动诱发性试验来判断是否存在运动性哮喘。如果运动后 FEV_1 下降 20%～40%，即可诊断为轻度运动性哮喘；FEV_1 下降 40%～65%，即可诊断为中度运动性哮喘；FEV_1 下降 65% 以上可诊断为重度运动性哮喘。有严重心肺或其他影响运动疾病的患者不宜进行运动诱发性试验。

2. 药物性哮喘。由于使用某种药物导致的哮喘发作。常见的可能引起哮喘发作的药物有阿司匹林、β 受体阻滞药、血管紧张素转换酶抑制药（ACEI）、局部麻醉药、添加剂（如酒石黄）、医用气雾剂中的杀菌复合物等。个别患者吸入支气管舒张药时，偶尔也可引起支气管收缩，可能与其中的氟利昂或表面活性剂有关。免疫血清、含碘造影剂也可引起哮喘发作。这些药物通常是以抗原、半抗原或佐剂的形式参与机体的变态反应过程，但并非所有的药物性哮喘都是机体直接对药物产生过敏反应引起。如 β 受体阻滞药，它是通过阻断 β 受体，使 $β_2$ 受体激动药不能在支气管平滑肌的效应器上起作用，从而导致支气管痉挛。

阿司匹林是诱发药物性哮喘最常见的药物，某些患者可在服用阿司匹林或其他非类固醇消炎药数分钟或数小时内发生剧烈支气管痉挛。此类哮喘多发生于中年人，在临床上可分为药物作用相和非药物作用相。药物作用相指服用阿司匹林等解热镇痛药后引起哮喘持续发作的一段时间，潜伏期可为 5min 至 2h，患者的症状一般很重，常见明显的呼吸困难和发绀，甚至意识丧失，血压下降，休克等。药物作用相的持续时间不等，从 2～3h 至 1～2 天。非药物作用相阿司匹林性哮喘指药物作用时间之外的时间，患者可因各种不同的原因发作哮喘。阿司匹林性哮喘的发病可能与其抑制呼吸道花生四烯酸的环氧酶途径，使花生四烯酸的脂氧酶代谢途径增强，产生过多的白三烯有关。白三烯具有很强的支气管平滑肌收缩能力。近年来研制的白三烯受体拮抗药，如扎鲁可特和孟鲁可特可以很好地抑制口服阿司匹林导致的哮喘发作。

3. 职业性哮喘。从广义上讲，凡是由职业性致喘物引起的哮喘统称为"职业性哮喘"。但从职业病学的角度，职业性哮喘应该有严格的定义和范围。我国在 20 世纪 80 年代末制定了职业性哮喘诊断标准，致喘物为：异氰酸酯类、苯酐类、多胺类固化剂、钾复合盐、剑麻和青霉素。职业性哮喘的发生率往往与工业的发展水平有关，发达的工业国家，职业性哮喘的发病率较高，美国的职业性哮喘的发病率估计为 15% 左右。职业性哮喘的病史有如下特点：

（1）有明确的职业史，本病只限于与致喘物直接接触的劳动者。

（2）既往（从事该职业前）无哮喘史。

（3）自开始从事该职业至哮喘首次发作的"潜伏期"最少半年以上。

（4）哮喘发作与致喘物的接触关系非常密切，接触则发病，脱离则缓解。

还有一些患者在吸入氯气、二氧化硫等刺激性气体时，出现急性刺激性干咳症状、咳黏痰、气急等症状，称为反应性气道功能不全综合征，可持续 3 个月以上。

二、诊断

（一）诊断

（1）反复发作喘息、气急、胸闷或咳嗽，多与接触变应原、冷空气、物理、化学性刺激，以及病毒性上呼吸道感染、运动等有关。

（2）发作时双肺可闻及散在或弥散性、以呼气相为主的哮鸣音，呼气相延长。

（3）上述症状和体征经治疗可缓解或自行缓解。

（4）其他疾病所引起的喘息、气急、胸闷和咳嗽。

（5）临床表现不典型者（如无明显喘息或体征），应至少具备以下 1 项肺功能试验阳性：

1）支气管激发试验或运动激发试验阳性。

2）支气管舒张试验阳性 FEV_1 增加 ≥ 12%，且 FEV_1 增加绝对值 > 200mL；

3）呼气流量峰值（PEF）日内（或 2 周）变异率为 20%。

符合第（1）~第（2）条或第（4）、第（5）条者，可诊断为哮喘。

（二）支气管哮喘的分期

根据临床表现哮喘可分为急性发作期、慢性持续期和临床缓解期。慢性持续期是指每周均不同频度和（或）不同程度地出现症状（喘息、气急、胸闷、咳嗽等）；临床缓解期系指经过治疗或未经治疗症状、体征消失，肺功能恢复到急性发作前水平，并维持 3 个月以上。

（三）支气管哮喘的分级

1.根据病情严重程度分级。适用于治疗前或初始治疗时严重程度的判断，具体分级详见表 3-1。

表3-1 哮喘病情严重程度分级临床特点

临床特点	分 级
间歇状态（第1级）	症状＜1周1次短暂出现夜间哮喘症状≤每个月2次FEV_1≥80%预计值或PEF≥80%个人最佳值，PEF或FEV_1变异率＜20%
轻度持续（第2级）	症状≥1周1次，但＜1日1次可能影响活动和睡眠夜间哮喘症状＞每个月2次，但＜1周1次FEV_1≥80%预计值或PEF≥80%个人最佳值，PEF或FEV_1变异率为20%~30%

临床特点	分　级
中度持续（第3级）	每日有症状影响活动和睡眠夜间哮喘症状≥1周1次FEV₁60%～79%预计值或PEF60%～79%个人最佳值，PEF或FEV₁变异率>30%
重度持续（第4级）	每日有症状频繁出现，经常出现夜间哮喘症状，体力活动受限，FEV₁<60%预计值或PEF<60%个人最佳值，PEF或FEV₁变异率>30%

2. 控制水平的分级。有助于指导临床治疗，更好地控制哮喘（表3-2）。

表3-2　治疗期间哮喘病情控制水平分级

	完全控制（满足以下所有条件）	郁分控制（在任何1周内出现以下1～2项特征）	未控制（在任何1周内）
白天症状	无（或≤2次1周）	>2次/周	出现>3项部分控制特征
活动受限	无	有	
夜间症状/憋醒	无	有	
需要使用急救药的次数	无（或≤2次1周）	>2次1周	
肺功能（PEF或FEV₁）	正常或≥正常预计值/本人最佳值的80%	<正常预计值（或本人最佳值）的80%	
急性发作	无	每年>1次	在任何1周内出现1次

3. 急性发作期的病情分级。急性发作期是指哮喘患者气促、咳嗽、胸闷等症状突然发生，或原有症状急剧加重，常有呼吸困难，以呼气流量降低为特征，常因接触变应原、刺激物或呼吸道感染诱发。其病情程度不一，病情加重，可在数小时或数天内出现，偶尔可在数分钟内危及生命，故应对病情做出正确评估，以便给予及时有效的紧急治疗。哮喘急性发作时严重程度的分级见表3-3。

表3-3　哮喘急性发作时病情严重程度的分级

临床特点	轻度	中度	中度	危重
气短	步行、上楼时	稍事活动	休息时	

临床特点	轻度	中度	中度	危重
体位	可平卧	喜坐位	端坐呼吸	
讲话方式	连续成句	单词	单字	不能讲话
精神状态	可有焦虑，尚安静	时有焦虑或烦躁	常有焦虑或烦躁	嗜睡或意识模糊
出汗	无	有	大汗淋漓	
呼吸频率	轻度增加	增加	常>30次/min	
辅助呼吸肌活动及三凹征	常有	可无	常有	胸腹矛盾运动
哮鸣音	散在，呼吸末期	响亮、弥散	响亮、弥散	减弱乃至无
奇脉	无	可有	常有	脉率变慢或不规则
深吸气时收缩压下降（mmHg）	<10	10~25	成人>25 儿童：20~40	无，提示呼吸肌疲劳
使用O$_2$激动剂后PEF预计值或个人最佳值%	大于80%	60%~80%	<60%或<100次/分或作用持续时间<2h	
PaO$_2$（吸空气）（mmHg）	正常	≥60	<60	
PaO$_2$（mmHg）	<45	≤45	>45	
SeO$_2$（吸空气，%）	>95	91~95	≤90	
pH	正常	正常或升高	降低	降低

注：只要符合某一严重程度的某些指标，而不需满足全部指标，即可提示为该级别的急性发作；1mmHg=0.098kPa。

三、治疗

（一）脱离变应原

部分患者能找到引起哮喘发作的变应原或其他非特异刺激因素，应立即使患者脱离变应原的接触。

（二）药物治疗

治疗哮喘的药物可以分为控制药物和缓解药物。①控制药物：是指需要长期每天使用的药物。这些药物主要通过抗感染作用使哮喘维持临床控制，其中包括吸入糖皮质激素、全身用激素、白三烯调节药、长效 β 受体激动药（LABA，须与吸入激素联合应用）、缓释茶碱、色甘酸钠、抗 IgE 抗体及其他有助于减少全身激素剂量的药物等；②缓解药物：是指按需使用的药物。这些药物通过迅速解除支气管痉挛从而缓解哮喘症状，其中包括速效吸入 β₂ 受体激动药、全身用激素、吸入性抗胆碱能药物、短效茶碱及短效口服 β₂ 受体激动药等。

1. 糖皮质激素。糖皮质激素是最有效的控制气道炎症的药物。给药途径包括吸入、口服和静脉应用等，吸入为首选途径。

（1）吸入给药：吸入糖皮质激素的局部抗感染作用强；通过吸气过程给药，药物直接作用于呼吸道，所需剂量较小。通过消化道和呼吸道进入血液药物的大部分被肝灭活，因此全身性不良反应较少。研究结果证明吸入激素可以有效减轻哮喘症状、提高生命质量、改善肺功能、降低气道高反应性、控制气道炎症，减少哮喘发作的频率和减轻发作的严重程度，降低病死率。当使用不同的吸入装置时，可能产生不同的治疗效果。多数成人哮喘患者吸入小剂量糖皮质激素即可较好地控制哮喘。过多增加吸入糖皮质激素剂量对控制哮喘的获益较小而不良反应增加。由于吸烟可以降低激素的效果，故吸烟患者须戒烟并给予较高剂量的吸入糖皮质激素。吸入糖皮质激素的剂量与预防哮喘严重急性发作的作用之间有非常明确的关系，所以，严重哮喘患者长期大剂量吸入糖皮质激素是有益的。

吸入糖皮质激素在口咽部局部的不良反应包括声音嘶哑、咽部不适和念珠菌感染。吸药后及时用清水含漱口咽部，选用干粉吸入剂或加用储雾器可减少上述不良反应。吸入糖皮质激素的全身不良反应的大小与药物剂量、药物的生物利用度、在肠道的吸收、肝首关代谢率及全身吸收药物的半衰期等因素有关。已上市的吸入糖皮质激素中丙酸氟替卡松和布地奈德的全身不良反应较少。目前有证据表明成人哮喘患者每天吸入低至中剂量激素，不会出现明显的全身不良反应。长期高剂量吸入激素后可能出现的全身不良反应包括皮肤瘀斑、肾上腺功能抑制和骨密度降低等。已有研究证据表明吸入激素可能与白内障和青光眼的发生有关，但前瞻性研究没有证据表明与后囊下白内障的发生有明确关系。目前没有证据表明吸入糖皮质激素可以增加肺部感染（包括肺结核）的发生率，因此伴有活动性肺结核的哮喘患者可以在抗结核治疗的同时给予吸入糖皮质激素治疗。

（2）口服给药：适用于中度哮喘发作、慢性持续哮喘吸入大剂量糖皮质激素联合治疗无效的患者和作为静脉应用糖皮质激素治疗后的序贯治疗。一般使用半衰期较短的糖皮质激素（如泼尼松、泼尼松龙或甲泼尼龙等）。对于激素依赖型哮喘，可采用每天或隔天清晨顿服给药的方式，以减少外源性激素对下丘脑－垂体－肾上腺轴的抑制作用。泼尼松的维持剂量最好每天≤ 10mg。

长期口服糖皮质激素可以引起骨质疏松症、高血压、糖尿病、下丘脑－垂体－肾上腺轴的抑制、肥胖症、白内障、青光眼、皮肤菲薄导致皮纹和瘀斑、肌无力。对于伴有结核病、寄生虫感染、骨质疏松、青光眼、糖尿病、严重忧郁或消化性溃疡的哮喘患者，全身给予糖皮质激素治疗时应慎重并应密切随访。长期甚至短期全身使用糖皮质激素的哮喘患者可感染致命的疱疹病毒应引起重视，尽量避免这些患者暴露于疱疹病毒是必要的。尽管全身使用糖皮质激素不是一种经常使用的缓解哮喘症状的方法，但是对于严重的急性哮喘是需要的，因为它可以预防哮喘的恶化、减少因哮喘而急诊或住院的机会、预防早期复发、降低病死率。推荐剂量：泼尼松龙 30 ~ 50mg/d，5 ~ 10 天。具体使用要根据病情的严重程度，当症状缓解或其肺功能已经达到个人最佳值，可以考虑停药或减量。地塞米松因对垂体－肾上腺的抑制作用大，不推荐长期使用。

（3）静脉给药：严重急性哮喘发作时，应经静脉及时给予琥珀酸氢化可的松（400 ~ 1000mg/d）或甲泼尼龙（80 ~ 160mg/d）。无糖皮质激素依赖倾向者，可在短期（3 ~ 5 天）内停药；有糖皮质激素依赖倾向者应延长给药时间，控制哮喘症状后改为口服给药，并逐步减少糖皮质激素用量。

2.β_2 受体激动药。通过对气道平滑肌和肥大细胞等细胞膜表面的 β_2 受体的作用，舒张气道平滑肌、减少肥大细胞和嗜碱性粒细胞脱颗粒和递质的释放、降低微血管的通透性、增加气道上皮纤毛的摆动等，缓解哮喘症状。此类药物较多，可分为短效（作用维持 4 ~ 6h）和长效（维持 12h）β_2 受体激动药。后者又可分为速效（数分钟起效）和缓慢起效（30min 起效）两种。

（1）短效 β_2 受体激动药（简称 SABA）：常用的药物如沙丁胺醇和特布他林等。

吸入给药：可供吸入的短效 β_2 受体激动药包括气雾剂、干粉剂和溶液等。这类药物松弛气道平滑肌作用强，通常在数分钟内起效，疗效可维持数小时，是缓解轻至中度急性哮喘症状的首选药物，也可用于运动性哮喘。如每次吸入 100 ~ 200 μg 沙丁胺醇或 250 ~ 500 μg 特布他林，必要时每 20min 重复 1 次。1h 后疗效不满意者应向医生咨询或去急诊。这类药物应按需间歇使用，不宜长期、单一使用，也不宜过量应用，否则可引起骨骼肌震颤、低血钾、心律失常等不良反应。压力型定量手控气雾剂（pMDI）和干粉吸入装置吸入短效 β_2 受体激动药不适用于重度哮喘发作；

其溶液（如沙丁胺醇、特布他林、非诺特罗及其复方制剂）经雾化泵吸入适用于轻至重度哮喘发作。

口服给药：如沙丁胺醇、特布他林、丙卡特罗片等，通常在服药后 15 ~ 30min 起效，疗效维持 4 ~ 6h。如沙丁胺醇 2 ~ 4mg，特布他林 1.25 ~ 2.5mg，每天 3 次；丙卡特罗 25 ~ 50Mg，每天 2 次。使用虽较方便，但心悸、骨骼肌震颤等不良反应比吸入给药时明显。缓释剂型和控释剂型的平喘作用维持时间可达 8 ~ 12h，特布他林的前体药班布特罗的作用可维持 24h，可减少用药次数，适用于夜间哮喘患者的预防和治疗。长期、单一应用 β 受体激动药可造成细胞膜 β_2 受体的向下调节，表现为临床耐药现象，故应予避免。

注射给药：虽然平喘作用较为迅速，但因全身不良反应的发生率较高，国内较少使用。

贴剂给药：为透皮吸收剂型。现有产品有妥洛特罗，分为 0.5mg、1mg、2mg 3 种剂量。由于采用结晶储存系统来控制药物的释放，药物经过皮肤吸收，因此可以减轻全身不良反应，每天只需贴敷 1 次，效果可维持 24h。对预防晨降有效，使用方法简单。

（2）长效 β_2 受体激动药（简称 LABA）：这类 β_2 受体激动药的分子结构中具有较长的侧链，舒张支气管平滑肌的作用可维持 12h 以上。目前在我国临床使用的吸入型 LABA 有 2 种。沙美特罗：经气雾剂或碟剂装置给药，给药后 30min 起效，平喘作用维持 12h 以上。推荐剂量 50mg，每天 2 次吸入。福莫特罗：经吸入装置给药，给药后 3 ~ 5min 起效，平喘作用维持 8 ~ 12h 以上。平喘作用具有一定的剂量依赖性，推荐剂量 4.5 ~ 9μg，每天 2 次吸入。吸入 LABA 适用于哮喘（尤其是夜间哮喘和运动诱发哮喘）的预防和治疗。福莫特罗因起效相对较快，也可按需用于哮喘急性发作时的治疗。

近年来推荐联合吸入激素和 LABA 治疗哮喘。这两者具有协同的抗感染和平喘作用，可获得相当于（或优于）应用加倍剂量吸入激素时的疗效，并可增加患者的依从性、减少较大剂量吸入激素引起的不良反应，尤其适合于中至重度持续哮喘患者的长期治疗。不推荐长期单独使用 LABA，应该在医生指导下与吸入激素联合使用。

3. 白三烯调节药，包括半胱氨酰白三烯受体拮抗药和 5- 脂氧化酶抑制药。除吸入激素外，是唯一可单独应用的长效控制药，可作为轻度哮喘的替代治疗药物和中重度哮喘的联合治疗用药。目前在国内应用主要是半胱氨酰白三烯受体拮抗药，通过对气道平滑肌和其他细胞表面白三烯受体的拮抗抑制肥大细胞和嗜酸性粒细胞释

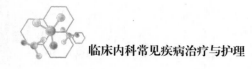

放出的半胱氨酰白三烯的致喘和致炎作用，产生轻度支气管舒张和减轻变应原、运动和二氧化硫（SO_2）诱发的支气管痉挛等作用，并具有一定程度的抗感染作用。本品可减轻哮喘症状、改善肺功能、减少哮喘的恶化。但其作用不如吸入激素，也不能取代激素。作为联合治疗中的一种药物，本品可减少中至重度哮喘患者每天吸入激素的剂量，并可提高吸入激素治疗的临床疗效，联用本品与吸入激素的疗效比联用吸入 LABA 与吸入激素的疗效稍差。但本品服用方便。尤适用于阿司匹林哮喘、运动性哮喘和伴有过敏性鼻炎哮喘患者的治疗。本品使用较为安全。虽然有文献报道接受这类药物治疗的患者可出现 Churg–Strauss 综合征，但其与白三稀调节剂的因果关系尚未肯定，可能与减少全身应用激素的剂量有关。5- 脂氧化酶抑制药齐留通可能引起肝损害，需监测肝功能。通常口服给药。白三烯受体拮抗药扎鲁司特 20mg，每天 2 次；孟鲁司特 10mg，每天 1 次；异丁司特 10mg，每天 2 次。

4. 茶碱。具有舒张支气管平滑肌作用，并具有强心、利尿、扩张冠状动脉、兴奋呼吸中枢和呼吸肌等作用。有研究资料显示，低浓度茶碱具有抗感染和免疫调节作用。作为症状缓解药，尽管现在临床上在治疗重症哮喘时仍然静脉使用茶碱，但短效茶碱治疗哮喘发作或恶化还存在争议，因为它在舒张支气管，与足量使用的快速 β_2 受体激动药对比，没有任何优势，但是它可能改善呼吸驱动力。不推荐已经长期服用缓释型茶碱的患者使用短效茶碱，除非该患者的血清中茶碱浓度较低或者可以进行血清茶碱浓度监测时。

口服给药：包括氨茶碱和控（缓）释型茶碱。用于轻至中度哮喘发作和维持治疗。一般剂量为每天 6 ~ 10mg/kg。口服控（缓）释型茶碱后昼夜血药浓度平稳，平喘作用可维持 12 ~ 24h，尤其适用于夜间哮喘症状的控制。联合应用茶碱、激素和抗胆碱药物具有协同作用。但本品与 β 受体激动药联合应用时，易出现心率增快和心律失常，应慎用并适当减少剂量。

静脉给药：氨茶碱加入葡萄糖溶液中，缓慢静脉注射 [注射速度不宜超过 0.25mg/（kg·min）] 或静脉滴注，适用于哮喘急性发作且近 24h 内未用过茶碱类药物的患者。负荷剂量为 4 ~ 6mg/kg，维持剂量为 0.6 ~ 0.8mg/（kg·h）。由于茶碱的"治疗窗"窄，以及茶碱代谢存在较大的个体差异，可引起心律失常、血压下降、甚至死亡，在有条件的情况下应监测其血药浓度，及时调整浓度和滴速。茶碱有效、安全的血药浓度范围应在 6 ~ 15mg/L。影响茶碱代谢的因素较多，如发热性疾病、妊娠，抗结核治疗可以降低茶碱的血药浓度；而肝脏疾患、充血性心力衰竭及合用甲氰咪胍或喹诺酮类、大环内酯类等药物均可影响茶碱代谢而使其排泄减慢，增加茶碱的毒性作用，应引起临床医生的重视，并酌情调整剂量。多索茶碱的作用与氨茶碱相同，但不良反应较轻。双羟丙茶碱的作用较弱，不良反应也较少。

5. 抗胆碱药物。吸入抗胆碱药物如溴化异丙托品、溴化氧托品和溴化泰乌托品等，可阻断节后迷走神经传出支，通过降低迷走神经张力而舒张支气管。其舒张支气管的作用比 β_2 受体激动药弱，起效也较慢，但长期应用不易产生耐药，对老年人的疗效不低于年轻人。

本品有气雾剂和雾化溶液两种剂型。经 pMDI 吸入溴化异丙托品气雾剂，常用剂量为 20 ~ 40mg，每天 3 ~ 4 次；经雾化泵吸入溴化异丙托品溶液的常用剂量为 50 ~ 125μg，每天 3 ~ 4 次。溴化泰乌托品系长效抗胆碱药物，对 M_1 和 M_2 受体具有选择性抑制作用，仅需每天 1 次吸入给药。本品与 β_2 受体激动药联合应用具有协同、互补作用。本品对有吸烟史的老年哮喘患者较为适宜，但对妊娠早期妇女和患有青光眼或前列腺肥大的患者应慎用。尽管溴化异丙托品被用在一些因不能耐受 β_2 受体激动药的哮喘患者上，但是到目前为止尚没有证据表明它对哮喘长期管理方面有显著效果。

6. 抗 IgE 治疗。抗 IgE 单克隆抗体可应用于血清 IgE 水平增高的哮喘患者，目前它主要用于经过吸入糖皮质激素和 LABA 联合治疗后症状仍未控制的严重哮喘患者。目前在 11 ~ 50 岁的哮喘患者的治疗研究中尚没有发现抗 IgE 治疗有明显不良反应，但因该药临床使用的时间尚短，其远期疗效与安全性有待进一步观察。价格昂贵也使其临床应用受到限制。

7. 变应原特异性免疫疗法（SIT）。通过皮下给予常见吸入变应原提取液（如尘螨、猫毛、豚草等），可减轻哮喘症状和降低气道高反应性，适用于变应原明确但难以避免的哮喘患者。其远期疗效和安全性尚待进一步研究与评价。变应原制备的标准化也有待加强。哮喘患者应用此疗法应严格在医生指导下进行。目前已试用舌下给药的变应原免疫疗法。SIT 应该是在严格的环境隔离和药物干预无效（包括吸入激素）情况下考虑的治疗方法。现在没有研究比较其和药物干预的疗效差异。现在还没有证据支持使用复合变应原进行免疫治疗的价值。

8. 其他治疗哮喘药物

（1）抗组胺药物：口服第 2 代抗组胺药物（H_1 受体拮抗药）如酮替芬、氯雷他定、阿司咪唑、氮草司丁、特非那丁等具有抗变态反应作用，在哮喘治疗中的作用较弱。可用于伴有变应性鼻炎哮喘患者的治疗。这类药物的不良反应主要是嗜睡。阿司咪唑和特非那丁可引起严重的心血管不良反应，应谨慎使用。

（2）其他口服抗变态反应药物：如曲尼司特、瑞批司特等可应用于轻至中度哮喘的治疗。其主要不良反应是嗜睡。

（3）可能减少口服糖皮质激素剂量的药物：包括口服免疫调节药（甲氨蝶呤、环孢素、金制剂等）、某些大环内酯类抗生素和静脉应用免疫球蛋白等。其疗效尚待进一步研究。

（4）中医中药：采用辨证施治，有助于慢性缓解期哮喘的治疗。有必要对临床疗效较为确切的中（成）药或方剂开展多中心随机双盲的临床研究。

（三）急性发作期的治疗

哮喘急性发作的治疗取决于发作的严重程度及对治疗的反应。治疗的目的在于尽快缓解症状、解除气流受限和低氧血症，同时还需要制订长期治疗方案以预防再次急性发作。

对于具有哮喘相关死亡高危因素的患者，需要给予高度重视，这些患者应当尽早到医疗机构就诊。高危患者包括：

（1）曾经有过气管插管和机械通气的濒于致死性哮喘的病史。

（2）在过去 1 年中因为哮喘而住院或看急诊。

（3）正在使用或最近刚刚停用口服激素。

（4）目前未使用吸入激素。

（5）过分依赖速效 β_2 受体激动药，特别是每月使用沙丁胺醇（或等效药物）超过 1 支的患者。

（6）有心理疾病或社会心理问题，包括使用镇静药。

（7）有对哮喘治疗计划不依从的历史。

轻度和部分中度急性发作可以在家庭中或社区中治疗。家庭或社区中的治疗措施主要为重复吸入速效 β_2 受体激动药，在第 1h 每 20min 吸入 2 ～ 4 喷。随后根据治疗反应，轻度急性发作可调整为每 3 ～ 4h 时 2 ～ 4 喷，中度急性发作每 1 ～ 2h 时 6 ～ 10 喷。如果对吸入性 β_2 受体激动药反应良好（呼吸困难显著缓解，PEF 占预计值 > 80% 或个人最佳值，且疗效维持 3 ～ 4h），通常不需要使用其他的药物。如果治疗反应不完全，尤其是在控制性治疗的基础上发生的急性发作，应尽早口服激素（泼尼松龙 0.51mg/kg 或等效剂量的其他激素），必要时到医院就诊。

部分中度和所有重度急性发作均应到急诊室或医院治疗。除氧疗外，应重复使用速效 β_2 受体激动药，可通过压力定量气雾剂的储雾器给药，也可通过射流雾化装置给药。推荐在初始治疗时连续雾化给药，随后根据需要间断给药（每 4 小时 1 次）。目前尚无证据支持常规静脉使用受体激动药。联合使用 β_2 受体激动药和抗胆碱能制剂（如异丙托溴铵）能够取得更好的支气管舒张作用。茶碱的支气管舒张作用弱于短效受体激动剂（SABA），不良反应较大应谨慎使用。对规则服用茶碱缓释制剂的患者，静脉使用茶碱应尽可能监测茶碱血药浓度。中重度哮喘急性发作应尽早使用全身激素，特别是对速效 β_2 受体激动药初始治疗反应不完全或疗效不能维持，以及在口服激素基础上仍然出现急性发作的患者。口服激素与静脉给药疗效相当，不良反应小。

推荐用法：泼尼松龙 30 ~ 50mg 或等效的其他激素，每日单次给药。严重的急性发作或口服激素不能耐受时，可采用静脉注射或滴注，如甲泼尼松龙 80 ~ 160mg，或氢化可的松 400 ~ 1 000mg 分次给药。地塞米松因半衰期较长，对肾上腺皮质功能抑制作用较强，一般不推荐使用。静脉给药和口服给药的序贯疗法有可能减少激素用量和不良反应，如静脉使用激素 2 ~ 3 天，继之以口服激素 3 ~ 5 天。不推荐常规使用镁制剂，可用于重度急性发作（FEV_1 25% ~ 30%）或对初始治疗反应不良者。

重度和危重哮喘急性发作经过上述药物治疗，临床症状和肺功能无改善甚至继续恶化者，应及时给予机械通气治疗，其指征主要包括意识改变、呼吸肌疲劳、$PaCO_2$ > 45mmHg 等。可先采用经鼻（面）罩无创机械通气，若无效应及早行气管插管机械通气。哮喘急性发作机械通气需要较高的吸气压，可使用适当水平的呼气末正压（PEEP）治疗。如果需要过高的气道峰压和平台压才能维持正常通气容积，可试用允许性高碳酸血症通气策略以减少呼吸机相关肺损伤。

初始治疗症状显著改善，PEF 或 FEV_1 占预计值的百分比恢复到或个人最佳值 60% 者以上可回家继续治疗，PEF 或 FEV_1 为 40% ~ 60% 者应在监护下回到家庭或社区继续治疗，治疗前 PEF 或 FEV_1 < 25% 或治疗后 < 40% 者应入院治疗。在出院时或近期的随访时，应当为患者制订一个详细的行动计划，审核患者是否正确使用药物、吸入装置和峰流速仪，找到急性发作的诱因并制订避免接触的措施，调整控制性治疗方案。严重的哮喘急性发作意味着哮喘管理的失败，这些患者应当给予密切监护、长期随访，并进行长期哮喘教育。

大多数哮喘急性发作并非由细菌感染引起，应严格控制抗菌药物的使用指征，除非有细菌感染的证据，或属于重度或危重哮喘急性发作。

（四）慢性持续期的治疗

哮喘的治疗应以患者的病情严重程度为基础，根据其控制水平类别选择适当的治疗方案。哮喘药物的选择既要考虑药物的疗效及其安全性，也要考虑患者的实际状况，如经济收入和当地的医疗资源等。要为每个初诊患者制订哮喘防治计划，定期随访、监测，改善患者的依从性，并根据患者病情变化及时修订治疗方案。哮喘患者长期治疗方案分为 5 级。

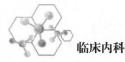

对以往未经规范治疗的初诊哮喘患者可选择第 2 级治疗方案，哮喘患者症状明显，应直接选择第 3 级治疗方案。从第 2 级到第 5 级的治疗方案中都有不同的哮喘控制药物可供选择。而在每一级中都应按需使用缓解药物，以迅速缓解哮喘症状。如果使用含有福莫特罗和布地奈德单一吸入装置进行联合治疗时，可作为控制和缓解药物应用。

如果使用该分级治疗方案不能够使哮喘得到控制，治疗方案应该升级直至达到哮喘控制为止。当哮喘控制并维持至少 3 个月后，治疗方案可考虑降级。建议减量方案：

（1）单独使用中至高剂量吸入激素的患者，将吸入激素剂量减少 50%。

（2）单独使用低剂量激素的患者，可改为每日 1 次用药。

（3）联合吸入激素和 LABA 的患者，将吸入激素剂量减少约 50%，仍继续使用 LABA 联合治疗。

当达到低剂量联合治疗时，可选择改为每日 1 次联合用药或停用 LABA，单用吸入激素治疗。若患者使用最低剂量控制药物达到哮喘控制 1 年，并且哮喘症状不再发作，可考虑停用药物治疗。上述减量方案尚待进一步验证。通常情况下，患者在初诊后 2 ~ 4 周回访，以后每 1 ~ 3 个月随访 1 次。出现哮喘发作时应及时就诊，哮喘发作后 2 周至 1 个月内进行回访。

对于我国贫困地区或低经济收入的哮喘患者，视其病情严重度不同，长期控制哮喘的药物推荐使用：①吸入低剂量激素；②口服缓释茶碱；③吸入激素联合口服缓释茶碱；④口服激素和缓释茶碱。这些治疗方案的疗效与安全性需要进一步临床研究，尤其要监测长期口服激素可能引起的全身不良反应。

四、护理评估

（一）健康史

询问患者发病时的情况，是否有诱因，询问患者既往病史，是否有过类似发作史，是否诊断治疗过，如何治疗的，效果如何。家族中是否有人有类似病史。

（二）身体状况

1. 症状。典型表现为发作性伴有喘鸣音的呼气性呼吸困难，或发作性胸闷、咳嗽。干咳或咳大量泡沫痰。严重时出现端坐呼吸，发绀等。哮喘症状可在数分钟内发作，经数小时至数天，可自行缓解或用支气管舒张药缓解。某些患者在缓解数小时后可再次发作。在夜间及凌晨发展和加重常是哮喘的特征之一。不典型者如咳嗽变异型哮喘，可仅表现为咳嗽；运动型哮喘可表现为在剧烈运动开始后 6 ~ 10min

或运动停止后 2 ～ 10min 出现胸闷、咳嗽或呼吸困难。

2. 体征。发作时典型特征肺部呈过度充气状态，有广泛的哮鸣音，呼气音延长。辅助呼吸肌和胸锁乳突肌收缩加强。心率增快、奇脉、胸腔反常运动、发绀、意识障碍等常出现在严重哮喘患者中，提示病情严重。非常严重的哮喘发作时，可出现呼吸音低下，哮鸣音消失，称为寂静胸，预示病情严重，随时会出现呼吸骤停。哮喘患者如不发作可无任何症状和体征。

3. 分期及病情评价。根据临床表现，哮喘可分为急性发作期、慢性持续期和缓解期。

（1）急性发作期：指气促、咳嗽、胸闷等症状突然发生或者加重，病情加重可在数小时或数天内出现，偶尔可在数分钟内危及生命，需紧急救治。

（2）慢性持续期：在哮喘非急性发作期，患者有不同程度的症状（喘息、咳嗽、胸闷等）。

（3）缓解期：缓解期是指经治疗或未经治疗症状、体征消失，肺功能恢复到急性发作前的水平，并维持 4 周以上。

4. 并发症。发作时可出现自发性气胸、纵隔气肿和肺不张等并发症。长期反复发作和感染可并发慢性支气管炎、肺水肿、支气管扩张、肺纤维化、间质性肺炎和肺源性心脏病。

（三）辅助检查

1. 血液检查。发作时可有嗜酸性粒细胞增高，并发感染则白细胞增多。外源性哮喘 IgE 增高。

2. 痰液检查。涂片可见较多嗜酸性粒细胞及其退化形成的夏科雷登结晶、透明栓和透明的哮喘珠。

3.X 线检查。哮喘发作时，两肺透明度增加，呈过度充气状态。并发感染时，可见肺纹理增加和炎性浸润阴影。通过该检查，还可发现气胸、纵隔气肿和肺不张等并发症。

4. 血气分析。严重哮喘发作时，可有不同程度的低氧血症（PaO_2 降低），缺氧引起反射性肺泡通气过度导致低碳酸血症（$PaCO_2$ 降低）、呼吸性碱中毒。如病情进一步加重，气道严重阻塞，可有 PaO_2 降低而 $PaCO_2$ 高，表现为呼吸性酸中毒。如缺氧明显，可合并代谢性酸中毒。

5. 特异性变应原的检测。可通过变应原皮试或血清特异性 IgE 测定，证实哮喘患者的变态反应状态，以帮助了解导致个体哮喘发生和加重的危险因素，也可以帮助确定特异性免疫治疗方案。

6.肺功能检测。哮喘发作时可有第一秒用力呼气容量（FEV_1）、第一秒用力呼气容量占用力肺活量比值（FEV_1/FVC）、呼气流速峰值（PEF）均降低，残气量（RC）、功能残气量，肺总量（TLC）增加，残气量／肺总量比值（RC/TLC）增高。

（四）心理－社会状况

哮喘是一种气道慢性炎症性疾病，患者对环境多种激发因子易过敏，发作性症状反复出现，严重时可影响睡眠、体力活动。应评估患者有无烦躁、焦虑、恐惧等心理反应。由于哮喘需要长期甚至终身防治，可加重患者及其家属的精神、经济负担。注意评估患者有无忧郁、悲观情绪，以及对疾病治疗失去信心等。评估家属对疾病知识的了解程度、对患者关心程度、经济情况和社区医疗服务状况等。

五、护理诊断

1.气体交换受损。与支气管痉挛、气道炎症、黏液分泌增加、气道阻塞有关。

2.清理呼吸道无效。与气道平滑肌收缩、痰液黏稠、排痰不畅、无效咳嗽、疲乏有关。

3.潜在并发症。呼吸衰竭、心功能不全。

4.焦虑。哮喘反复发作或症状不缓解，使患者容易出现焦虑情绪。

5.知识缺乏。缺乏正确使用气雾剂、识别哮喘发作、避免诱因等有关知识。

六、护理目标

1.患者呼吸困难缓解，能进行有效呼吸。

2.能够进行有效咳嗽，排除痰液。

3.护士严密监测和管理患者，及时发现并发症并配合医生抢救。

4.尽快使患者胸闷、呼吸困难得到缓解，增加舒适感，心理护理缓解焦虑恐惧情绪。

5.能够正确使用雾化器。

七、护理措施

（一）一般护理

1.环境与休息

（1）环境：有明确过敏原者，应尽快脱离，保持室内清洁，空气流通，避免放置花草、地毯、皮毛，整理床单避免尘埃飞扬等。

（2）体位：根据病情提供舒适体位，如为端坐呼吸者提供床上小桌做支撑，减少体力消耗。

2.饮食。提供清淡、易消化、足够热量的饮食。已证实对某种食物如鱼、虾、蟹、蛋类、牛奶等过敏者，应忌食上述食物。不宜进食或饮用刺激性食物和饮料。戒烟酒。

（二）病情观察

观察患者哮喘发作的前驱症状，如鼻咽痒、喷嚏、流涕等黏膜过敏症状。哮喘发作时，观察患者意识状态、呼吸频率、节律、深度及辅助呼吸肌是否参与呼吸运动等，监测呼吸音、哮鸣音变化，监测动脉血气分析和肺功能情况，了解病情和治疗效果。哮喘严重发作时，如治疗病情无缓解，做好机械通气准备工作。加强对急性期患者的监护，尤其是夜间和凌晨易发作，严密观察有无病情变化。

（三）对症护理

定期协助患者翻身、拍背或体位引流，促使痰液排出。痰鸣音重，无力咳嗽，行经口鼻吸痰，动作要轻柔。痰液黏稠时，遵医嘱给予祛痰药物或者使用雾化吸入。呼吸困难者可用给予鼻导管吸氧，改善呼吸困难。

（四）用药护理

1. β_2 受体激动剂

（1）指导患者按需用药，不宜长期规律使用，因为长期应用可引起 β_2 受体功能下调和气道反应性增高，出现耐受性。

（2）指导患者正确使用雾化吸入器，以保证有效地吸入药物治疗剂量。

（3）沙丁胺醇静脉注射时应注意滴速，并注意观察心悸、骨骼肌震颤等不良反应。

2. 茶碱类。静脉注射浓度不宜过高，速度不宜过快，注射时间应在 10min 以上，以防中毒症状发生。慎用于妊娠、发热、小儿或老年，心、肝、肾功能障碍或甲状腺功能亢进者。与西咪替丁、大环内酯类、喹诺酮类药物等合用时可影响茶碱代谢而排泄减慢，应减少用量观察用药后疗效和不良反应，如恶心、呕吐等胃肠道症状，心动过速、心律失常、血压下降等心血管症状，偶有兴奋呼吸中枢作用，甚至引起抽搐直至死亡。用药中最好监测氨茶碱血浓度。

3. 糖皮质激素。是当前治疗哮喘最有效的药物，可采取吸入、口服和静脉用药。指导患者喷药后用清水充分漱口，使口咽部无药物残留，以减轻局部反应和胃肠吸收。长期吸入剂量 > 1mg/d 可引起骨质疏松等全身不良反应，指导患者联合用药，减少激素的用量。用药时，嘱患者勿自行减量或停药。

4. 色苷酸钠。少数患者吸入后有咽喉不适、胸部紧迫感、偶见皮疹，甚至诱发哮喘。必要时可同时吸入 β_2 受体激动剂，防止哮喘的发生。本药不采用溶液气雾吸入，因在肺内滞留时间短暂，疗效差。

5. 其他。抗胆碱药吸入时，少数患者可有口苦或口干感。酮替芬有镇静、头晕、口干、嗜睡口干、嗜睡等不良反应，持续服药数天可自行减轻，慎用于高空作业人员、驾驶员、操纵精密仪器者。白三烯调节剂的主要不良反应是较轻微的胃肠道症状，少数有皮疹、血管性水肿、转氨酶增高，停药后可恢复。在发作或缓解期禁用 β肾上腺素受体阻滞剂（普萘洛尔等），以免引起支气管平滑肌收缩而诱发或加重哮喘。

（五）心理护理

患者急性发作时常出现紧张、烦躁不安、焦虑、恐惧等心理反应，可加重或诱发呼吸困难，医护人员应多陪伴在患者身边，通过语言和非语言沟通，安慰患者，使患者避免紧张，保持情绪稳定。

（六）健康宣教

1. 疾病相关知识指导。指导患者增加对哮喘的病因、发病机制、长期治疗方法、控制目的和效果的认识，以提高患者的治疗依从性。

2. 避免诱发因素。尽管对已确诊的哮喘患者应用药物干预，对控制症状和改善生活质量非常有效，但仍应尽可能避免或减少接触危险因素，以预防哮喘发病和症状加重。应针对个体情况，指导患者有效地控制可诱发哮喘发作的各种因素。

3. 用药指导。哮喘患者应了解自己所用药物的名称、用法、用量及注意事项，了解药物主要不良反应及如何采取相应措施来避免。

八、护理评价

（1）患者呼吸频率有无减慢，能否平卧，发绀是否减轻或消失。

（2）痰液有无变稀，能否顺利咳出，呼吸困难是否缓解。

（3）是否能及时预防并发症的发生。

（4）情绪是否稳定，紧张、恐惧感有无消失，睡眠是否好转。

（5）是否能正确掌握雾化吸入器的使用方法和注意事项。

第三节　支气管扩张

支气管扩张在形态上是指支气管不可逆扩张和管壁增厚，它通常是一个解剖上的定义，用于指由于感染、理化、免疫或遗传等原因引起终末支气管的病理损害，包括支气管壁肌肉和弹力支撑组织的破坏。临床表现为慢性咳嗽、大量脓痰，可反复咯血。在"前抗生素时代"，支气管扩张在儿童和青少年是一个常见和致命的疾病，但近半个世纪以来，随着抗菌药物的早期有效应用、卫生条件改善和营养加强、儿童期麻疹和百日咳疫苗接种的普及，支气管扩张的发病率呈逐年下降的趋势。

一、临床表现

支气管扩张患者一般在幼年有反复呼吸道感染的病史，如麻疹、百日咳，许多患者可伴有鼻旁窦炎和上呼吸道咳嗽综合征，成为下呼吸道反复感染造成支气管扩张的原因。大概1/3的患者在青春期后病情得到改善，50岁后再次出现症状恶化。典型症状为慢性咳嗽、咳大量脓性痰和反复咯血。感染加重时可出现发热、胸痛、盗汗、食欲缺乏，并伴有痰量增多，每日达数百毫升，痰液呈黄绿色脓性，常带臭味。收集整日痰液于玻璃瓶中静置可见痰液分层现象，上层为泡沫，下层为脓液成分，中层为混浊黏液，底层为坏死组织沉淀物。伴有气道高反应性或反复发作致肺功能受损者可出现喘息。部分患者仅表现为反复咯血，平素无咳大量脓痰的病史。少部分患者在影像学上显示支气管扩张，而无咳嗽、咳脓痰和咯血的病史。

典型化脓性支气管扩张病情进展或继发感染时，患侧肺部可闻及固定性湿啰音，伴或不伴干啰音。反复咳嗽、咳脓痰者常有消瘦、杵状指（趾），出现并发症时可伴有相应体征。干性支气管扩张或部分患者可无阳性体征。

二、诊断

根据反复咳脓痰、咯血病史，结合既往有诱发支气管扩张的呼吸道的感染病史，高分辨率CT（HRCT）显示支气管扩张的异常影像学改变，即可明确诊断为支气管扩张。纤支镜检查或局部支气管造影可明确出血、扩张或阻塞的部位，还可经纤支镜进行局部灌洗，采取灌洗液标本进行涂片、细菌学和细胞学检查，进一步协助诊断和指导治疗。

（一）病史

幼年曾有麻疹、百日咳、支气管肺炎和肺结核等病史。

（二）症状

有慢性咳嗽、咳痰，痰量和症状痰的性质不等；部分有咯血，咯血量和诱因各异；多数有间歇性发热、乏力、食欲缺乏、心悸、气急等。

（三）体征

鼻旁窦及口咽部有慢性感染病灶；早期及轻症者无异常体征，感染后肺部可闻及干湿啰音和哮鸣音，晚期可有肺气肿、肺动脉高压、杵状指（趾）等。

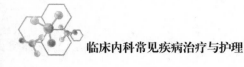

（四）影像学检查

支气管柱状扩张典型 X 线表现呈"轨道征"，囊状扩张特征性改变呈蜂窝状、卷发状阴影。

HRCT 显示管壁增厚的柱状扩张或成串成簇的囊样改变。

支气管碘油造影是确诊支气管扩张的主要依据。可确定支气管扩张的部位、性质、范围和病变的程度，为外科决定手术指征和切除范围提供依据。由于这一技术为创伤性检查，现已被 CT 扫描取代。

三、治疗

（一）疫苗接种和免疫调节剂

在许多国家，对于年龄 > 65 岁、合并慢性基础疾病的患者，推荐接种流感疫苗。虽然目前没有随机对照研究证实其与非囊性纤维支气管扩张（NCFB）的直接关系，但是部分学者还是主张接种流感疫苗，因为有证据显示，接种流感疫苗能够明显降低 NCFB 急性发作的频率。而对于 23 价肺炎球菌疫苗，少量证据表明，接种能够使NCFB 患者获益，能够有效预防细菌感染引起的 NCFB 急性加重，儿童接种 7 价肺炎球菌疫苗的效果更为明显。不难看出，接种疫苗主要是为了去除 NCFB 急性加重的部分诱因，对于老年患者及儿童，根据需要，适时接种是有益的。接种过 23 价肺炎球菌疫苗的，一般 5 年内不再接种。

常用的免疫调节剂包括泛福舒、胸腺素等。大部分患者如果没有过敏反应，可以每年 3 个月服用泛福舒提高呼吸系统免疫功能。在重症支扩患者，可以考虑每周 2次胸腺素皮下注射（1.6 毫克 / 支），疗程 3 ~ 6 个月。

（二）气道分泌物清除

气道黏液增加，加之气管纤毛上皮破坏，导致气道内黏液积聚，是诱发反复感染的关键因素之一。有效地清除气道积聚的分泌物，是切断 NCFB 恶性循环的关键。目前主要的清除方法是体位引流和主动循环呼吸技术（ACBT）。此外，一些物理设备也能有效地清除气道分泌物，如振荡正压呼气装置、Acapella 等。这些装置清除痰液的量与 ACBT 相当，且患者的耐受性更好。这些装置用于 NCFB 患者的疗效开始受到一些学者的关注，一项近期发表的随机对照研究显示其能明显改善 NCFB 患者的排痰量及运动耐力，但对于痰液细菌及肺功能无显著影响。近年来不断涌现出新的辅助排痰技术，并在临床试验中取得良好的疗效。最近意大利的一项研究表明，高频胸壁振荡（HFCWO）能显著改善 NCFB 患者的肺功能指标（FVC，FEV_1）、炎症指标（C 反应蛋白）、呼吸困难症状及生活质量评分（BCSS，CAT）。在物理治疗过程中，是否需要加用支气管扩张药物（如 β 受体激动剂、白三烯拮抗剂等）以增强疗效，目前仍缺少确切的证据。由于大部分 NCFB 患者合并慢性阻塞性肺疾病（COPD）或支气管高反应性，所以可以适当联合使用支气管扩张药物。气道清除之前雾化吸入灭菌用水、生理盐水或高张盐水增加痰液咳出，减轻痰液黏稠度，改善清除效果。无论选择何种物理治疗措施，必须考虑患者的依从性，若患者对该措施有一定的了解，并且能够自主独立完成，那是非常好的。

药物治疗包括黏液稀释剂、促纤毛摆动药物，如标准桃金娘油（吉诺通）、氨溴索、乙酰半胱氨酸、厄多斯坦、羧甲斯坦等。中药可用细辛等。用于囊性肺纤维化患者化痰治疗的 α-链道酶不能用于非囊性肺纤维化支扩患者的化痰治疗。

（三）支气管扩张剂使用

1.β 受体激动剂。由于支扩患者气流阻塞和气道高反应性非常常见，因此支气管扩张剂是常用治疗药物。没有随机对照试验研究短期和长期支气管扩张剂在支气管扩张症治疗中的作用。一些研究发现，长效支气管扩张剂可能在患者同时存在哮喘和支气管扩张症中的处理起重要作用，但目前没有很好的独立证据支持。

2.抗胆碱药物。抗胆碱药通过迷走神经阻止气管收缩并引起分泌物减少，有证据证明一些成年支扩患者对异丙托溴铵等抗胆碱药物有良好的反应。

（四）抗感染症反应治疗

从病理生理机制的角度上看，反复发作的气道炎症是 NCFB 发展及恶化的重要因素，因此理论上阻断炎症因子，能够有效防止 NCFB 的恶化。目前，针对促炎因子 IL-1 受体的拮抗剂及 IL-8 的单克隆抗体还处于动物实验阶段，远未达到临床应用的阶段。对于抗感染药物如皮质激素或非类固醇消炎药的应用也存在争议。有研究发现，吸入氟替卡松能够改善咳嗽咳痰，但是对于肺功能及痰液的细菌谱无明显影响。其余几个小样本的研究也有类似的结果，但是研究也指出，长期吸入可能导致肺功能下降、骨质疏松等，其免疫抑制作用有可能加重感染风险。所以，吸入激素类药物还不能作为常规推荐治疗用于 NCFB。

（五）抗生素的使用

研究表明，NCFB 患者气道细菌载量越高，则急性加重的风险越高，而长期或短期的抗生素治疗可显著降低气道细菌载量，降低气道和系统炎症指标。

（六）常用药物及给药途径

对于 NCFB 的抗生素治疗，急性加重期应该考虑使用抗生素，研究证实抗生素能够明显减少脓痰，开始抗生素治疗前应送痰培养，在等待培养结果时即应开始经验性药物治疗，儿童一般多为流感嗜血杆菌和肺炎球菌，而铜绿假单胞菌则较多见

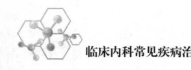

于成年人。用药可参照《英国胸科协会非囊性纤维化支气管扩张指南》，一线治疗采用阿莫西林或克拉霉素，对于有流感嗜血杆菌慢性定植的重度患者，需采用大剂量药物口服（如阿莫西林）。铜绿假单胞菌可使用环丙沙星，老年人应慎用。临床疗效欠佳时，根据药敏结果调整。抗菌治疗失败需即刻重新痰培养。最佳疗程尚不确定，一般推荐至少2周。合并变态反应性支气管肺曲菌病（ABPA）时需要应用泼尼松（0.5～1mg/kg）、抗曲霉菌药物（乙曲康唑），疗程2～6个月甚至更长时间。可随访特异性IgE的变化及症状和体征、CT扫描表现来观察治疗效果。

（七）抗生素雾化吸入治疗

除了全身给药，雾化吸入也是一种理想的给药途径，且不良反应小，尤其是针对铜绿假单胞菌的治疗。但是吸入时需注意可能引起的气道痉挛。雾化治疗主要是指气溶胶吸入疗法。所谓气溶胶是指悬浮于空气中微小的固体或液体微粒。因此，雾化吸入疗法是用雾化的装置将药物（溶液或粉末）分散成微小的雾滴或微粒，使其悬浮于气体中，并进入呼吸道及肺内，达到局部治疗（解痉、消炎、祛痰）及全身治疗的目的。

妥布霉素是少数被美国FDA批准可通过雾化吸入方式给药的抗生素之一。对于非囊性纤维化支扩，在改善症状及生活质量评分，部分痰培养消除铜绿假单胞菌的同时，与治疗相关的咳嗽、气急、痰量增加、声嘶等不良反应明显增多，使部分患者难以耐受。因此，接受吸入治疗的患者在治疗期间仍应监测患者的耐受性症状。

近期的一项长期雾化庆大霉素1年的研究显示，每日雾化庆大霉素2次，连续12个月，有30%患者呼吸道铜绿假单胞菌得到清除，患者运动能力增加，发作次数减少，且延缓首次发作时间，圣乔治评分增加。同时发现3个月后症状无持续改善，肺功能不再进一步好转，但未发现抗生素耐药。在庆大霉素使用过程中，需要注意药物产生的耳毒性和肾毒性。

最近一项Ⅱ期临床试验表明，吸入环丙沙星脂质体每日1次，28天1个周期，总共3个周期。第1个周期结束时，治疗组NCFB患者痰液中铜绿假单胞菌密度较对照组显著降低，随访24周发现，吸入环丙沙星脂质体治疗NCFB可延缓首次急性发作时间，且不良反应较小，患者耐受性较好。

（八）长期使用抗生素

大部分研究对于长期口服抗生素治疗持谨慎态度。一项纳入378例患者的系统评价结果显示长期使用抗生素治疗（疗程4周～1年不等）能够明显减少脓痰，但对于急性加重期的频率，肺功能及病死率没有明显影响。对于每年急性加重发作＞3次且需接受抗生素治疗的患者，或病情严重者，可以考虑长期使用抗生素，但不推荐使用喹诺酮类药物。长期使用抗生素引起的耐药现象也要引起重视。

（九）大环内酯类抗生素

大环内酯类抗生素治疗 NCFB 引起了较多关注，尤其是阿奇霉素，目前被广泛用于 NCFB。除了其自身的抗菌作用，研究发现其还能够抑制炎症反应及免疫调节效果，长期小剂量应用能减少支气管肺泡灌洗液（BALF）中的细胞计数，降低 IL-8 的水平，同时还能够减少痰量，改善肺功能。最近一项随机、双盲、对照临床研究表明，每周服用 3 次阿奇霉素，每次 500mg，持续 6 个月可显著降低 NCFB 患者急性加重的次数。另一项随机、双盲、对照临床研究也表明，每日服用 250mg 阿奇霉素，持续 12 个月可显著降低 NCFB 患者急性加重的次数，但对肺功能改善不明显。近年来，红霉素对 NCFB 患者的治疗作用也备受关注，一项最新的随机、双盲、对照临床试验表明，服用琥乙红霉素 12 个月（每日 2 次，每次 400mg）可降低 NCFB 患者每年急性加重的次数，减少排痰量并减缓 FEV_1 的下降。另外，大环内酯类药物的支气管壁通透性较好，研究表明，气道内的细菌能够通过所谓的群体感应机制，在局部形成一层生物保护膜，使其免于受到抗生素的攻击，而大环内酯类药物恰恰能够破坏细菌的这种机制。虽然，大环内酯类抗生素在 NCFB 的应用中具有相当优势，但长期使用也可引起正常菌群的耐药，并且已经有学者从长期使用阿奇霉素患者的痰液中分离到了对红霉素耐药的金葡菌和流感嗜血杆菌菌株。

（十）手术及其他措施

手术主要是针对保守治疗无效的局部 NCFB 及严重的并发症，如大咯血。目前对于手术为主的干预措施可以参照《英国胸科协会非囊性纤维化支气管扩张指南》。手术必须彻底切除病变肺段，术后至少能保留 10 个肺段以保证正常的肺功能。手术的相对禁忌证为非柱状支气管扩张、痰培养出铜绿假单胞菌、切除术后残余病变及非局限性病变。大咯血是支气管扩张致命的并发症，大咯血时首先应保证气道通畅，改善氧合，稳定血流动力学状态，支气管动脉栓塞术和（或）手术切除肺叶是大咯血的一线治疗。

另外，无创通气可改善部分 NCFB 合并慢性呼吸衰竭患者的生活质量。长期无创通气治疗可缩短部分患者住院时间，但尚无确切证据证实其能改善患者的生存。

四、护理评估

（一）健康史

询问患者发病情况，是否有咳嗽、大量浓痰，是否有反复咯血等症状，询问患者既往病史。

（二）身体状况

1.症状。典型的症状为慢性咳嗽、大量脓痰和（或）反复咯血。其表现轻重与支气管病变及感染程度有关。

（1）慢性咳嗽、大量脓痰：痰量与体位改变有关，晨起或夜间卧床转动体位时咳嗽、咳痰量增加。感染急性发作时，黄绿色脓痰明显增多，如有厌氧菌感染，痰与呼吸有臭味。感染时痰液静置于玻璃瓶内有分层特征：上层为泡沫，泡沫下为脓性成分，中层为黏液，底层为坏死组织沉淀物。

（2）反复咯血：半数以上患者有程度不等的反复咯血，可为痰中带血或大量咯血，咯血量与病情严重程度、病变范围可不一致。发生在上叶的"干性支气管扩张"，反复咯血为唯一症状。

（3）反复肺部感染：其特点是同一肺段反复发生肺炎并迁延不愈，出现发热、咳嗽加剧、痰量增多、胸闷、胸痛等症状。一旦大量脓痰排出后，全身症状明显改善。

（4）慢性感染中毒症状：反复继发感染可有全身中毒症状，如发热、食欲下降、乏力、消瘦、贫血等，严重时伴气促、发绀。

2.体征。轻症或干性支气管扩张体征可不明显。病变典型者可于下胸部、背部的病变部位闻及固定、持久的粗湿啰音，呼吸音减低，严重者可伴哮鸣音，部分慢性患者伴有杵状指（趾）。

3.并发症。反复感染可引起支气管肺炎、肺脓肿、脓胸、阻塞性肺气肿及慢性肺源性心脏病。

（三）辅助检查

1.影像学检查

（1）胸部平片：早期轻症患者常无异常，偶见一侧或双侧下肺纹理增多或增粗。典型者可见多个不规则的蜂窝状透亮阴影或沿支气管的卷发状阴影，或"双轨征"，感染时阴影内可有平面。

（2）CT扫描：高分辨CT（HRCT）诊断的敏感性和特异性均可达到90%以上，现已成为支气管扩张的主要诊断方法。特征性表现为管壁增厚的柱状扩张或成串成簇的囊样改变。

（3）支气管造影：是确诊支气管扩张的主要依据。可确定支气管扩张的部位、性质、范围和病变的程度，为外科决定手术指征和切除范围提供依据。但由于这一技术为创伤性检查，现已被CT取代。

2. 痰、血液检查

痰涂片及痰培养可指导抗生素治疗急性感染时血常规白细胞及中性粒细胞增高。血清免疫球蛋白和补体检查有助于发现免疫缺陷病引起呼吸道反复感染所致的支气管扩张。

3. 纤维支气管镜检查

纤维支气管镜有助于鉴别管腔内异物、肿瘤或其他阻塞性因素引起的支气管扩张。

（四）心理－社会状况

评估患者咳嗽的特点、痰的性状；评估咳血量；评估患者有无窒息的征兆及表现。了解患者焦虑恐惧心理情况。

五、护理诊断

（一）清理呼吸道无效

与痰多黏稠、咳嗽无力，以及未掌握有效咳痰技巧引起痰液排出不畅有关。

（二）有窒息的危险

与痰多黏稠、大咯血不能及时排出有关。

（三）焦虑、恐惧

与反复咯血和担心预后有关。

（四）营养失调

低于机体需要量与慢性感染导致机体消耗和咯血有关。

六、护理目标

（1）呼吸道保持通畅，能有效排出痰液，能进行有效的呼吸。

（2）无并发症发生。

（3）焦虑、恐惧情绪得到缓解。

（4）摄入足够营养，体重增加，增强抗病能力。

七、护理措施

（一）一般护理

1. 休息和环境。急性感染或病情严重者应卧床休息。保持室内空气流通，维持适宜的温度、湿度，注意保暖。使用防臭、除臭剂，消除室内异味。病情稳定时避免诱因如戒烟，避免到空气污染的公共场所和有烟雾的场所，避免接触呼吸道感染患者等。

2. 饮食护理。提供高热量、高蛋白质、富含维生素饮食，避免冰冷食物诱发咳

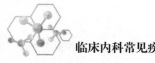

嗽，少食多餐。因咳大量脓痰，指导患者在咳痰后及进食前用清水或漱口剂漱口，保持口腔清洁，增加食欲。鼓励患者多饮水，每天 1500mL 以上，充足的水分可稀释痰液，有利于排痰。合并充血性心力衰竭或肾脏疾病者应指导患者低盐饮食。

（二）病情观察

观察痰液的量、颜色、性质、气味，与体位的关系，静置后是否有分层现象，记录 24h 痰液排出量。观察咯血的颜色、性质及量。若血痰较多，观察患者缺氧情况，是否有呼吸困难、呼吸急促或费力、面色的改变。密切观察病情变化，警惕窒息的各种症状，并备好抢救药品和用品；注意患者有无发热、消瘦、贫血等全身症状。

（三）对症护理

1. 体位。引流护理具体措施见本章第一节呼吸系统常见症状的护理。

2. 咯血护理

（1）休息与体位：少量咯血嘱患者静卧休息，少活动。中量咯血应卧床休息，平卧，头偏向一侧或取患侧卧位。大量咯血取患侧向下，头低脚高位卧位，便于血液引流。保持环境安静，大量咯血者床旁备好吸痰、气管插管、气管切开等抢救设备。

（2）饮食护理：少量咯血者进温凉饮食，少量多餐，禁烟及辛辣刺激性食物，适当进食纤维素食物，以保持大便通畅。中量或大量咯血者暂禁食。

（3）心理护理：安慰患者，消除患者恐惧和紧张心理，防止患者屏气或声门痉挛，鼓励患者轻轻咳出积在气管内的痰液或血液，及时帮助患者去除污物，给予口腔护理去除口腔血腥味。

（4）止血治疗：垂体后叶素是咯血治疗常用药物。静脉滴注垂体后叶素可使动脉收缩，从而达到止血目的。但其可以引起全身血管的收缩，并可引起子宫收缩，因此使用时注意控制滴速，监测血压。在存在冠心病或高血压时慎用，妊娠者则禁止使用。药物止血失败时可采取支气管动脉栓塞治疗或外科手术治疗。

（5）病情观察：定期监测体温、心率、呼吸、血压，观察并记录咯血量、颜色及频率，每日咯血量在 100mL 以内为小量，100～500mL 为中等量，500mL 以上或一次咯血 300mL 以上为大量。观察咯血先兆，如胸闷、气急、咽痒、咳嗽、心窝部灼热、口感甜或咸等症状。大咯血好发时间多在夜间或清晨，应严格交接班制度，密切观察其病情变化，加强夜班巡视，特别注意倾听患者的诉说及情绪变化。咯血时颜色为鲜红色常提示活动性出血，应警惕咯血不畅引起窒息。密切观察患者有无胸闷、烦躁不安、气急、面色苍白、口唇发绀、咯血不畅等窒息前症状。

（6）大咯血窒息的抢救：抢救的关键是及时解除呼吸道梗阻，畅通呼吸道。出现窒息征象时，如呼吸极度困难、表情恐怖、张口瞪目、两手乱抓、大汗淋漓、一侧或双侧呼吸音消失、神志不清等，应立即：①将患者抱起，取头低脚高俯卧位，使上半身与床沿成45°～90°，轻托患者头部使其后仰，以减少气道的弯曲，利于血液引流。②嘱患者一定要将血咯出，不要屏气，并轻拍健侧背部促进血块排出，迅速挖出或吸出口、咽、喉、鼻部血块。无效时立即气管插管或气管切开，解除呼吸道阻塞。③立即高流量吸氧。④迅速建立静脉通路，最好是两条静脉通路，根据需要给予呼吸兴奋剂、止血或扩容升压治疗。⑤呼吸心跳骤停者立即心肺复苏。

（四）药物护理

遵医嘱使用抗生素、祛痰剂、支气管舒张药，指导患者掌握药物的疗效、剂量、用法和不良反应。

（五）心理护理

由于疾病迁延不愈，患者极易产生悲观、焦虑心理；咯血时，自我感到对生命造成严重威胁，会出现极度恐惧，甚至绝望的心理。护理人员应以亲切的态度，多与患者交谈，讲明支气管扩张反复发作的原因及治疗进展，帮助患者树立战胜疾病的信心，解除焦虑不安心理。咯血时医护人员应陪伴及安慰患者，保持情绪稳定，避免因情绪波动加重出血。

（六）健康教育

1.疾病知识指导

帮助患者正确认识和对待疾病，了解疾病发生、发展与治疗、护理过程。与患者及其家属共同制订长期防治计划。教会患者掌握有效咳嗽、雾化吸入、体位引流方法，以及抗生素的作用、用法、不良反应等。患者和其家属还应学会识别支气管扩张典型的临床表现：痰量增多、血痰、呼吸困难加重、发热、寒战和胸痛等。一旦发现症状加重，应及时就诊。各种阻塞性损害和异物应迅速解除。

2.生活指导

讲解加强营养对机体康复的作用，使患者能主动摄取必要的营养素，以增加机体抗病能力。鼓励患者参加体育锻炼，增强机体免疫力和抗病能力。建立良好的生活习惯，劳逸结合，消除紧张心理，防止病情进一步恶化。戒烟、避免烟雾和灰尘刺激有助于避免疾病的复发，防止病情恶化。

八、护理评价

（1）痰液能否及时排出，是否能进行有效呼吸。

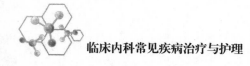

（2）有无窒息的发生。

（3）情绪是否稳定，紧张、恐惧感有无消失。

（4）患者体重是否增加，抗病能力是否增强。

第四节　慢性阻塞性肺疾病

慢性阻塞性肺疾病（COPD）简称慢阻肺，是以气流受限为特征的肺部疾病，其气流受限多呈进行性发展。慢阻肺主要累及肺部，与肺对有害气体或有害颗粒的异常炎症反应有关。一些已知病因或具有特征性病理表现的气流受限疾病，如支气管扩张症、肺结核、弥散性泛细支气管炎和闭塞性细支气管炎等均不属于慢阻肺。

慢阻肺是一种严重危害人类健康的常见病、多发病，严重影响患者的生命质量，病死率较高，给患者、家庭以及社会带来沉重的经济负担。我国对 7 个地区 20 245 名成年人进行调查，结果显示 40 岁以上人群中慢阻肺的患病率高达 8.2%。据"全球疾病负担研究项目"估计，2020 年慢阻肺将位居全球死亡原因的第 3 位。世界银行和世界卫生组织的资料表明，至 2020 年慢阻肺将位居世界疾病经济负担的第 5 位。

一、病因
慢阻肺确切的病因不清楚，但以下因素具有重要的影响。

（一）吸烟
吸烟是慢阻肺最常见危险因素。烟草中含尼古丁、焦油和氢氰酸等化学物质，可以损伤气道上皮细胞，使纤毛运动减退和巨噬细胞吞噬功能降低；支气管黏液腺肥大，杯状细胞增生，黏液分泌增多，使气道净化能力下降；支气管黏膜充血水肿，黏液积聚，容易继发感染，慢性炎症及吸烟刺激黏膜下感受器，使副交感神经功能亢进，引起支气管平滑肌收缩，气流受限，烟草、烟雾还可使氧自由基产生增多，诱导中性粒细胞释放蛋白酶，抑制抗蛋白酶系统，破坏肺弹力纤维，诱发肺气肿形成。国外较多流行病学研究结果表明，吸烟人群肺功能异常的发生率与不吸烟人群相比明显升高。吸烟年龄越早，吸烟量越大，则发病率越高。

（二）职业性粉尘和化学物质
当职业性粉尘（二氧化硅、煤尘、棉尘等）及化学物质（烟雾、过敏源、工业废气和室内空气污染等）的浓度过大或接触时间过久，均可导致慢阻肺的发生。接触某些特殊物质、刺激性物质、有机粉尘及过敏源也可使气道反应性增加。

（三）空气污染

空气中的二氧化硫、二氧化氮、氯及臭氧等，为细菌感染创造条件。氯、氧化氮和二氧化硫等化学气体对气管黏膜有刺激和细胞毒性作用。空气中的烟尘或二氧化硫明显增加时，慢阻肺急性发作显著增多。其他粉尘也刺激支气管黏膜，使气道清除功能遭受损害，为细菌入侵创造了条件。

（四）生物燃料烟雾

生物燃料是指柴草、木头、木炭、庄稼秆和动物粪便等，其烟雾的主要有害成分包括碳氧化物、氮氧化物、硫氧化物和未燃烧完全的碳氢化合物颗粒与多环有机化合物等。使用生物燃料烹饪时产生的大量烟雾可能是不吸烟妇女发生慢阻肺的重要原因。生物燃料所产生的室内空气污染与吸烟具有协同作用。

（五）感染

呼吸道感染是慢阻肺发病和加剧的另一个重要因素，病毒和（或）细菌感染是慢阻肺急性加重的常见原因。儿童期重度下呼吸道感染与成年时肺功能降低、呼吸系统症状的发生有关。

（六）蛋白酶 - 抗蛋白酶失衡

蛋白水解酶对组织有损伤、破坏作用；抗蛋白酶对弹性蛋白酶等多种蛋白酶具有抑制功能，其中 α_1- 抗胰蛋白酶（α_1-AT）是活性最强的一种，蛋白酶和抗蛋白酶维持平衡是保证肺组织正常结构免受损伤和破坏的主要因素，蛋白酶增多或抗蛋白酶不足均可导致组织结构破坏产生肺气肿。

（七）氧化应激

慢阻肺患者肺部氧化剂来源分内源性和外源性两种。内源性主要为巨噬细胞和中性粒细胞等炎症细胞释放的氧自由基，外源性主要是烟雾和空气污染。氧化物可持续损害细胞膜，引起抗蛋白酶失活、黏液过度分泌，促进炎症反应等。

（八）社会经济地位

慢阻肺的发病与患者的社会经济地位相关，室内外空气污染程度不同、营养状况等与社会经济地位的差异也许有一定的内在联系。低体重指数也与慢阻肺的发病有关，体重指数越低，慢阻肺的患病率越高。吸烟和体重指数对慢阻肺存在交互作用。

（九）其他

如自主神经功能失调、呼吸道防御功能及免疫力降低、气温变化、营养不良等都可能参与慢阻肺的发生、发展。

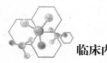

二、病理生理

慢阻肺的病理改变主要表现为慢性支气管炎及肺气肿的病理变化。支气管黏膜上皮细胞变性、坏死、溃疡形成，纤毛倒伏、变短、不齐、粘连、部分脱落，缓解期黏膜上皮修复、增生，鳞状上皮化生、肉芽肿形成，杯状细胞数目增多、肥大、分泌亢进，腔内分泌物潴留，基膜变厚、坏死，支气管腺体增生、肥大，腺体肥厚与支气管壁厚度比值常大于 0.55 ~ 0.79（正常值为 0.4 以下）。

各级支气管壁有各类炎症细胞浸润，以浆细胞、淋巴细胞为主，急性发作期可见到大量中性粒细胞，严重者为化脓性炎症，黏膜充血、水肿、变性坏死和溃疡形成，基底部肉芽组织和机化纤维组织增生导致管腔狭窄，炎症导致气道壁的损伤和修复过程反复循环发生，修复过程导致气道壁的结构重塑，胶原含量增加及瘢痕形成，这些病理改变是慢阻肺气流受限的主要病理基础之一。

肺气肿的病理改变可见肺过度膨胀，弹性减退，外观灰白或苍白，表面可见多个大小不一的大泡，镜检见肺泡壁变薄，肺泡腔扩大，破裂或形成大泡，血液供应减少，弹力纤维网破坏，细支气管壁有炎症细胞浸润，管壁黏液腺及杯状细胞增生、肥大，纤毛上皮破损，纤毛减少，有的管腔纤细狭窄或扭曲扩张，管腔内有痰液存留，细支气管的血管内膜可增厚或管腔闭塞，按累及肺小叶的部位，可将阻塞性肺气肿分为小叶中央型、全小叶型及介于两者之间的混合型三类，其中以小叶中央型为多见，小叶中央型是由于终末细支气管或一级呼吸性细支气管炎症导致管腔狭窄，其远端的二级呼吸性细支气管呈囊状扩张，其特点是囊状扩张的呼吸性细支气管位于二级小叶的中央区，全小叶型是呼吸性细支气管狭窄引起所属终末肺组织，即肺泡管-肺泡囊及肺泡的扩张。其特点是气肿囊腔较小，遍布于肺小叶内，有时两种类型同时存在于一个肺内，称为混合型肺气肿，多在小叶中央型基础上，并发小叶周边区肺组织膨胀。

在慢阻肺的肺部病理学改变基础上，出现相应的慢阻肺特征性病理生理学改变，包括黏液高分泌、纤毛功能失调、小气道炎症、纤维化及管腔内渗出、气流受限和气体陷闭引起的肺过度充气、气体交换异常、肺动脉高压和肺心病，以及全身的不良效应。黏液高分泌和纤毛功能失调导致慢性咳嗽和多痰，这些症状可出现在其他症状和病理生理异常发生之前。肺泡附着的破坏使小气道维持开放能力受损，这在气流受限的发生中也有一定的作用。

随着慢阻肺的进展，外周气道阻塞、肺实质破坏和肺血管异常等降低了肺气体交换能力，产生低氧血症，并可出现高碳酸血症。长期慢性缺氧可导致肺血管广泛收缩和肺动脉高压，常伴有血管内膜增生，某些血管发生纤维化和闭塞，导致肺循环的结构重组。慢阻肺晚期出现肺动脉高压，进而产生慢性肺源性心脏病及心力衰竭，提示预后不良。

慢阻肺可以导致全身不良效应，包括全身炎症反应和骨骼肌功能不良，并促进或加重并发症的发生等，全身炎症表现有全身氧化负荷异常增高、循环血液中促炎症细胞因子浓度异常增高及炎症细胞异常活化等，骨骼肌功能不良表现为骨骼肌重量逐渐减轻等。慢阻肺的全身不良效应可使患者的活动能力受限加剧，生命质量下降，预后变差，因此它具有重要的临床意义。

三、临床表现

（一）症状

1. 慢性咳嗽。通常为首发症状，初起咳嗽呈间歇性，晨间起床时咳嗽明显。以后早晚或整日均有咳嗽，但夜间咳嗽并不显著，少数病例咳嗽不伴有咳痰，也有少数病例虽有明显气流受限但无咳嗽症状。

2. 咳痰。一般为白色黏液或浆液性泡沫样痰，偶可带血丝，清晨排痰较多，急性发作期痰量增多，可有脓性痰。

3. 气短或呼吸困难。早期仅在劳动、上楼或爬坡时出现，后逐渐加重，晚期在穿衣、洗漱、进食等日常活动甚至休息时也感到气短，是慢阻肺的标志性症状。

4. 喘息和胸闷。部分患者特别是重度患者或急性加重时出现喘息。

5. 其他。晚期患者常见体重下降、营养不良、食欲减退等。

（二）体征

早期可无异常体征，随疾病进展出现以下体征。

1. 视诊。桶状胸，呼吸变浅，频率增快，严重者可有缩唇呼吸等。

2. 触诊。双侧语颤减弱或消失。

3. 叩诊。过清音，心浊音界缩小，肺肝界降低。

4. 听诊。双肺呼吸音可减低，呼气延长，可闻及干啰音，双肺底或其他肺野可闻及湿啰音，心音遥远，剑突部心音较清晰、响亮。

（三）病史

1. 危险因素。吸烟史、职业性或环境有害物质接触史。

2. 既往史。包括哮喘史、过敏史、儿童时期呼吸道感染及其他呼吸系统疾病。

3. 家族史。慢阻肺有家族聚集倾向。

4. 发病年龄和好发季节。多于中年以后发病，症状好发于秋冬、寒冷季节，常有反复呼吸道感染及急性加重史，随着病情进展，急性加重愈渐频繁。

5. 并发症。心脏病、骨质疏松、骨骼肌肉疾病和肺癌等。

6. 慢阻肺对患者生命质量的影响。多为活动能力受限、劳动力丧失、抑郁和焦虑等。

7. 慢性肺源性心脏病史。慢阻肺后期出现低氧血症和（或）高碳酸血症，可合并慢性肺源性心脏病和右心衰竭。

（四）慢阻肺的病程分期

1. 急性加重期。呼吸道症状超过日常变异范围的持续恶化，需改变药物治疗方案，在疾病过程中，常有短期内咳嗽、咳痰、气短和（或）喘息加重，痰量增多，脓性或黏液脓性痰，可伴有发热等炎症明显加重的表现。

2. 稳定期。咳嗽、咳痰和气短等症状稳定或症状轻微，病情基本恢复到急性加重前的状态。

（五）并发症

1. 慢性呼吸衰竭：常在慢阻肺急性加重时发生，其症状明显加重，发生低氧血症和（或）高碳酸血症，可具有缺氧和二氧化碳潴留的临床表现。

2. 自发性气胸：如有突然加重的呼吸困难，并伴有明显的发绀，患侧肺部叩诊为鼓音，听诊呼吸音减弱或消失，应考虑并发自发性气胸，通过 X 线检查可以确诊。

3. 慢性肺源性心脏病：由于慢阻肺肺病变引起肺血管床减少及缺氧致肺动脉痉挛，血管重塑，导致肺动脉高压，右心室肥厚扩大，最终发生右心功能不全。

4. 胃溃疡。

5. 睡眠呼吸障碍。

6. 继发性红细胞增多症。

四、辅助检查

（一）肺功能检查

判断有无气流受限，是诊断慢阻肺的"金标准"，对其严重程度评价、疾病进展、评估预后和治疗反应有重要意义。第一秒用力呼气容积占用力肺活量百分比（FEV1/FVC）是评价气流受限的一项敏感指标，吸入支气管舒张剂后，FEV1/FVC ＜ 70％并排除其他疾病引起的气流受限即可确诊。肺总量（TLC）、功能残气量（FRC）和残气量（RV）增高，肺活量（VC）降低，表明肺过度充气。

（二）胸部 X 线检查

X 线检查对确定肺部并发症及其与其他疾病（如肺间质纤维化、肺结核等）的鉴别具有重要意义。慢阻肺早期胸部 X 线片可无明显变化，以后出现肺纹理增多和紊乱等非特征性改变。慢阻肺主要 X 线征象为肺过度充气，表现为肺容积增大，胸腔前后径增长，肋骨走向变平，肺野透亮度增高，横膈位置低平，心脏悬垂狭长，肺门血管纹理呈残根状，肺野外周血管纹理纤细、稀少等，有时可见肺大疱形成。慢阻肺并发肺动脉高压和肺源性心脏病时，除右心增大的 X 线特征外，还可有肺动脉圆锥膨隆，肺门血管影扩大及右下肺动脉增宽等。

（三）胸部 CT 检查

CT 检查不作为慢阻肺的常规检查，高分辨率 CT 对有疑问病例的鉴别诊断有一定意义。

（四）动脉血气分析

早期无异常，晚期可出现低氧血症、高碳酸血症、酸碱平衡失调，以及呼吸衰竭等改变。

（五）其他

慢阻肺的急性加重常因微生物感染诱发，当合并细菌感染时，血白细胞计数增高，中性粒细胞核左移，痰细菌培养可检出病原菌；常见病原菌为肺炎链球菌、流感嗜血杆菌、卡他莫拉菌等，病程较长，而且出现肺结构损伤者，易合并铜绿假单孢菌感染，长期吸入糖皮质激素者易合并真菌感染。

五、诊断

慢阻肺的诊断应根据临床表现、危险因素接触史、体征及实验室检查等资料，综合分析确定。任何有呼吸困难、慢性咳嗽或咳痰，且有暴露于危险因素病史的患者，临床上都需要考虑慢阻肺的诊断。诊断慢阻肺需要进行肺功能检查，吸入支气管舒张剂后 FEV1/FVC < 70% 即可明确存在持续的气流受限，在排除了其他疾病后可确诊为慢阻肺。因此，持续存在的气流受限是诊断慢阻肺的必备条件。肺功能检查是诊断慢阻肺的"金标准"。凡具有吸烟史和（或）环境职业污染及生物燃料接触史，临床上有呼吸困难或咳嗽、咳痰病史者，均应进行肺功能检查。慢阻肺患者早期轻度气流受限时可有或无临床症状。胸部 X 线检查有助于确定肺过度充气的程度及其与其他肺部疾病的鉴别。

六、治疗

（一）稳定期治疗

1. 教育与管理。劝导患者戒烟，这是减慢肺功能损害最有效的措施。对吸烟患者采取多种宣教措施，有条件者可以考虑使用辅助药物。减少职业性粉尘和化学物质吸入，对于从事接触职业粉尘的人群如煤矿、金属矿、棉纺织业、化工行业及某

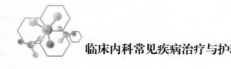

些机械加工等工作人员应做好劳动保护。

2. 支气管舒张药。这是现有控制慢阻肺症状的主要措施。

（1）抗胆碱能药：这是慢阻肺常用的药物，主要品种为异丙托溴铵气雾剂，雾化吸入，起效较沙丁胺醇慢，持续 6 ~ 8h，每次 40 ~ 80μg（每喷 20μg），每天 3 ~ 4 次。

（2）β₂肾上腺素受体激动剂：主要有沙丁胺醇气雾剂，每次 100 ~ 200μg（1 ~ 2 喷），雾化吸入，疗效持续 4 ~ 5h，每 24h 不超过 8 ~ 12μg。特布他林气雾剂亦有同样作用。

（3）茶碱类：茶碱缓释或控释片，0.2g，早、晚各一次；氨茶碱，0.1g，每日 3 次。

3. 去痰药。对痰不易咳出者常用药物有盐酸氨溴索，30mg，每日 3 次，或羧甲司坦 0.5g，每日 3 次。

4. 长期家庭氧疗（LTOT）。对慢阻肺慢性呼吸衰竭者可提高生活质量和生存率。LTOT 指征：

（1）$PaO_2 \leq 55mmHg$ 或 $SaO_2 \leq 88\%$，有或没有高碳酸血症。

（2）$PaO_2 55 ~ 60mmHg$，或 $SaO_2 < 89\%$，并有肺动脉高压、心力衰竭水肿或红细胞增多症（血细胞比容 > 0.55）。一般用鼻导管吸氧，氧流量为 1 ~ 2L/min，吸氧时间 > 15h/d。目的是使患者在静息状态下，达到 $PaO_2 \geq 60mmHg$ 和（或）使 SaO_2 升至 90%。

5. 通气支持。无创通气已广泛用于极重度慢阻肺稳定期患者。无创通气联合长期氧疗对某些患者，尤其是在日间有明显高碳酸血症的患者或许有一定益处。无创通气可以改善生存率但不能改善生命质量。慢阻肺合并阻塞性睡眠呼吸暂停综合征的患者，应用持续正压通气在改善生存率和住院率方面有明确益处。

6. 康复治疗。康复治疗对进行性气流受限、严重呼吸困难而很少活动的慢阻肺患者，可以改善其活动能力，提高生命质量，这是慢阻肺患者一项重要的治疗措施。康复治疗包括呼吸生理治疗、肌肉训练、营养支持、精神治疗和教育等多方面措施。呼吸生理治疗包括帮助患者咳嗽，用力呼气以促进分泌物清除；使患者放松，进行缩唇呼吸及避免快速浅表呼吸，可帮助患者克服急性呼吸困难。肌肉训练有全身性运动和呼吸肌锻炼，前者包括步行、登楼梯、踏车等，后者有腹式呼吸锻炼等。营养支持的要求应达到理想体重，同时避免摄入高糖类和高热量饮食，以免产生过多二氧化碳。

（二）急性加重期治疗

1. 确定急性加重期的原因及病情严重程度。最多见的是细菌或病毒感染。

2. 根据病情严重程度决定门诊或住院治疗。病情严重的慢阻肺急性加重患者需要住院治疗：

（1）症状明显加重，如突然出现静息状况下呼吸困难。

（2）重度慢阻肺。

（3）出现新的体征或原有体征加重如发绀、意识改变和外周水肿。

（4）有严重的伴随疾病（如心力衰竭或新近发生的心律失常）。

（5）初始治疗方案失败。

（6）高龄。

（7）诊断不明确。

（8）院外治疗无效或条件欠佳。

3. 支气管舒张药：药物同稳定期。有严重喘息症状者可给予较大剂量雾化吸入治疗，如应用沙丁胺醇 500μg 或异丙托溴铵 500μg，或沙丁胺醇 1000μg，异丙托溴铵 250 ~ 500μg 通过小型雾化吸入器给患者吸入治疗以缓解症状。

4. 控制性吸氧：发生低氧血症者可鼻导管吸氧，或通过文丘里面罩吸氧。鼻导管给氧时，吸入的氧浓度与给氧流量有关，估算公式为吸入氧浓度（％）= 21 + 4× 氧流量（L/min）。一般吸入氧浓度为 28％ ~ 30％，应避免吸入氧浓度过高而引起二氧化碳潴留。

5. 抗生素：患者呼吸困难加重、咳嗽伴痰量增加、有脓性痰时，应根据患者所在地常见病原菌类型及药物敏感情况积极选用抗生素治疗。如给予 β 内酰胺类 / β 内酰胺酶抑制剂，或给予第二代头孢菌素、大环内酯类或喹喏酮类。如门诊可用阿莫西林 / 克拉维酸、头孢唑肟 0.25g，每日 3 次、头孢呋辛 0.5g，每日 2 次、左氧氟沙星 0.2g，每日 2 次、莫西沙星或加替沙星 0.4g，每日 1 次；较重者可应用头孢曲松钠 2.0g 加于生理盐水中静脉滴注，每日 1 次。住院患者可根据疾病严重程度和预计的病原菌更积极地给予抗生素，一般多静脉滴注给药。

6. 糖皮质激素：对需住院治疗的急性加重期患者可考虑口服泼尼松龙 30 ~ 40mg/d，也可静脉给予甲泼尼龙，连续 5 ~ 7 天。

7. 辅助治疗：在监测出入量和血电解质的情况下适当补充液体和电解质，注意维持液体和电解质平衡，注意补充营养，对不能进食者需经胃肠补充要素饮食或给予静脉高营养；对卧床、红细胞增多症或脱水的患者，无论是否有血栓栓塞性疾病史，均需考虑使用肝素或低分子肝素进行抗凝治疗。此外，还应注意痰液引流，积极排痰治疗（如刺激咳嗽、叩击胸部、体位引流和湿化气道等），识别及治疗并发症（如冠心病、糖尿病和高血压等）及其并发症（如休克、弥散性血管内凝血和上消化道出血等）。

8. 机械通气：可通过无创或有创方式实施机械通气，无论何种方式都只是生命支持的一种手段，在此条件下，通过药物治疗消除慢阻肺急性加重的原因，使急性呼吸衰竭得到逆转。进行机械通气的患者应同时进行动脉血气监测。

（1）无创通气：根据病情需要可首选此方法，慢阻肺急性加重期患者应用无创通气可降低 $PaCO_2$，降低呼吸频率、呼吸困难程度，减少呼吸机相关肺炎等并发症和住院时间，更重要的是降低病死率和插管率。使用无创通气要掌握合理的操作方法，提高患者的依从性，避免漏气，通气压力应从低水平开始逐渐升至适当水平，还应采取其他有利于降低 $PaCO_2$ 的方法，提高无创通气效果。

（2）有创通气：在积极的药物和无创通气治疗后，患者的呼吸衰竭仍进行性恶化，出现危及生命的酸碱失衡和（或）意识改变时，宜用有创机械通气治疗，待病情好转后，可根据情况采用无创通气进行序贯治疗。

在决定终末期慢阻肺患者是否使用机械通气时，还需充分考虑到病情好转的可能性，患者本人及家属的意愿，以及强化治疗条件是否许可。使用最广泛的 3 种通气模式包括同步间歇指令通气（SIMV）、压力支持通气（PSV）和 SIMV 与 PSV 联合模式。由于慢阻肺患者广泛存在内源性呼气末正压，导致吸气功耗增加和人机不协调，因此，可常规加用适度的外源性呼气末正压，压力为内源性呼气末正压的70% ~ 80%。慢阻肺患者的撤机过程可能会遇到困难，需设计和实施周密的撤机方案。无创通气也被用于帮助早期撤机，并取得初步的良好效果。

七、护理诊断/问题

（一）气体交换受损

与呼吸道阻塞、肺组织弹性降低、通气和换气功能障碍、分泌物过多有关。

（二）活动无耐力

与疲劳、呼吸困难、肺功能下降引起慢性缺氧及活动时供氧不足有关。

（三）清理呼吸道无效

与呼吸道分泌物增多且黏稠、支气管痉挛、气道湿度降低有关。

（四）营养失调：低于机体需要量

与呼吸道感染致消耗增加、摄入减少、食欲降低、痰液增多、呼吸困难有关。

（五）焦虑

与疾病呈慢性过程、病情逐渐加重、经济状况有关。

（六）潜在并发症

肺部感染、自发性气胸、呼吸衰竭。

八、护理措施

（一）病情观察

观察患者咳嗽、咳痰，呼吸困难的程度，密切观察痰液的颜色、性状、量，以及咳痰是否顺畅。监测水、电解质及酸碱平衡状况，进行动脉血气分析。

（二）休息与活动

病情缓解期间，根据患者活动能力，进行适当的锻炼，以患者不感到疲劳、不加重症状为宜。可进行床上运动、打太极、慢跑、散步等。保持室内合适的温湿度。

（三）氧疗护理

对呼吸困难伴低氧血症者，采用鼻导管低流量持续给氧，1～2L/min，每天氧疗时间不少于15h。氧疗有效的指标：患者呼吸频率减慢、呼吸困难减轻、心率减慢、发绀减轻、活动耐力增加。

（四）用药护理

遵医嘱给予抗感染治疗，应用支气管舒张药物和去痰药，观察药物疗效和不良反应。

（五）保持呼吸道通畅

1. 体位引流目的。借重力作用使痰液顺体位引出，保持气道通畅。技巧：患者可取前倾或头低位，以5～15min为宜，引流时护士协助叩击背部有助于排痰，极度衰弱、严重高血压、心力衰竭及意识不清等禁忌体位引流。

2. 有效咳嗽和排痰目的。避免无效咳嗽，减少体力消耗。技巧：患者取坐位或侧卧位，叩击者手背隆起，手掌中空，手指弯曲，由下向上，由外向内轻轻叩击背部以助排痰。不可在乳房、脊柱、裸露的皮肤等部位叩打。

（六）呼吸功能锻炼

1. 腹式或膈式呼吸法。腹式呼吸法指呼吸时让腹部凸起，吐气时腹部凹入的呼吸法。患者可以选择立位、半卧或平卧位。两膝半屈或在膝下垫一个小枕头，使腹肌放松，两手分别放在前胸和上腹部，用鼻子缓慢吸气时，膈肌松弛，腹部的手有向上抬起的感觉，而胸部的手原位不动。呼气时腹肌收缩，腹部的手有下降感。患者可每天进行练习，每次做8～10次，每天训练3～4次为宜，逐渐养成平稳而缓

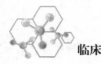

慢的腹式呼吸习惯。需要注意的是，呼吸要深长而缓慢，尽量用鼻而不用口。训练腹式呼吸有助于增加通气量，降低呼吸频率，还可增加咳嗽、咳痰能力，缓解呼吸困难。

2. 缩唇呼气法。缩唇呼气法就是以鼻吸气，缩唇呼气，即在呼气时，胸部前倾，口唇缩成吹口哨状，使气体巧过缩窄的口缓缓呼出。吸气与呼气时间比例为 1 ：2 或 1 ：3。要尽量做到深吸慢呼，缩唇程度以不感到费力为适度。每分钟 7 ~ 8 次，每天锻炼两次，每次 10 ~ 20min。目的是避免气道过早关闭，改善肺泡有效通气量。

3. 呼吸体操

（1）单举呼吸：单手握拳并举起，举起时深吸气，放下时缓慢呼气（吸气：呼气 = 1 ：2 或 1 ：3）或做缩唇呼吸。

（2）托天呼吸：双手握拳，有节奏地缓慢举起并放下，举起时吸气或呼气，放下时呼气或吸气。

（3）蹲站呼吸：双手自然放松，做下蹲动作同时吸气，站立时缓慢呼气。

（4）深呼吸训练就是胸腹式呼吸联合进行，可以排出肺内残气及其他代谢产物，吸入更多的新鲜空气，以供给各脏器所需的氧分，提高或改善脏器功能。深呼吸训练的具体方法是，选择空气新鲜的地方，每日进行 2 ~ 3 次。胸腹式联合的深呼吸类似瑜伽运动中的呼吸操，深吸气时，先使腹部膨胀，然后使胸部膨胀，达到极限后，屏气几秒钟，逐渐呼出气体。呼气时，先收缩胸部，再收缩腹部，尽量排出肺内气体。反复进行吸气、呼气，每次 3 ~ 5min。

（七）饮食护理

指导患者进食高热量、高蛋白质、富含维生素的软食，避免食用产气食物如豆类、土豆、胡萝下、汽水等，避免食用易引起便秘的食物，如油煎食物、干果、坚果等，少量多餐；指导患者餐后不要平卧，有利于消化。患者便秘时，嘱其多饮水，多食纤维素多的食物和水果。提供良好的进餐环境，进食时半卧位，餐前、餐后漱口，以促进食欲。必要时静脉输液补充营养。

（八）心理护理

护理人员应主动与患者沟通，倾听患者的诉说、抱怨，关注患者心理状况，确认患者的焦虑程度。进行疾病相关知识的讲解，与患者及家属共同制订康复计划，增强患者战胜疾病的信心。指导患者缓解焦虑、分散注意力的方法，如外出散步、听轻音乐、做游戏、按摩，或培养 1 ~ 2 种兴趣、爱好等。

九、健康教育

（一）疾病知识指导

向患者及家属讲解慢阻肺相关知识，慢阻肺虽是不可逆的病变，但积极预防和治疗可减少急性发作，延缓病情，提高生命质量。指导患者避免各种可使病情加重的因素，劝导患者戒烟，避免粉尘和刺激性气体吸入，避免在通风不良的空间燃烧生物燃料，秋冬季节注射流感疫苗，避免到人群密集的地方，保持居室空气新鲜，发生上呼吸道感染时应积极治疗。

（二）饮食指导

向患者及家属宣传饮食治疗的意义和原则，鼓励患者进食，与患者及家属共同制订患者乐意接受的富含维生素、高蛋白质、高热量的饮食计划。避免进食产气食物，以免腹部胀气，使膈肌上抬而影响肺部换气功能。做到少量多餐，避免进食引起便秘的食物。

（三）家庭氧疗

指导患者及家属家庭氧疗的方法，氧疗装置的清洁、消毒、更换等；注意用氧安全，做到四防"防火、防油、防热、防震"；了解氧疗的目的、必要性和注意事项。

（四）加强锻炼

根据自身情况选择适合自己的锻炼方式，如散步、慢跑、游泳、爬楼梯、爬山、打太极拳、跳舞，可通过做呼吸瑜伽、唱歌、吹口哨、吹笛子等进行肺功能锻炼。

（五）心理指导

指导患者保持心情舒畅，以积极的心态对待疾病，多进行有益身心愉悦的活动，以分散注意力，缓解焦虑。

第四章 神经内科常见疾病治疗与护理

第一节 神经系统常见症状及体征

一、概述

神经系统由脑、脊髓及附于脑和脊髓的神经组成，分为中枢神经系统和周围神经系统。中枢神经系统包括脑和脊髓，可以分析、综合机体内外环境传来的信息，并使机体做出适当的反应；周围神经系统包括脑神经、脊神经及内脏神经，可以接受信息，传递神经冲动。它们相互配合，完成机体的统一整体活动，以保持机体内环境的稳定及机体与外环境相适应。

神经系统疾病主要指由血管病变、感染、中毒、外伤、肿瘤、变性、自身免疫、先天发育异常、遗传、营养缺陷和代谢障碍等致病因素引起的脑、脊髓、周围神经和骨骼肌病变。临床主要表现为感觉、运动、意识及反射障碍。神经系统疾病病情复杂、发病率高、复发率高、致残率高、病死率高，严重影响患者的身心健康和生活质量。神经系统疾病常见症状及体征包括头痛、意识障碍、言语障碍、感觉障碍和瘫痪。

二、神经系统常见症状和体征的护理

（一）头痛

头痛是指从眉部以上至下枕部之间（包括额部、顶部、颞部和枕部）的疼痛。颅内的血管、神经和脑膜以及颅外的骨膜、血管、头皮、颈肌、韧带等结构受挤压、牵拉、移位、炎症，血管的扩张与痉挛，肌肉的紧张性收缩等均可引起头痛。此外，全身性疾病和神经症也可以引起头痛。

1. 导致头痛的常见病因有：

（1）颅内病变

1）感染：如脑膜炎、脑炎、脑脓肿等。

2）血管病变：如脑出血、蛛网膜下腔出血、脑梗死、脑血管畸形、高血压脑病、脑供血不足等。

3）占位性病变：如脑肿瘤、颅内白血病细胞浸润、颅内囊虫病等。

4）颅脑外伤：如脑震荡、颅内血肿、脑挫伤等。

（2）颅外病变：如颅骨骨折、颅骨肿瘤、颈部病变、神经痛、青光眼、中耳炎、鼻窦炎、牙髓炎等。

（3）全身性疾病

1）急性感染，如肺炎、流感等。

2）心血管疾病，如高血压病、心力衰竭等。

3）中毒，如一氧化碳、有机磷农药等。

4）神经症，如神经衰弱及癔症性头痛。

5）其他，如尿毒症、低血糖、中暑、肺性脑病等。

2. 护理评估

（1）健康史：评估时应详细询问头痛的部位、性质和程度，头痛的规律如起病的缓急、发作的频率、诱发因素、伴随症状；同时注意询问患者的情绪、睡眠、职业情况，以及服药史、头部外伤史、中毒史和家族史。

（2）身体状况

1）偏头痛：由颅内外血管舒缩功能障碍引起，常为单侧或双侧颞部搏动性头痛，可反复发作，伴恶心、呕吐。典型偏头痛在头痛前可有视物模糊、闪光暗点等视觉先兆，在暗处休息、睡眠后或服用止痛药后可缓解。患者常有家族史。

2）高颅压性头痛：头痛常为持续性的整个头部胀痛，阵发性加剧，伴有喷射状呕吐及视力障碍。

3）低颅压性头痛：头痛与体位有明显关系，立位时出现或加重，卧位时减轻或消失，头痛多在变换体位后 15 ~ 30min 内出现。

4）颅外局部因素所致头痛：①眼源性头痛。常位于眼眶周围及前额，眼部疾病治愈后，头痛也将会得到缓解。②耳源性头痛。多表现为单侧颞部持续性或搏动性头痛，常伴有乳突的压痛。③鼻源性头痛。由鼻窦炎症引起前额头痛，多伴有发热、鼻腔脓性分泌物等。

5）全身因素所致头痛：常常有原发疾病的表现。

6）神经痛：多呈电击样或刺痛等神经痛表现。

3. 护理诊断

（1）疼痛：头痛与颅内外血管舒缩功能障碍或脑部器质性病变等因素有关。

（2）焦虑与反复头痛有关。

4. 护理目标

能了解并尽量避免加重头痛的因素，头痛发作次数减少或程度减轻，焦虑感减轻。

5. 护理措施

（1）一般护理

头痛剧烈的患者需卧床休息，保持环境安静、舒适、光线柔和。避免刺激性食物及饮料（如咖啡、浓茶等），给予易消化、清淡的食物，保持大便通畅，戒烟、酒；避免诱因，告知患者可引起或加重疼痛的因素，如情绪紧张、饥饿、失眠、噪声、强光和气候的变化，对器质性病变所致的头痛应积极检查，尽早治疗。

（2）病情观察与对症护理

1）病情观察：观察患者的生命体征、意识状态、瞳孔变化、头部外伤情况，若出现头痛伴有呕吐、视力降低、神志变化、肢体抽搐或瘫痪等表现，要及时与医生联系，并配合救治。

2）对症护理：运用精神放松、听轻音乐等方式缓解疼痛，也可运用热敷、冷敷，理疗皮肤按摩、加压等皮肤刺激疗法缓解疼痛。①脑血管扩张性头痛采用头部冷敷以收缩血管。②脑出血患者，采取头部降温以减少脑组织耗氧、减轻脑水肿，保护脑细胞；而脑梗死患者，头部禁用冷敷以免影响脑的血液供应。③肌肉紧张性头痛进行热敷及按摩以缓解肌肉痉挛。④压迫颞额部动脉或颈总动脉，可减轻血管性头痛。⑤采取去枕平卧位，可减轻低压性头痛。⑥高颅压性头痛患者应卧床休息，遵医嘱快速静脉滴注甘露醇等脱水剂，通过渗透性利尿降低颅内压。

（3）用药护理：指导患者遵医嘱正确服药。告知止痛药物的作用与不良反应，让患者了解止痛药可致依赖及成瘾的特点，如大量使用止痛剂，滥用麦角胺、咖啡因可致药物依赖。

（4）心理护理：指导患者转移注意力、缓慢深呼吸，听轻音乐、引导式想象。尽量避免情绪紧张、用力动作、避免失眠、减少噪声等，以免诱发或加重头痛。

6. 护理评价

患者能否说出诱发或加重头痛的因素，是否能运用有效的方法减轻头痛，焦虑感有无减轻。

（二）意识障碍

意识是指机体对自身和周围环境的刺激做出应答反应的能力，意识障碍是指人对外界环境刺激缺乏反应的一种精神状态。凡导致脑干网状结构上行激活系统或广泛的大脑皮质损害的各种原因，均能引起意识障碍。

1.导致意识障碍常见的病因有

（1）颅脑疾病：如脑血管疾病、颅脑感染、颅内占位性病变、颅脑损伤、癫痫等。

（2）全身感染性疾病：如败血症、肺炎、中毒性细菌性痢疾等。

（3）内分泌与代谢障碍：如甲状腺危象、糖尿病性昏迷、尿毒症等。

（4）心血管疾病：如高血压脑病、重度休克、心律失常等。

（5）中毒性疾病：如安眠药、有机磷农药、一氧化碳中毒等。

2.护理评估

（1）健康史：评估时详细询问患者的发病方式及过程；既往健康状况，有无高血压、心脏病、内分泌及代谢疾病、癫痫病史，有无受凉、感染、外伤或急性中毒等诱因。

（2）身体状况：临床上可通过与患者交谈，患者回答的内容及对言语刺激的反应，对疼痛刺激的反应，瞳孔对光反射、吞咽反射、角膜反射，这些反射来判断有无意识障碍及程度。意识障碍包括嗜睡、意识模糊、昏睡、昏迷，昏迷又分为浅昏迷、中度昏迷和深昏迷。

另外国际通用 Glasgow 昏迷评定量表也可较为准确地评价患者有无意识障碍及程度。睁眼反应、言语反应、运动反应三项评分总分 15 分，最低 3 分。15 分表示正常，8 ~ 13 分出现意识障碍，≤ 7 分为昏迷，≤ 3 分为深昏迷。

（3）特殊类型的意识障碍：有去皮质综合征、睁眼昏迷、闭锁综合征等特殊类型的意识障碍。

1）去皮质综合征：去皮质意识障碍或称为无皮质状态，见于缺氧性脑病，其次为皮质损害较广泛的脑血管病及脑外伤。患者对外界的刺激不能产生有意识的反应，对言语、疼痛刺激无反应，患者能无意识地睁、闭眼，眼球能活动，瞳孔对光反射、角膜反射恢复，肌张力增高，病理反射阳性。可出现大小便失禁，存在觉醒与睡眠周期，身体姿势为上肢屈曲，下肢伸直性强直，与去大脑强直的区别为后者四肢均为伸直性强直。

2）睁眼昏迷：引起睁眼昏迷病因有药物或酒精中毒，一氧化碳中毒，严重颅脑外伤，脑血管疾病，脑炎，脑脂肪栓塞，自缢、溺水等严重缺血缺氧性脑病。中华医学会急诊医学分会意识障碍研究专业组确定的诊断标准是：①认知功能丧失，无意识活动，不能执行指令；②保持自主呼吸和血压；③有睡眠—醒觉周期；④不能理解和表达语言；⑤能自动睁眼或刺激下睁眼；⑥可有无目的的眼球跟踪运动下丘脑功能及脑干功能基本保存。睁眼昏迷不是完全不可逆的，应积极给予治疗。治疗一般从两方面着手，即促醒与维持功能，促醒国内外推崇高压氧治疗。药物治疗主要是增加脑血流量，促进中枢神经细胞代谢，活化神经细胞。康复护理是维持患者生存的关键，加强护理，保证营养，尽可能早期采用吞咽进食，可促进康复。

3）闭锁综合征：又称为去传出状态，是由脑桥腹侧部病变引起，如脑血管病、肿瘤等。患者神志清醒并具有感知能力，但只能以睁闭眼或眼球的上下活动与周围建立联系，不能言语、不能吞咽、四肢无自主运动。

3. 护理诊断

意识障碍与脑组织受损、功能障碍有关。

4. 护理目标

患者意识障碍无加重，患者不发生误吸、窒息、外伤、感染、压疮等各种并发症。

5. 护理措施

（1）观察病情：严密监测并记录生命体征及意识、瞳孔变化；观察有无恶心、呕吐及呕吐物的性状与量，观察有无消化道出血和脑疝发生，观察有无呼吸道及泌尿道感染的表现。

（2）保持呼吸道通畅：平卧时头偏向一侧，取下活动义齿；及时清除口鼻分泌物和吸痰；肩下垫高，使颈部伸展，防止舌根后坠阻塞呼吸道；备好吸痰器，以便及时吸痰，必要时做好气管切开和使用呼吸机的准备工作。

（3）生活护理

1）饮食：意识障碍的患者应保证足够的营养，补充足够的水分，防止便秘。鼻饲者应定时喂食，喂食前后抬高床头防止食物反流。

2）大小便护理：了解患者的排便次数、大便性状及排便难易程度，对大小便失禁患者，保持会阴部及肛周干燥清洁。

3）防止受伤：谵妄躁动者加床栏，防止坠床和自伤、伤人；有幻觉的患者，要防止走失和伤人毁物；昏迷患者慎用热水袋，防止烫伤。

（4）心理护理：护士要关心、体贴患者，多与患者家属沟通，解释患者病情进展情况，解除家属焦虑、紧张的情绪。

（5）意识恢复训练：如意识模糊的患者，纠正其概念错误、定向错误、辨色错误、计算错误，提供其熟悉的物品（如照片等），帮助患者恢复记忆力。对嗜睡患者避免各种精神刺激，协助指导患者尽可能地运用残存功能进行自我照顾。

6. 护理评价

患者意识障碍程度是否减轻，是否出现各种并发症。

（三）言语障碍

言语障碍可分为失语症和构音障碍。失语症指由于脑损害所致的语言交流能力障碍。构音障碍指由于神经肌肉的器质性病变造成发音器官的肌无力及运动不协调所致的语言障碍。

1. 护理评估

（1）健康史：患者是否意识清楚，体检时配合度如何，有无定向力、注意力、记忆力和计算力等问题。了解患者语言障碍的类型、程度。

（2）身体状况

1）失语症：失语症是由于大脑皮质与语言功能有关的区域受损害所致。

失语症分为以下几种类型：①Broca失语，又称为运动性失语或表达性失语，口语表达障碍为其突出的临床特点。患者不能说话，或者只能讲一两个简单的字，且不流畅，常用错词；对别人的语言能理解，对书写的词语、句子也能理解，但读出来有困难。②Wernicke失语，又称为感觉性失语或听觉性失语。口语理解严重障碍为其突出特点。患者发音清晰，语言流畅，但内容不正常；无听力障碍，却不能理解别人和自己所说的话，严重时说出的话，别人完全听不懂。③传导性失语，复述障碍为其最大特点。患者口语清晰，且听理解正常，但不能复述出在自发谈话时较易说出的词、句子或以错语复述，多为语音错语，自发谈话常因找词困难并有较多的语音错语，出现犹豫、中断。④命名性失语，又称为遗忘性失语。患者常常"忘记"物体名称，但可说该物件的用途及如何使用，当别人提示物件的名称时，他能辨别是否正确。⑤失写，失写系书写不能。患者无手部肌肉瘫痪，但不能书写或者写出的句子常有遗漏错误，却仍具有抄写能力。⑥失读，患者尽管无失明，但由于对视觉性符号丧失认识能力，故不识文字、词句、图画。⑦完全性失语，又称为混合性失语，其特点为所有语言功能均有明显障碍。常伴有偏瘫、偏身感觉障碍。

2）构音障碍：患者具有语言交流必备的语言形成及接受能力，听理解、阅读和书写正常，只是由于发音器官神经肌肉病变导致运动不能或不协调，使语言形成障碍，表现为发音困难、语音不清、单调及语速异常等。

2. 护理诊断

语言沟通障碍与失语、构音困难有关。

3. 护理目标

患者及其家属对沟通障碍表示理解，能配合言语训练，患者语言功能逐渐恢复或者能采取有效的沟通方式表达自己。

4. 护理措施

（1）指导有效沟通：鼓励患者大声说话并可以采取任何辅助方式表达自己的需要，可借助卡片、笔、本、图片、表情或手势等提供简单而有效的双向沟通方式。

（2）语言康复训练：脑卒中所致失语症的患者，制订个体化的全面语言康复计划，可以在专业语言治疗师指导下，协助患者进行床旁训练。遵循由易到难的原则。语言康复训练要循序渐进地进行，切忌复杂、多样化，避免产生疲劳感、注意力不集中、厌烦或失望情绪。

（3）心理护理：关心、体贴、尊重患者，避免挫伤其自尊心的言行。当患者进行尝试和获得成功时给予肯定和表扬。鼓励患者家属、朋友多与患者交谈，营造和谐的亲情氛围和轻松、安静的语言交流环境。

5. 护理评价

患者及其家属对沟通障碍能否表示理解，能否配合言语训练，患者语言功能是否逐渐恢复或者是否能采取有效的沟通方式表达自己。

（四）感觉障碍

感觉障碍是指机体对各种形式刺激（痛、温度、触、压、位置、振动等）的感知缺失、减退或异常的综合征。

1. 护理评估

（1）健康史：评估时询问引起感觉障碍的原因，在无任何刺激的情况下是否有麻木感、冷热感、潮湿感、针刺感、震动感、自发性疼痛等。

（2）身体状况

1）感觉障碍的性质：根据病变的性质，感觉障碍分为抑制性症状和刺激性症状两类。①抑制性症状：a. 感觉缺失或感觉减退；b. 分离性感觉障碍是在同一部位仅有某种感觉障碍，而其他感觉保存。②刺激性症状：a. 感觉过敏是轻微刺激引起强烈的感觉；b. 感觉过度是轻微刺激引起强烈难以耐受的感觉；c. 感觉异常是没有外界任何刺激而出现的感觉；d. 感觉倒错是指热觉刺激引起冷觉感，非疼痛刺激出现的疼痛感觉。

2）感觉障碍的类型：不同部位的损害产生不同类型的感觉障碍，典型的感觉障碍类型具有特殊的定位诊断价值。①末梢型感觉障碍：四肢远端袜套或手套样痛觉，温度觉、触觉减退，见于多发性周围神经病。②后根型感觉障碍：表现为节段性带状分布的浅、深感觉缺失或减退，常伴有相应节段的根性疼痛，如椎间盘脱出。③节段型感觉障碍：脊髓病变产生受累节段的感觉缺失或感觉分离。若脊髓横贯性损害，病变平面以下全部感觉缺失；脊髓中央部病变损害，引起病变节段支配区的感觉分离，即痛觉和温度觉消失而触觉、深感觉存在。④传导束型感觉障碍：感觉传导束损害时引起受损以下部位的感觉障碍，如内囊病变，对侧偏身感觉缺失或减退；脊髓半侧损害，病变平面以下感觉分离，即同侧深感觉丧失，对侧痛、温觉丧失。⑤交叉型感觉障碍：一侧脑桥病变时，常出现病变同侧面部和对侧肢体的感觉缺失。⑥皮质型感觉障碍：病变损害大脑皮质感觉中枢的某一部分，出现单肢感觉缺失（对侧的上肢或下肢分布的感觉）。皮质型感觉障碍的特点为精细性感觉障碍（形体觉、定位觉、图形觉、两点辨别觉）。

2. 护理诊断

（1）感知觉紊乱：与脑、脊髓病变及周围神经受损有关。

（2）有受伤的危险：与患者浅感觉障碍有关，对机械性或温度性伤害缺乏保护反应；或者与患者有深感觉功能障碍致平衡能力下降，有可能意外摔伤有关。

3. 护理目标

患者能适应感觉障碍的状态，感觉障碍减轻或逐渐消失。

4. 护理措施

（1）生活护理：衣服、床褥宜轻软、平整，床上不可有锐器，避免身体被刺伤。注意避免烫伤、冻伤，肢体保暖需用热水袋时，应外包毛巾，水温不宜超过50℃。对感觉过敏的患者，尽量减少不必要的刺激，每天用温水擦洗感觉障碍的部位，以促进血液循环和感觉恢复。

（2）功能训练：指导患者做知觉训练，对肢体进行拍打、按摩、理疗、针灸以及被动运动等。被动运动关节时反复适度挤压关节，牵拉肌肉、韧带，让患者注视患肢并仔细体会其位置、方向及运动感觉，让患者闭目寻找患肢的不同位置，促进患者的本体感觉恢复；用砂纸、毛线刺激触觉；用冷水、温水刺激温度觉，用针尖刺激痛觉等。

（3）心理护理：关心、体贴患者；多与患者沟通，取得患者信任，使其正确面对疾病，积极配合治疗和训练。耐心听取患者对感觉异常的叙述，进行必要的解释，消除患者焦虑、烦躁的情绪。

（4）病情观察：注意生命体征变化。观察患者的精神状况、合作程度等，以判断患者感知情况。评定感觉障碍的分布范围，观察患者躯体活动能力及皮肤受压情况，预防压疮等并发症的发生。

5. 护理评价

患者配合康复训练，感觉障碍减轻；日常生活能力增强，无烫伤、冻伤和其他损伤。

（五）运动障碍

运动是指骨骼肌的活动，包括随意运动、不随意运动和共济运动。运动系统由下运动神经元、上运动神经元（锥体系统）、锥体外系统和小脑系统组成。人类要完成精细而协调的复杂运动，需要整个运动系统的互相配合、互相协调。当运动系统中任何部位受损，都可引起人体运动功能的异常，即运动障碍。

运动障碍指自主运动的能力发生障碍，动作不连贯、不能完成，或完全不能随意运动，包括瘫痪、不随意运动和共济失调。

1. 护理评估

（1）健康史：评估时注意询问既往有无神经系统的感染、外伤、中毒、肿瘤及血管病变史；了解相关的家族史。

（2）身体状况

1）瘫痪：瘫痪是指肌力（肌肉收缩所产生的力量，是人体维持姿势和完成动作即一切生理活动所必须）的减弱或丧失。①瘫痪的性质：分为上运动神经元瘫痪和下运动神经元瘫痪。上运动神经元瘫痪也称为中枢性瘫痪或痉挛性瘫痪，主要由脑（大脑皮质、内囊、脑干）和脊髓疾病引起。下运动神经元瘫痪也称为周围性瘫痪或松弛性瘫痪，主要由脊髓前角细胞、前根、神经丛及周围神经疾病引起。②瘫痪的程度：肌力常用来判断是否瘫痪及瘫痪的程度。③瘫痪的类型：根据神经系统损害的部位不同，瘫痪可分为单瘫、偏瘫、交叉瘫、截瘫及四肢瘫等。A. 单瘫：一个肢体或肌群的瘫痪称为单瘫。病变部位在大脑皮质运动区、脊髓前角细胞、周围神经和肌肉等。B. 偏瘫：一侧上、下肢及面部瘫痪称为偏瘫。病变多在对侧大脑半球。C. 交叉瘫：病变同侧面部周围性瘫痪和对侧上、下肢的中枢性瘫痪，称为交叉瘫。由一侧脑干损害引起。D. 截瘫：双下肢瘫痪称截瘫，常伴有传导束型感觉障碍及大、小便障碍。多由脊髓的胸、腰段横贯性病变引起。E. 四肢瘫：四肢均瘫痪称为四肢瘫。可见于双侧大脑及脑干病变、颈髓病变及多发性周围神经病变。

2）肌张力：肌张力是指静息状态下肌肉的紧张度。正常肌肉均具有一定的张力。肌张力改变有两种：①肌张力减低。表现为肌肉松弛，肢体被动运动阻力小，关节运动范围大。常见于下运动神经元病变，也可见于小脑病变及后索病变。②肌张力增高。表现为肌肉变硬，肢体被动运动时阻力增高。见于锥体束损害或锥体外系损害。

3）不随意运动：不随意运动是不受主观意志支配的、无目的的面、舌、肢体、躯干等骨骼肌的运动。主要见于锥体外系病变。包括震颤、舞蹈样动作、手足徐动、扭转痉挛、投掷运动等。

4）共济失调：是指由本体感觉、前庭迷路、小脑系统损害所引起的机体维持平衡异常和协调不良所产生的临床综合征。临床常见的共济失调可分为3种类型：小脑性共济失调、大脑性共济失调和脊髓性共济失调。

2. 护理诊断

（1）躯体活动障碍：与大脑、小脑、脊髓病变及神经肌肉受损、肢体瘫痪或协调能力异常有关。

（2）有废用综合征的危险：与肢体瘫痪、长期卧床有关。

（3）有皮肤完整性受损的危险：与长期卧床有关。

3. 护理目标

患者能适应进食、穿衣、洗漱或如厕等生活自理缺陷的状态；患者能配合运动训练、生活自理能力逐渐增强；无受伤、压疮、肢体挛缩或畸形等并发症。

4. 护理措施

（1）一般护理：根据患者自理能力缺陷的程度，向患者提供生活照顾和帮助，如洗漱、进食、如厕、穿脱衣服、坐轮椅等；保持床单整洁、干燥；对突出易受压的部位，用气圈或气垫保护，并给予按摩，预防压疮；指导患者保持口腔清洁，早晚间用温水全身擦洗，促进患肢血液循环；指导患者学会使用便器，保持大小便通畅和会阴部清洁。

（2）安全指导：运动障碍的患者要防止跌倒，确保安全。床铺要有保护性床栏；走廊、厕所要装扶手；地面要保持平整干燥，防湿防滑，去除门槛；呼叫器和经常使用的物品应置于床头患者可及处；患者最好穿防滑软橡胶底鞋，穿棉布、宽松衣服；防止烫伤；步态不稳者选用三角手杖等合适的辅助工具，并有人陪伴，防止受伤。

（3）更换体位：协助、指导患者经常更换体位，偏瘫、截瘫患者一般每2～3h翻身1次。保持瘫痪肢体于功能位，准备数个大小不同的软枕以支持不同的体位。

（4）功能锻炼：观察患者瘫痪肢体的肌力恢复情况，向患者及其家属说明肢体功能锻炼的重要性。与患者及其家属共同讨论并制订功能锻炼计划，尽早对瘫痪肢体进行被动运动，坚持肢体功能的康复训练：

1）肢体康复训练：康复训练的目的是防止长期卧床引起的并发症，最大限度地恢复患者的活动能力，尽快做到生活自理，恢复从事社会活动的能力。康复训练的

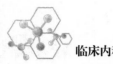

原则是：被动与主动相结合，床上与床下相结合，肢体功能与其他功能锻炼相结合，实效性与安全性相结合，活动量由小到大，时间由短到长，合理适度，循序渐进。

2）康复训练方法：只要不妨碍治疗，康复训练开展得越早，功能康复的可能性就越大，预后也就越好。一般认为，缺血性脑卒中患者只要意识清楚，生命体征平稳，病情不再发展后48h即可进行；多数脑出血康复可在病后10～14d开始；其他疾病所致运动障碍的康复应尽早进行：①床上训练主要采取仰卧位进行各关节和肌肉的活动（伸手、抬腿、大小关节伸屈、转动、拉物等）及床上翻身，然后开始练习缓慢抬头，有力后可做仰卧起坐动作，利用健肢主动运动，协助患肢进行功能锻炼。②训练使用轮椅训练，教会不能行走或借助助行器行走的患者使用轮椅。③当患者能坐稳后，进行的精细动作训练即可进行屈伸、抓握、捻动、使用勺筷、翻书报、扣纽扣、系鞋带等训练。④行走训练是在能稳坐30～60min后，开始训练站立。待患者坐稳、站稳后，训练下蹲及迈步练习，借助于助行器进行行走训练。

根据病情需要，指导患者合理选用针灸、理疗、按摩等辅助治疗，以促进运动功能的恢复，防止肢体挛缩和失用性萎缩。

（5）心理护理：关心、尊重患者，鼓励患者表达自己的感受，避免任何伤害患者自尊的言行。正确对待康复训练过程中患者所出现的畏难、悲观情绪和急于求成心理等现象，鼓励患者克服困难。帮助患者摆脱对照顾者的依赖心理，增强自我照顾能力与自信心。

（6）病情观察：观察患者运动障碍的动态变化；评估患者生活自理能力缺陷的程度；观察有无皮肤受损、发热等并发症的发生。

5.护理评价

患者是否能适应运动障碍的状态，情绪是否稳定。是否能配合运动训练，日常生活自理能力是否逐渐增强。有无发生受伤、压疮、肢体挛缩或畸形等并发症。

第二节　腔隙性脑梗死

腔隙性脑梗死是指大脑半球深部白质和脑干等中线部位，由直径为100～400μm的穿支动脉血管闭塞导致的脑梗死。所引起的病灶为0.5～15.0mm^{3}的梗死灶。大多由大脑前动脉、大脑中动脉、前脉络膜动脉和基底动脉的穿支动脉闭塞所引起。脑深部穿动脉闭塞导致相应灌注区脑组织缺血、坏死、液化，由吞噬细胞将该处组织移走而形成小腔隙。好发于基底节、丘脑、内囊、脑桥的大脑皮质贯通动脉供血区。反复发生多个腔隙性脑梗死，称多发性腔隙性脑梗死。临床引起相应的综合征，常见的有纯运动性轻偏瘫、纯感觉性卒中、构音障碍－手笨拙综合征、共济失调性轻偏瘫和感觉运动性卒中。高血压和糖尿病是主要原因，特别是高血压尤为重要。腔隙性脑梗死占脑梗死的 20％～30％。

一、临床表现

本病常见于 40～60 岁以上的中老年人。腔隙性脑梗死患者中高血压的发病率约为 75％，糖尿病的发病率约为 25％～35％，有短暂性脑缺血发作（TIA）史者约有 20％。

（一）症状和体征

临床症状一般较轻，体征单一，一般无头痛、颅内高压症状和意识障碍。由于病灶小，又常位于脑的静区，故许多腔隙性脑梗死在临床上无症状。

（二）临床综合征

Fisher 根据病因、病理和临床表现，归纳为 21 种综合征，常见的有以下几种：

1. 纯运动性轻偏瘫（PMH）。最常见，约占 60％，有病灶对侧轻偏瘫，而不伴失语、感觉障碍和视野缺损，病灶多在内囊和脑干。

2. 纯感觉性卒中（PSS）。约占 10％，表现为病灶对侧偏身感觉障碍，也可伴有感觉异常，如麻木、烧灼和刺痛感。病灶在丘脑腹后外侧核或内囊后肢。

3. 构音障碍—手笨拙综合征（DCHS）。约占 20％，表现为构音障碍、吞咽困难，病灶对侧轻度中枢性面、舌瘫，手的精细运动欠灵活，指鼻试验欠稳。病灶在脑桥基底部或内囊前肢及膝部。

4. 共济失调性轻偏瘫（AH）。病灶同侧共济失调和病灶对侧轻偏瘫，下肢重于上肢，伴有锥体束征。病灶多在放射冠汇集至内囊处，或脑桥基底部皮质脑桥束受损所致。

5. 感觉运动性卒中（SMS）。少见，以偏身感觉障碍起病，再出现轻偏瘫，病灶位于丘脑腹后核及邻近内囊后肢。

6. 腔隙状态。由 Marie 提出，由于多次腔隙性脑梗死后，有进行性加重的偏瘫、严重的精神障碍、痴呆、平衡障碍、二便失禁、假性延髓性麻痹、双侧锥体束征和类帕金森综合征等。近年由于有效控制血压及治疗的进步，现在已很少见。

二、诊断与鉴别诊断

（一）诊断

（1）中老年人发病，多数患者有高血压病史，部分患者有糖尿病史或 TIA 史。

（2）急性或亚急性起病，症状比较轻，体征比较单一。

（3）临床表现符合 Fisher 描述的常见综合征之一。

（4）颅脑 CT 或 MRI 发现与临床神经功能缺损一致的病灶。

（5）预后较好，恢复较快，大多数患者不遗留后遗症状和体征。

（二）鉴别诊断

1. 小量脑出血。均为中老年发病，有高血压和急起的偏瘫和偏身感觉障碍。但小量脑出血头颅 CT 显示高密度灶即可鉴别。

2. 脑囊虫病。CT 均表现为低信号病灶。但是，脑囊虫病 CT 呈多灶性、小灶性和混合灶性病灶，临床表现常有头痛和癫痫发作，血和脑脊液囊虫抗体阳性，可供鉴别。

三、治疗

（一）抗血小板聚集药物

抗血小板聚集药物是预防和治疗腔隙性脑梗死的有效药物。

1. 肠溶阿司匹林（或拜阿司匹林）。每次 100mg，每日 1 次，口服，可连用 6 ~ 12 个月。

2. 氯吡格雷。每次 50 ~ 75mg，每日 1 次，口服，可连用半年。

3. 西洛他唑。每次 50 ~ 100mg，每日 2 次，口服。

4. 曲克芦丁。每次 200mg，每日 3 次，口服；或每次 400 ~ 600mg 加入 5％葡萄糖注射液或 0.9％氯化钠注射液 500mL 中静脉滴注，每日 1 次，可连用 20 天。

（二）钙通道阻滞剂

1. 氟桂利嗪。每次 5 ~ 10mg，睡前口服。

2. 尼莫地平。每次 20 ~ 30mg，每日 3 次，口服。

3. 尼卡地平。每次 20mg，每日 3 次，口服。

（三）血管扩张药

1. 丁苯酞。每次 200mg，每日 3 次，口服。偶见恶心、腹部不适，有严重出血倾向者忌用。

2. 丁咯地尔。每次 200mg 加入 5％葡萄糖注射液或 0.9％氯化钠注射液 250mL 中静脉滴注，每日 1 次，连用 10 ~ 14 天；或每次 200mg，每日 3 次，口服。可有头痛、头晕、恶心等不良反应。

3. 倍他司汀。每次 6 ~ 12mg，每日 3 次，口服。可有恶心、呕吐等不良反应。

（四）内科病的处理

有效控制高血压、糖尿病、高脂血症等，坚持药物治疗，定期检查血压、血糖、血脂、心电图和有关血液流变学指标。

四、护理诊断

肢体活动障碍：与运动中枢损害到肢体瘫痪有关。

语言沟通障碍：与语言中枢损害有关。

吞咽障碍：与意识障碍或正髓性麻痹有关。

心境障碍：与神经功能缺失后的心理负担有关。

五、护理目标

（1）患者能掌握肢体功能锻炼方法并主动配合进行肢体功能康复训练，躯体活动能力逐渐增强。

（2）患者能用有效的沟通方式表达自己的需求，能掌握语言功能训练方法并主动配合康复活动，语言表达能力逐步增强。

（3）能掌握进食方法，主动配合进行吞咽训练，营养摄入得到满足，吞咽功能渐恢复。

六、护理措施

（1）一般护理：对患者的生活能力进行评分，根据自理程度给予相应的协助。运动障碍的患者主要需要防止坠床和跌倒，确保安全。运动训练应考虑到患者的年龄、体能、疾病程度等情况，选择合适的方式、持续时间、运动强度和进展速度。卧床或瘫痪的患者应注意皮肤护理，对于因脑梗死偏瘫的患者在 24h 内若没有进行防止措施，就会出现压疮的情况。因此对于这类患者要及早进行皮肤方面的护理。首先要求患者的床铺保持干净、平整，没有渣屑的情况，每 1h 进行 1 次翻身，还可以使用气圈以及气垫床。如患者的病情较为危重或者较为肥胖，不能进行翻身，要将水囊防止在受压的部位，借助水囊中流动的水，使受压部位得到较好的按摩，使血液进行正常的循环。同时还要定期进行身体的擦洗，选择温水，在擦洗时一定要将室内的温度进行适当调高，避免患者着凉。指导患者学会和配合使用便器；鼓励和帮助患者摄取充足的水分和均衡的饮食，注意口腔卫生，每天口腔护理 2 ~ 3 次。

对有吞咽障碍的患者，应给予半流质食物，以利于食物顺利通过口咽部，并嘱患者空吞和吞咽食物交替进行，减少呛咳风险；如患者吞咽功能评价洼田饮水试验

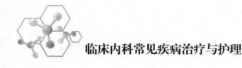

三级以上，应给予鼻饲饮食，减少误吸风险。

（2）病情观察：动态评估患者的意识状态、生命体征、肢体活动能力、语言能力。

（3）用药护理：患者常联合应用溶栓、抗凝、抗血小板、改善循环、调脂等药物治疗，护理人员应熟悉患者所用药物的药理作用和注意事项、不良反应，指导患者遵医嘱正确用药。抗栓治疗药物最常见风险为出血，应注意观察患者的出血倾向。溶栓药最常见不良反应为过敏和出血，使用溶栓药时一般不同时输注其他药物，使用溶栓药物后24h内一般不使用抗血小板、抗凝、降纤等抗栓治疗药物，以免增加出血风险；他汀类药物的不良反应通常有肝功能损害、横纹肌溶解，应注意观察患者是否有食欲下降、厌油、肌痛等症状。

甘露醇为渗透性利尿剂，应注意记录患者4h出入液量；此药须快速静脉滴注才可达到脱水疗效（15～30min完成250mL静脉滴注），易形成血管炎，应选择较大血管或中心静脉输注；此药易损害肾功能，应注意观察患者尿液性状，监测患者电解质、肾功能。

（4）对症护理：卒中患者，吞咽反射和咳嗽会出现减弱，呼吸道中会出现较多的分泌物，因此对于神志清醒的患者，可以指导患者深呼吸然后进行用力地咳嗽，可以将痰液咯出体外。当患者的病情好转后可以选择半坐的姿势。若患者依然处于昏迷状态，要使头向一侧偏，定期对患者进行拍背、翻身。必要时进行吸痰，在吸痰时要保证敏捷、轻柔，每次的操作时间要小于15s。

（5）心理护理：患者在患上该疾病前并没有相应的症状，因此当患者发现自己突然失语、偏瘫，都会在心理上产生较大负担，一时难以接受自己的患病情况，因此会出现恐惧、失望的情况。护理人员要关心、尊重患者，鼓励其表现自己的感受，避免任何刺激和伤害患者的言行，使用通俗的语言使患者了解这种疾病的情况，以及采用怎样的治疗能够使患者得到较好的恢复，使患者能够主动地配合治疗。同时还要对患者进行关怀，若患者有失语的现象，可以与其在文字上进行交流；若患者有偏瘫以及意识障碍，可以由患者家属对患者进行照顾。使患者的情绪得到良好的调节后，才能够使治疗效果得到提高。

（6）疾病知识指导：告知患者本病的危险因素，并寻找明确其相关危险因素，积极控制可干预因素。高血压、血脂异常、糖尿病等患者，应坚持长期治疗，改变不良生活方式，忌烟酒，饮食宜清淡，以低脂、低胆固醇、高维生素食物为宜，遵医嘱用药，坚持每天进行30min以上的散步、慢跑等运动。告知患者及其家属本病的早期表现，如出现相关症状，及时就诊。告知患者及其家属康复治疗的重要性，康复的知识和方式，帮助分析康复的问题，调整方案，鼓励患者从事力所能及的劳动和家务，鼓励患者回归社会。

七、护理评价

（1）患者能否掌握肢体功能锻炼方法，躯体活动能力是否增强。

（2）患者是否有效表达自己的需求，语言表达能力是否增强。

（3）是否能掌握进食方法，吞咽功能是否有所恢复。

第三节　脑出血

脑出血（ICH）也称脑溢血，系指原发性非外伤性脑实质内出血，故又称原发性或自发性脑出血。脑出血系脑内的血管病变破裂而引起的出血，绝大多数是高血压伴发小动脉微动脉瘤在血压骤升时破裂所致，称为高血压性脑出血。主要病理特点为局部脑血流变化、炎症反应，以及脑出血后脑血肿的形成和血肿周边组织受压、水肿、神经细胞凋亡。80%的脑出血发生在大脑半球，20%发生在脑干和小脑。脑出血起病急骤，临床表现为头痛、呕吐、意识障碍、偏瘫、偏身感觉障碍等。在所有脑血管疾病患者中，脑出血占20%～30%，年发病率为60/10万～80/10万，急性期病死率为30%～40%，是病死率和致残率很高的常见疾病。该病常发生于40～70岁，其中，50岁的人群发病率最高，达93.6%，但近年来发病年龄有越来越年轻的趋势。

一、临床表现

（一）症状与体征

1.意识障碍。多数患者发病时很快出现不同程度的意识障碍，轻者可呈嗜睡，重者可昏迷。

2.高颅压征。表现为头痛、呕吐。头痛以病灶侧为重，意识蒙眬或浅昏迷者可见患者用健侧手触摸病灶侧头部；呕吐多为喷射性，呕吐物为胃内容物，如合并消化道出血可为咖啡样物。

3.偏瘫。病灶对侧肢体瘫痪。

4.偏身感觉障碍。病灶对侧肢体感觉障碍，主要是痛觉、温度觉减退。

5. 脑膜刺激征。见于脑出血已破入脑室、蛛网膜下腔以及脑室原发性出血之时，可有颈项强直或强迫头位，Keraig 征阳性。

6. 失语症。优势半球出血者多伴有运动性失语症。

7. 瞳孔与眼底异常。瞳孔可不等大、双瞳孔缩小或散大。眼底可有视网膜出血和视盘水肿。

8. 其他症状。如心律不齐、呃逆、呕吐咖啡色样胃内容物、呼吸节律紊乱、体温迅速上升及心电图异常等变化。脉搏常有力或缓慢，血压多升高，可出现肢端发绀，偏瘫侧多汗，面色苍白或潮红。

（二）不同部位脑出血的临床表现

1. 基底节区出血

为脑出血中最多见者，占 60％～70％。其中壳核出血最多，约占脑出血的 60％，主要是豆纹动脉尤其是其外侧支破裂引起；丘脑出血较少，约占 10％，主要是丘脑穿动脉或丘脑膝状体动脉破裂引起；尾状核及屏状核等出血少见。虽然各核出血有其特点，但出血较多时均可侵及内囊，出现一些共同症状。现将常见的症状分轻、重两型叙述如下：

（1）轻型：多属壳核出血，出血量一般为数毫升至 30mL，或为丘脑小量出血，出血量仅数毫升，出血限于丘脑或侵及内囊后肢。患者突然头痛、头晕、恶心呕吐、意识清楚或轻度障碍，出血灶对侧出现不同程度的偏瘫，亦可出现偏身感觉障碍及偏盲（三偏征），两眼可向病灶侧凝视，优势半球出血可有失语。

（2）重型：多属壳核大量出血，向内扩展或穿破脑室，出血量可达 30～160mL；或丘脑较大量出血，血肿侵及内囊或破入脑室。发病突然，意识障碍重，鼾声明显，呕吐频繁，可吐咖啡样胃内容物（由胃部应激性溃疡所致）。丘脑出血病灶对侧常有偏身感觉障碍或偏瘫，肌张力低，可引出病理反射，平卧位时，患侧下肢呈外旋位。但感觉障碍常先于或重于运动障碍，部分病例病灶对侧可出现自发性疼痛。常有眼球运动障碍（眼球向上注视麻痹，呈下视内收状态）。瞳孔缩小或不等大，一般为出血侧散大，提示已有小脑幕疝形成；部分病例有丘脑性失语（言语缓慢而不清、重复言语、发音困难、复述差，朗读正常）或丘脑性痴呆（记忆力减退、计算力下降、情感障碍、人格改变等）。如病情发展，血液大量破入脑室或损伤丘脑下部及脑干，昏迷加深，出现去大脑强直或四肢弛缓，面色潮红或苍白，出冷汗，鼾声大作，中枢性高热或体温过低，甚至出现肺水肿、上消化道出血等内脏并发症，最后多发生枕骨大孔疝死亡。

2. 脑叶出血

又称皮质下白质出血。应用 CT 以后，发现脑叶出血约占脑出血的 15％，发病年龄 11 ～ 80 岁不等，40 岁以下占 30％，年轻人多由血管畸形（包括隐匿性血管畸形）、Moyamoya 病引起，老年人常见于高血压动脉硬化及淀粉样血管病等。脑叶出血以顶叶最多见，以后依次为颞叶、枕叶、额叶，40％为跨叶出血。脑叶出血除意识障碍、颅内高压和抽搐等常见症状外，还有各脑叶的特异表现。

（1）额叶出血：常有一侧或双侧的前额痛、病灶对侧偏瘫。部分病例有精神行为异常、凝视麻痹、言语障碍和癫痫发作。

（2）顶叶出血：常有病灶侧颞部疼痛病灶对侧的轻偏瘫或单瘫、深浅感觉障碍和复合感觉障碍；体象障碍、手指失认和结构失用症等，少数病例可出现下象限盲。

（3）颞叶出血：常有耳部或耳前部疼痛，病灶对侧偏瘫，但上肢瘫重于下肢，中枢性面、舌瘫可有对侧上象限盲；优势半球出血可出现感觉性失语或混合性失语；可有颞叶癫痫、幻嗅、幻视、兴奋躁动等精神症状。

（4）枕叶出血：可出现同侧眼部疼痛，同向性偏盲和黄斑回避现象，可有一过性黑蒙和视物变形。

3. 脑干出血

（1）中脑出血：中脑出血少见，自 CT 应用于临床后，临床已可诊断。轻症患者表现为突然出现复视、眼睑下垂、一侧或两侧瞳孔扩大、眼球不同轴、水平或垂直眼震，同侧肢体共济失调，也可表现大脑脚综合征（Weber 综合征）或红核综合征（Benedikt 综合征）。重者出现昏迷、四肢迟缓性瘫痪、去大脑强直，常迅速死亡。

（2）脑桥出血：占脑出血的 10％左右。病灶多位于脑桥中部的基底部与被盖部之间。患者表现突然头痛，同侧第Ⅵ、Ⅶ、Ⅷ对脑神经麻痹，对侧偏瘫（交叉性瘫痪），出血量大或病情重者常有四肢瘫，很快进入意识障碍、针尖样瞳孔、去大脑强直、呼吸障碍，多迅速死亡。可伴中枢性高热、大汗和应激性溃疡等。一侧脑桥小量出血可表现为脑桥腹内侧综合征（Foville 综合征）、闭锁综合征和脑桥腹外侧综合征（Millard-Gubler 综合征）。

（3）延髓出血：延髓出血更为少见，突然意识障碍，血压下降，呼吸节律不规则，心律失常，轻症病例可呈延髓背外侧综合征（Wallenberg 综合征），重症病例常因呼吸心跳停止而死亡。

4. 小脑出血

约占脑出血的 10％。多见于一侧半球的齿状核部位，小脑蚓部也可发生。发病突然，眩晕明显，频繁呕吐，枕部疼痛，病灶侧共济失调，可见眼球震颤，同侧周

围性面瘫，颈项强直等，如不仔细检查，易误诊为蛛网膜下腔出血。当出血量不大时，主要表现为小脑症状，如病灶侧共济失调，眼球震颤，构音障碍和吟诗样语言，无偏瘫。出血量增加时，还可表现有脑桥受压体征，如展神经麻痹、侧视麻痹等，以及肢体偏瘫和（或）锥体束征。病情如继续加重，颅内压增高明显，昏迷加深，极易发生枕骨大孔疝死亡。

5.脑室出血

分原发与继发两种，继发性系指脑实质出血破入脑室者；原发性指脉络丛血管出血及室管膜下动脉破裂出血，血液直流入脑室者。以前认为脑室出血罕见，现已证实占脑出血的3%~5%，55%的患者出血量较少，仅部分脑室有血，脑脊液呈血性，类似蛛网膜下腔出血。临床常表现为头痛、呕吐、项强、Kernig征阳性、意识清楚或一过性意识障碍，但常无偏瘫体征，脑脊液血性，酷似蛛网膜下腔出血，预后良好，可以完全恢复正常；出血量大，全部脑室均被血液充满者，其临床表现符合既往所谓脑室出血的症状，即发病后突然头痛、呕吐、昏迷、瞳孔缩小或时大时小，眼球浮动或分离性斜视，四肢肌张力增高，病理反射阳性，早期出现去大脑强直，严重者双侧瞳孔散大，呼吸深，鼾声明显，体温明显升高，面部充血多汗，预后极差，多迅速死亡。

二、诊断与鉴别诊断

（一）诊断要点

1.一般性诊断要点

（1）急性起病，常有头痛、呕吐、意识障碍、血压增高和局灶性神经功能缺损症状，部分病例有眩晕或抽搐发作。饮酒、情绪激动、过度劳累等是常见的发病诱因。

（2）常见的局灶性神经功能缺损症状和体征包括偏瘫、偏身感觉障碍、偏盲等，多于数分钟至数小时内达到高峰。

（3）头颅CT扫描可见病灶中心呈高密度改变，病灶周边常有低密度水肿带。头颅MRI/MRA有助于脑出血的病因学诊断和观察血肿的演变过程。

2.各部位脑出血的临床诊断要点

（1）壳核出血

1）对侧肢体偏瘫，优势半球出血常出现失语。

2）对侧肢体感觉障碍，主要是痛觉、温度觉减退。

3）对侧偏盲。

4）凝视麻痹，呈双眼持续性向出血侧凝视。

5）尚可出现失用、体象障碍、记忆力和计算力障碍、意识障碍等。

（2）丘脑出血

1）丘脑型感觉障碍：对侧半身深浅感觉减退、感觉过敏或自发性疼痛。

2）运动障碍：出血侵及内囊可出现对侧肢体瘫痪，多为下肢重于上肢。

3）丘脑性失语：言语缓慢而不清、重复言语、发音困难、复述差，朗读正常。

4）丘脑性痴呆：记忆力减退、计算力下降、情感障碍、人格改变。

5）眼球运动障碍：眼球向上注视麻痹，常向内下方凝视。

（3）脑干出血

1）中脑出血：突然出现复视，眼睑下垂；一侧或两侧瞳孔扩大，眼球不同轴，水平或垂直眼震，同侧肢体共济失调，也可表现 Weber 综合征或 Benedikt 综合征；严重者很快出现意识障碍，去大脑强直。

2）脑桥出血：突然头痛，呕吐，眩晕，复视，眼球不同轴，交叉性瘫痪或偏瘫、四肢瘫等。出血量较大时，患者很快进入意识障碍，针尖样瞳孔，去大脑强直，呼吸障碍，并可伴有高热、大汗、应激性溃疡等，多迅速死亡；出血量较少时可表现为一些典型的综合征，如 Foville 综合征、Millard-Gubler 综合征和闭锁综合征等。

3）延髓出血：突然意识障碍，血压下降，呼吸节律不规则，心律失常，继而死亡。轻者可表现为不典型的 Wallenberg 综合征。

（4）小脑出血

1）突发眩晕、呕吐、后头部疼痛，无偏瘫。

2）有眼震，站立和步态不稳，肢体共济失调、肌张力降低及颈项强直。

3）头颅 CT 扫描示小脑半球或小脑蚓高密度影及第四脑室、脑干受压。

（5）脑叶出血

1）额叶出血：前额痛、呕吐、痫性发作较多见；对侧偏瘫、共同偏视、精神障碍；优势半球出血时可出现运动性失语。

2）顶叶出血：偏瘫较轻，而偏侧感觉障碍显著；对侧下象限盲，优势半球出血时可出现混合性失语。

3）颞叶出血：表现为对侧中枢性面、舌瘫及上肢为主的瘫痪；对侧上象限盲；优势半球出血时可有感觉性或混合性失语；可有颞叶癫痫、幻嗅、幻视。

4）枕叶出血：对侧同向性偏盲，并有黄斑回避现象，可有一过性黑蒙和视物变形；多无肢体瘫痪。

（6）脑室出血

1）突然头痛、呕吐，迅速进入昏迷或昏迷逐渐加深。

2）双侧瞳孔缩小，四肢肌张力增高，病理反射阳性，早期出现去大脑强直，脑膜刺激征阳性。

3）常出现丘脑下部受损的症状及体征，如上消化道出血、中枢性高热、大汗、应激性溃疡、急性肺水肿、血糖增高、尿崩症等。

4）脑脊液压力增高，呈血性。

5）轻者仅表现头痛、呕吐、脑膜刺激征阳性，无局限性神经体征。临床上易误诊为蛛网膜下腔出血，需通过头颅 CT 检查来确定诊断。

（二）鉴别诊断

1.脑梗死

发病较缓，或病情呈进行性加重；头痛、呕吐等颅内压增高症状不明显；典型病例一般不难鉴别；但脑出血与大面积脑梗死、少量脑出血与脑梗死临床症状相似，鉴别较困难，常需头颅 CT 鉴别。

2.脑栓塞

起病急骤，一般缺血范围较广，症状常较重，常伴有风湿性心脏病、心房颤动、细菌性心内膜炎、心肌梗死或其他容易产生栓子来源的疾病。

3.蛛网膜下腔出血

好发于年轻人，突发剧烈头痛，或呈爆裂样头痛，以颈枕部明显，有的可痛牵颈背、双下肢。呕吐较频繁，少数严重患者呈喷射状呕吐。约 50% 的患者可出现短暂、不同程度的意识障碍，尤以老年患者多见。常见一侧动眼神经麻痹，其次为视神经、三叉神经和展神经麻痹，脑膜刺激征常见，无偏瘫等脑实质损害的体征，头颅 CT 可帮助鉴别。

4.外伤性脑出血

外伤性脑出血是闭合性头部外伤所致，发生于受冲击颅骨下或对冲部位，常见于额极和颞极，外伤史可提供诊断线索，CT 可显示血肿外形不整。

5.内科疾病导致的昏迷

（1）糖尿病昏迷

1）糖尿病酮症酸中毒：多数患者在发生意识障碍前数天有多尿、烦渴多饮和乏力，随后出现食欲缺乏、恶心、呕吐，常伴头痛、嗜睡、烦躁、呼吸深快，呼气中有烂苹果味（丙酮）。随着病情进一步发展，出现严重失水，尿量减少，皮肤弹性差，眼球下陷，脉细速，血压下降，至晚期时各种反射迟钝甚至消失，嗜睡甚至昏迷。尿糖、尿酮体呈强阳性，血糖和血酮体均有升高。头部 CT 结果阴性。

2）高渗性非酮症糖尿病昏迷：起病时常先有多尿、多饮，但多食不明显，或反而食欲缺乏，以致常被忽视。失水随病程进展逐渐加重，出现神经精神症状，表现为嗜睡、幻觉、定向障碍、偏盲、上肢拍击样粗震颤、痫性发作（多为局限性发作）等，最后陷入昏迷。尿糖强阳性，但无酮症或较轻，血尿素氮及肌酐升高。突出的表现为血糖常高至 33.3mmol/L（600mg/dL）以上，一般为 33.3 ~ 66.6mmol/L（600 ~ 1200mg/dL）；血钠升高可达 155mmol/L；血浆渗透压显著增高达 330 ~ 460mmol/L，一般在 350mmol/L 以上。头部 CT 结果阴性。

（2）肝性昏迷：有严重肝病和（或）广泛门体侧支循环，精神紊乱、昏睡或昏迷，明显肝功能损害或血氨升高，扑翼（击）样震颤和典型的脑电图改变（高波幅的 S 波，每秒少于 4 次）等，有助于诊断与鉴别诊断。

（3）尿毒症昏迷：少尿（< 400mL/d）或无尿（< 50mL/d），血尿，蛋白尿，管型尿，氮质血症，水电解质紊乱和酸碱失衡等。

（4）急性酒精中毒

1）兴奋期：血乙醇浓度达到 11mmol/L（50mg/dL）即感头痛、欣快、兴奋。血乙醇浓度超过 16mmol/L（75mg/dL），健谈、饶舌、情绪不稳定、自负、易激怒，可有粗鲁行为或攻击行动，也可能沉默、孤僻；浓度达到 22mmol/L（100mg/dL）时，驾车易发生车祸。

2）共济失调期：血乙醇浓度达到 33mmol/L（150mg/dL）时，肌肉运动不协调，行动笨拙，言语含糊不清，眼球震颤，视力模糊，复视，步态不稳，出现明显共济失调。浓度达到 43mmol/L（200mg/dL）时，出现恶心、呕吐、困倦。

3）昏迷期：血乙醇浓度升至 54mmol/L（250mg/dL）时，患者进入昏迷期，表现昏睡、瞳孔散大、体温降低。血乙醇浓度超过 87mmol/L（400mg/dL）时，患者陷入深昏迷，心率快、血压下降，呼吸慢而有鼾音，可出现呼吸、循环麻痹而危及生命。实验室检查可见血清乙醇浓度升高，呼出气中乙醇浓度与血清乙醇浓度相当；动脉血气分析可见轻度代谢性酸中毒；电解质失衡，可见低血钾、低血镁和低血钙；血糖可降低。

（5）低血糖昏迷：低血糖昏迷是指各种原因引起的重症的低血糖症。患者突然昏迷、抽搐，表现为局灶神经系统症状的低血糖易被误诊为脑出血。化验血糖低于 2.8mmol/L，推注葡萄糖后症状迅速缓解，发病后 72h 复查头部 CT 结果阴性。

（6）药物中毒

1）镇静催眠药中毒：有服用大量镇静催眠药史，出现意识障碍和呼吸抑制及血压下降。胃液、血液、尿液中检出镇静催眠药。

2）阿片类药物中毒：有服用大量吗啡或哌替啶的阿片类药物史，或有吸毒史，除了出现昏迷、针尖样瞳孔（哌替啶的急性中毒瞳孔反而扩大）、呼吸抑制"三联征"等特点外，还可出现发绀、面色苍白、肌肉无力、惊厥、牙关紧闭、角弓反张、呼吸先浅而慢，后叹息样或潮式呼吸、肺水肿、休克、瞳孔对光反射消失，死于呼吸衰竭。血、尿阿片类毒物成分，定性试验呈阳性。使用纳洛酮可迅速逆转阿片类药物所致的昏迷、呼吸抑制、缩瞳等毒性作用。

（7）CO中毒

1）轻度中毒：血液碳氧血红蛋白（COHb）可高于10%～20%。患者有剧烈头痛、头晕、心悸、口唇黏膜呈樱桃红色、四肢无力、恶心、呕吐、嗜睡、意识模糊、视物不清、感觉迟钝、谵妄、幻觉、抽搐等。

2）中度中毒：血液COHb浓度可高达30%～40%。患者出现呼吸困难、意识丧失、昏迷，对疼痛刺激可有反应，瞳孔对光反射和角膜反射可迟钝，腱反射减弱，呼吸、血压和脉搏可有改变。经治疗可恢复且无明显并发症。

3）重度中毒：血液COHb浓度可高于50%以上。深昏迷，各种反射消失。患者可呈去大脑皮质状态（患者可以睁眼，但无意识，不语，不动，不主动进食或大小便，呼之不应，推之不动，肌张力增强），常有脑水肿、惊厥、呼吸衰竭、肺水肿、上消化道出血、休克和严重的心肌损害，出现心律失常，偶可发生心肌梗死。有时并发脑局灶损害，出现锥体系或锥体外系损害体征。监测血中COHb浓度可明确诊断。

应详细询问病史，内科疾病导致昏迷者有相应的内科疾病病史，仔细查体，局灶体征不明显；脑出血者则同向偏视、一侧瞳孔散大、一侧面部船帆现象、一侧上肢出现扬鞭现象、一侧下肢呈外旋位，血压升高。CT检查可助鉴别。

三、治疗

急性期的主要治疗原则是：保持安静，防止继续出血；积极抗脑水肿，降低颅内压；调整血压，改善循环；促进神经功能恢复；加强护理，防治并发症。

（一）一般治疗

1.常规治疗

（1）卧床休息3～4周，脑出血发病后24h内，特别是6h内可有活动性出血或血肿继续扩大，应尽量减少搬运，就近治疗。重症需严密观察体温、脉搏、呼吸、血压、瞳孔和意识状态等生命体征变化。

（2）保持呼吸道通畅，头部抬高 15°～30°，切忌无枕仰卧；疑有脑疝时应床脚抬高 45°，意识障碍患者应将头歪向一侧，以利于口腔、气道分泌物及呕吐物流出；痰稠不易吸出，则要行气管切开，必要时吸氧，以使动脉血氧饱和度维持在 90％以上。

（3）意识障碍或消化道出血者宜禁食 24～48h，发病后 3 天，仍不能进食者，应鼻饲以确保营养。过度烦躁不安的患者可适量用镇静药。

（4）注意口腔护理，保持大便通畅，留置尿管的患者应做膀胱冲洗以预防尿路感染。加强护理，经常翻身，预防压疮，保持肢体功能位置。

（5）注意水、电解质平衡，加强营养。注意补钾，液体量应控制在 2000mL/d 左右，或以尿量加 500mL 来估算，不能进食者鼻饲各种营养品。对于频繁呕吐、胃肠道功能减弱或有严重的应激性溃疡者，应考虑给予肠外营养。如有高热、多汗、呕吐或腹泻者，可适当增加入液量，或 10％脂肪乳 500mL 静脉滴注，每日 1 次。如需长期采用鼻饲，应考虑胃造瘘术。

（6）脑出血急性期血糖含量增高可以是原有糖尿病的表现或是应激反应。高血糖和低血糖都能加重脑损伤。当患者血糖含量增高超过 11.1mmol/L 时，应立即给予胰岛素治疗，将血糖控制在 8.3mmol/L 以下。同时应监测血糖，若发生低血糖，可用葡萄糖口服或注射纠正低血糖。

2. 亚低温治疗

能够减轻脑水肿，减少自由基的产生，促进神经功能缺损恢复，改善患者预后。降温方法，立即行气管切开，静脉滴注冬眠肌松合剂（0.9％氯化钠注射液 500mL ＋氯丙嗪 100mg ＋异丙嗪 100mg），同时冰毯机降温。行床旁监护仪连续监测体温（T）、心率（HR）、血压（BP）、呼吸（R）、脉搏（P）、血氧饱和度（SpO_2）、颅内压（ICP）。直肠温度（RT）维持在 34～36℃，持续 3～5 天。冬眠肌松合剂用量和速度根据患者 T、HR、BP、肌张力等调节。保留自主呼吸，必要时应用同步呼吸机辅助呼吸，维持 SpO_2 在 95％以上，10～12h 将 RT 降至 34～36℃。当 ICP 降至正常后 72h，停止亚低温治疗。采用每日恢复 1～2℃，复温速度不超过 0.1℃/h。在 24～48h 内，将患者 RT 复温至 36.5～37℃。局部亚低温治疗实施越早，效果越好，建议在脑出血发病 6h 内使用，治疗时间最好持续 48～72h。

（二）调控血压和防止再出血

脑出血患者一般血压都高，甚至比平时更高，这是因为颅内压增高时机体保证脑组织供血的代偿性反应，当颅内压下降时血压亦随之下降，因此一般不应使用降血压药物，尤其是注射利血平等强有力降压剂。目前理想的血压控制水平还未确定，主张采取个体化原则，应根据患者年龄、病前有无高血压、病后血压情况等确定适宜血压水平。但血压过高时，容易增加再出血的危险性，则应及时控制高血压。一般来说，收缩压≥200mmHg，舒张压≥115mmHg时，应降血压治疗，使血压控制于治疗前原有血压水平或略高水平。收缩压≤180mmHg或舒张压≤115mmHg时，或平均动脉压<130mmHg时可暂不使用降压药，但需密切观察。收缩压在180～230mmHg或舒张压在105～140mmHg宜口服卡托普利、美托洛尔等降压药，收缩压180mmHg以内或舒张压105mmHg以内，可观察而不用降压药。急性期过后（约2周），血压仍持续过高时可系统使用降压药，急性期血压急骤下降表明病情严重，应给予升压药物以保证足够的脑供血量。

止血剂及凝血剂对脑出血并无效果，但如合并消化道出血或有凝血障碍时仍可使用。消化道出血时，还可经胃管鼻饲或口服云南白药、三七粉、氢氧化铝凝胶和（或）冰牛奶、冰盐水等。

（三）控制脑水肿

脑出血后48h水肿达到高峰，维持3～5天或更长时间后逐渐消退。脑水肿可使ICP增高和导致脑疝，是影响功能恢复的主要因素和导致早期死亡的主要死因。积极控制脑水肿、降低ICP是脑出血急性期治疗的重要环节，必要时可行ICP监测。治疗目标是使ICP降至20mmHg以下，脑灌注压>70mmHg，应首先控制可加重脑水肿的因素，保持呼吸道通畅，适当给氧，维持有效脑灌注，限制液体和盐的入量等。应用皮质类固醇减轻脑出血后脑水肿和降低ICP，其有效证据不充分；脱水药只有短暂作用，常用20%甘露醇、利尿药如呋塞米等。

1. 20%甘露醇。为渗透性脱水药，可在短时间内使血浆渗透压明显升高，形成血与脑组织间渗透压差，使脑组织间液水分向血管内转移，经肾脏排出，每8g甘露醇可由尿带出水分100mL，用药后20～30min开始起效，2～3h作用达峰。常用剂量125～250mL，6～8h/次，疗程7～10天。如患者出现脑疝征象可快速加压经静脉或颈动脉推注，可暂时缓解症状，为术前准备赢得时间。冠心病、心肌梗死、心力衰竭和肾功能不全者慎用，注意用药不当可诱发肾衰竭和水盐及电解质失衡。因此，在应用甘露醇脱水时，一定要严密观察患者尿量、血钾和心肾功能，一旦出现尿少、血尿、无尿时应立即停用。

2. 利尿剂。呋塞米注射液较常用，脱水作用不如甘露醇，但可抑制脑脊液产生，用于心肾功能不全不能用甘露醇的患者，常与甘露醇合用，减少甘露醇用量。每次20～40mg，每日2～4次，静脉注射。

3. 甘油果糖氯化钠注射液。该药为高渗制剂，通过高渗透性脱水，能使脑水分含量减少，降低颅内压。本品降低颅内压作用起效较缓，持续时间较长，可与甘露醇交替使用。推荐剂量为每次 250 ～ 500mL，每日 1 ～ 2 次，静脉滴注，连用 7 天左右。

4.10％人血清蛋白。通过提高血浆胶体渗透压发挥对脑组织脱水降颅压作用，改善病灶局部脑组织水肿，作用持久。适用于低蛋白血症的脑水肿伴高颅压的患者。推荐剂量每次 10 ～ 20g，每日 1 ～ 2 次，静脉滴注。该药可增加心脏负担，心功能不全者慎用。

5. 地塞米松。可防止脑组织内星形胶质细胞肿胀，降低毛细血管通透性，维持血脑屏障功能。抗脑水肿作用起效慢，用药后 12 ～ 36h 起效。剂量每日 10 ～ 20mg，静脉滴注。由于易并发感染或使感染扩散，可促进或加重应激性上消化道出血，影响血压和血糖控制等，临床不主张常规使用，病情危重、不伴上消化道出血者可早期短时间应用。

若药物脱水、降颅压效果不明显，出现颅高压危象时可考虑转外科手术开颅减压。

（四）控制感染

发病早期或病情较轻时通常不需使用抗生素，老年患者合并意识障碍易并发肺部感染，合并吞咽困难易发生吸入性肺炎，尿潴留或导尿易合并尿路感染，可根据痰液或尿液培养、药物敏感试验等选用抗生素治疗。

（五）维持水、电解质平衡

患者液体的输入量最好根据其中心静脉压（CVP）和肺毛细血管楔压（PCWP）来调整，CVP 保持在 5 ～ 12mmHg 或者 PCWP 维持在 10 ～ 14mmHg。无此条件时每日液体输入量可按前 1 天尿量 + 500mL 估算。每日补钠 50 ～ 70mmol/L，补钾 40 ～ 50mmol/L，糖类 13.5 ～ 18g。使用液体种类应以 0.9％氯化钠注射液或复方氯化钠注射液（林格液）为主，避免用高渗糖水，若用糖时可按每 4g 糖加 1U 胰岛素后再使用。由于患者使用大量脱水药、进食少、合并感染等原因，极易出现电解质紊乱和酸碱失衡，应加强监护和及时纠正，意识障碍患者可通过鼻饲管补充足够热量的营养和液体。

（六）对症治疗

1. 中枢性高热。宜先行物理降温，如头部、腋下及腹股沟区放置冰袋，戴冰帽或睡冰毯等。效果不佳可用多巴胺受体激动剂如溴隐亭 3.75mg/d，逐渐加量至 7.5 ～ 15.0mg/d，分次服用。

2. 痫性发作。可静脉缓慢推注（注意患者呼吸）地西泮 10 ～ 20mg，控制发作

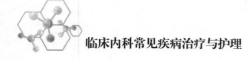

后可予卡马西平片，每次 100mg，每日 2 次。

3. 应激性溃疡。丘脑、脑干出血患者常合并应激性溃疡和引起消化道出血，机制不明，可能是出血影响边缘系统、丘脑、丘脑下部及下行自主神经纤维，使肾上腺皮质激素和胃酸分泌大量增加，黏液分泌减少及屏障功能削弱。常在病后第 2 ～ 14 天突然发生，可反复出现，表现呕血及黑便，出血量大时常见烦躁不安、口渴、皮肤苍白、湿冷、脉搏细速、血压下降、尿量减少等外周循环衰竭表现。可采取抑制胃酸分泌和加强胃黏膜保护治疗，用 H_2 受体阻滞剂如：

（1）雷尼替丁，每次 150mg，每日 2 次，口服。

（2）西咪替丁，0.4 ～ 0.8g/d，加入 0.9%氯化钠注射液，静脉滴注。

（3）注射用奥美拉唑钠，每次 40mg，每 12h 静脉注射 1 次，连用 3 天。还可用硫糖铝，每次 1g，每日 4 次，口服；或氢氧化铝凝胶，每次 40 ～ 60mL，每日 4 次，口服。若发生上消化道出血可用去甲肾上腺素 4 ～ 8mg 加冰盐水 80 ～ 100mL，每日 4 ～ 6 次，口服；云南白药，每次 0.5g，每日 4 次，口服。保守治疗无效时可在胃镜下止血，须注意呕血引起窒息，并补液或输血维持血容量。

4. 心律失常。心房颤动常见，多见于病后前 3 天。心电图复极改变常导致易损期延长，易损期出现的期前收缩可导致室性心动过速或心室颤动。这可能是脑出血患者易发生猝死的主要原因。心律失常影响心输出量，降低脑灌注压，可加重原发脑病变，影响预后。应注意改善冠心病患者的心肌供血，给予常规抗心律失常治疗，及时纠正电解质紊乱，可试用 β 受体阻滞剂和钙通道阻滞剂治疗，维护心脏功能。

5. 大便秘结。脑出血患者，由于卧床等原因，常会出现便秘。用力排便时腹压增高，从而使颅内压升高，可加重脑出血症状。便秘时腹胀不适，使患者烦躁不安，血压升高，亦可使病情加重，故脑出血患者便秘的护理十分重要。便秘可用甘油灌肠剂（支），患者侧卧位插入肛门内 6 ～ 10cm，将药液缓慢注入直肠内 60mL，5 ～ 10min 即可排便；缓泻剂如酚酞 2 片，每晚口服，亦可用中药番泻叶 3 ～ 9g 泡服。

6. 稀释性低钠血症。又称血管升压素分泌异常综合征，10%的脑出血患者可发生。因血管升压素分泌减少，尿排钠增多，血钠降低，可加重脑水肿，每日应限制水摄入量在 800 ～ 1 000mL，补钠 9 ～ 12g；宜缓慢纠正，以免导致脑桥中央髓鞘溶解症。另有脑钙盐综合征，是心钠素分泌过高导致低钠血症，应输液补钠治疗。

7. 下肢深静脉血栓形成。急性脑卒中患者易并发下肢和瘫痪肢体深静脉血栓形成，患肢进行性水肿和发硬，肢体静脉血流图检查可确诊。勤翻身、被动活动或抬高瘫痪肢体可预防；治疗可用肝素钠 5 000U，静脉滴注，每日 1 次；或低分子量肝素，每次 4 000U，皮下注射，每日 2 次。

（七）外科治疗

可挽救重症患者的生命及促进神经功能恢复，手术宜在发病后 6 ~ 24h 内进行，预后直接与术前意识水平有关，昏迷患者通常手术效果不佳。

1. 手术指征

（1）脑叶出血：患者清醒、无神经障碍和小血肿（＜ 20mL）者，不必手术，可密切观察和随访。患者意识障碍、大血肿和在 CT 片上有占位征，应手术。

（2）基底节和丘脑出血：大血肿、神经障碍者应手术。

（3）脑桥出血：原则上内科治疗。但对非高血压性脑桥出血如海绵状血管瘤，可手术治疗。

（4）小脑出血：血肿直径≥ 2cm 者应手术，特别是合并脑积水、意识障碍、神经功能缺失和占位征者。

2. 手术禁忌证

（1）深昏迷患者（GC S3 ~ 5 级）或去大脑强直。

（2）生命体征不稳定，如血压过高、高热、呼吸不规则，或有严重系统器质病变者。

（3）脑干出血。

（4）基底节或丘脑出血影响到脑干。

（5）病情发展急骤，发病数小时即深昏迷者。

3. 常用手术方法

（1）小脑减压术：是高血压性小脑出血最重要的外科治疗，可挽救生命和逆转神经功能缺损，病程早期患者处于清醒状态时手术效果好。

（2）开颅血肿清除术：占位效应引起中线结构移位和初期脑疝时外科治疗可能有效。

（3）钻孔扩大骨窗血肿清除术。

（4）钻孔微创颅内血肿清除术。

（5）脑室出血脑室引流术。

（八）早期康复治疗

原则上应尽早开始。在神经系统症状不再进展，没有严重精神、行为异常，生命体征稳定，没有严重的并发症时即可开始康复治疗的介入，但需注意康复方法的选择。早期康复治疗对恢复患者的神经功能，提高生活质量是十分有利的。早期对瘫痪肢体进行按摩及被动运动，开始有主动运动时即应根据康复要求按阶段进行训练，以促进神经功能恢复，避免出现关节挛缩、肌肉萎缩和骨质疏松。对失语患者需加强言语康复训练。

（九）加强护理，防治并发症

常见的并发症有肺部感染、上消化道出血、吞咽困难和水电解质紊乱、下肢静脉血栓形成、肺栓塞、肺水肿、冠状动脉性疾病和心肌梗死、心脏损伤、痫性发作等。脑出血预后与急性期护理有直接关系，合理的护理措施十分重要。

1. 体位。头部抬高 15° ~ 30°，既能保持脑血流量，又能保持呼吸道通畅。切忌无枕仰卧。凡意识障碍患者宜采用侧卧位，头稍前屈，以利口腔分泌物流出。

2. 饮食与营养。营养不良是脑出血患者常见的易被忽视的并发症，应充分重视。重症意识障碍患者急性期应禁食 1 ~ 2 天，静脉补给足够能量与维生素，发病 48h 后若无活动性消化道出血，可鼻饲流质饮食，应考虑营养合理搭配与平衡。患者意识转清、咳嗽反射良好、能吞咽时可停止鼻饲，应注意喂食时宜取半卧位，食物宜做成糊状，流质饮料均应选用茶匙喂食，喂食出现呛咳可拍背。

3. 呼吸道护理。脑出血患者应保持呼吸道通畅和足够通气量，意识障碍或脑干功能障碍患者应行气管插管，指征是 $PaO_2 < 60mmHg$、$PaCO_2 > 50mmHg$ 或有误吸危险者。鼓励勤翻身、拍背，鼓励患者尽量咳嗽，咳嗽无力痰多时可超声雾化治疗，呼吸困难、呼吸道痰液多、经鼻抽吸困难者可考虑气管切开。

4. 压疮防治与护理。昏迷或完全性瘫痪患者易发生压疮，预防措施包括定时翻身，保持皮肤干燥清洁，在骶部、足跟及骨隆起处加垫气圈，经常按摩皮肤及活动瘫痪肢体促进血液循环，皮肤发红可用 70％乙醇溶液或温水轻柔，涂以 3.5％安息香酊。

四、护理诊断

（1）有受伤危险：与脑出血导致神经功能损害、意识障碍有关。

（2）潜在并发症：脑疝，肺部感染。

五、护理目标

（1）患者不应出现跌倒、压疮、窒息等并发症。

（2）配合治疗，预防脑疝，及时发现脑油。

（3）预防肺部感染，及时发现肺部感染。

六、护理措施

（1）一般护理：保持安静，尽量避免不必要的搬动，绝对卧床 2 ~ 4 周，抬高头位 15° ~ 30°，减轻脑水肿。避免各种引起颅内压增高的因素，如剧烈咳嗽、用力大便、躁动等，头痛、过度烦躁不安者，可酌情适当给予镇静止痛剂，便秘者可选用缓泻剂。给予高蛋白、高维生素、清淡、易消化、营养丰富的半流质或流质饮食，吞咽障碍者给予鼻饲饮食，鼻饲患者应定时回抽胃液，如有胃潴留或咖啡色胃液，应停止鼻饲，通知医生，必要时应行肠外营养。

（2）病情观察：应密切观察患者的意识状态、生命体征、瞳孔、肢体功能等变化，发现异常及时向医生告知。

患者如出现剧烈头痛、喷射样呕吐、烦躁不安、血压升高、心率减慢、意识障碍加重、双侧瞳孔不等大、呼吸节律不规则，提示可能出现脑疝，应立即告知医生，立即为患者吸氧、建立静脉通道，配合医生抢救。患者出现咳嗽咳痰，喉中痰鸣、发热，提示出现肺部感染，应通知医生，加强气道管理，必要时给予开放气道。

（3）对偏瘫肢体的护理：尽量保存肢体活动和肌张力，每天进行患肢各关节的被动活动，借助软枕将各关节放置于功能位，手臂维持外展位，肘部微屈，仰卧位进肩关节高过肩，膝下放小软枕，使膝屈曲。使用气垫床及水袋，定时翻身，更换体位，防止压疮产生。

（4）疾病知识指导：帮助患者及其家属了解本病的治疗及预防知识，向患者及其家属说明疾病的危险因素，改正不良生活习惯，尽量保持情绪稳定，避免血压骤然升高，保持大便通畅。告知患者及其家属遵医嘱正确服用降压药，维持血压稳定，发现血压异常波动或剧烈头痛、头晕、肢体瘫痪麻木、吐词不利时立即就医。告知患者及其家属持续康复训练的意义，教授患者及其家属自我康复训练的技巧及护理方法。

七、护理评价

（1）患者是否出现跌倒、受伤。

（2）患者是否出现脑疝、肺部感染并发症，出现时是否得到及时发现及救治。

（3）患者是否了解本病的相关知识，是否能适应病后的生活状态。

第四节　短暂性脑缺血发作

短暂性脑缺血发作（TIA）是指因脑血管病变引起的短暂性、局限性脑功能缺失或视网膜功能障碍。临床症状一般持续 10 ~ 20min，多在 1h 内缓解，最长不超过 24h，不遗留神经功能缺失症状，结构性影像学（CT、MRI）检查无责任病灶。凡临

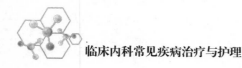

床症状持续超过 1h 且神经影像学检查有明确病灶者不宜称为 TIA。

1975 年，曾将 TIA 定义限定为 24h，这是基于时间的定义。2002 年；美国 TIA 工作组提出了新的定义，即由于局部脑或视网膜缺血引起的短暂性神经功能缺损发作，典型临床症状持续不超过 1h，且无急性脑梗死的证据。TIA 新的基于组织学的定义以脑组织有无损伤为基础，更有利于临床医师及时进行评价，使急性脑缺血能得到迅速干预。

流行病学统计表明，15％的脑卒中患者曾发生过 TIA。不包括未就诊的患者，美国每年 TIA 发作人数估计为 20 万～50 万人。TIA 发生脑卒中率明显高于一般人群，TIA 后第 1 个月内发生脑梗死者占 4％～8％；1 年内 12％～13％；5 年内增至 24％～29％。TIA 患者发生脑卒中在第 1 年内较一般人群高 13～16 倍，是最严重的"卒中预警"事件，也是治疗干预的最佳时机，频发 TIA 更应以急诊处理。

一、临床表现

TIA 多发于老年人，男性多于女性。发病突然，恢复完全，不遗留神经功能缺损的症状和体征，多有反复发作的病史。持续时间短暂，一般为 10～15min，颈内动脉系统平均为 14min，椎—基底动脉系统平均为 8min，每日可有数次发作，发作间期无神经系统症状及阳性体征。颈内动脉系统 TIA 与椎—基底动脉系统 TIA 相比，发作频率较少，但更容易进展为脑梗死。

TIA 神经功能缺损的临床表现依据受累的血管供血范围而不同，临床常见的神经功能缺损有以下两种。

（一）颈动脉系统 TIA

最常见的症状为对侧面部或肢体的一过性无力和感觉障碍、偏盲，偏侧肢体或单肢的发作性轻瘫最常见，通常以上肢和面部较重，优势半球受累可出现语言障碍。单眼视力障碍为颈内动脉系统 TIA 所特有，短暂的单眼黑矇是颈内动脉分支——眼动脉缺血的特征性症状，表现为短暂性视物模糊、眼前灰暗感或云雾状。

（二）椎—基底动脉系统 TIA

常见症状为眩晕、头晕、平衡障碍、复视、构音障碍、吞咽困难、皮质性盲和视野缺损、共济失调、交叉性肢体瘫痪或感觉障碍。脑干网状结构缺血可能由于双下肢突然失张力，造成跌倒发作。颞叶、海马、边缘系统等部位缺血可能出现短暂性全面性遗忘症，表现为突发的一过性记忆丧失，时间、空间定向力障碍，患者有自知力，无意识障碍，对话、书写、计算能力保留，症状可持续数分钟至数小时。

血流动力学型 TIA 与微栓塞型 TIA 在临床表现上也有所区别。

二、诊断与鉴别诊断

（一）诊断

诊断只能依靠病史，根据血管分布具有急性短暂神经功能障碍与可逆性发作特点，结合 CT 排除出血性疾病可考虑 TIA。确立 TIA 诊断后应进一步进行病因、发病机制的诊断和危险因素分析。TIA 和脑梗死之间并没有截然的区别，两者应被视为一个疾病动态演变过程的不同阶段，应尽可能采用"组织学损害"的标准界定两者。

（二）鉴别诊断

鉴别需要考虑其他可以导致短暂性神经功能障碍发作的疾病。

1. 局灶性癫痫后出现的 Todd 麻痹。局限性运动性发作后可能遗留短暂的肢体无力或轻偏瘫，持续 0.5 ~ 36h 后可消除。患者有明确的癫痫病史，脑电波（EEG）可见局限性异常，CT 或 MRI 可能发现脑内病灶。

2. 偏瘫型偏头痛。多于青年期发病，女性多见，可有家族史，头痛发作的同时或过后出现同侧或对侧肢体不同程度瘫痪，并可在头痛消退后持续一段时间。

3. 晕厥。为短暂性弥漫性脑缺血、缺氧所致，表现为短暂性意识丧失，常伴有面色苍白、大汗、血压下降，EEG 多数正常。

4. 梅尼埃病。发病年龄较轻，发作性眩晕、恶心、呕吐可与椎—基底动脉系统 TIA 相似，反复发作常合并耳鸣及听力减退，症状可持续数小时至数天，但缺乏中枢神经系统定位体征。

5. 其他。血糖异常、血压异常、颅内结构性损伤（如肿瘤、血管畸形、硬膜下血肿、动脉瘤等）、多发性硬化等，也可能出现类似 TIA 的临床症状。临床上可以依靠影像学资料和实验室检查进行鉴别诊断。

三、治疗

TIA 是缺血性血管病变的重要部分。TIA 既是急症，也是预防缺血性血管病变的最佳和最重要时机。TIA 的治疗与二级预防密切结合，可减少脑卒中及其他缺血性血管事件发生。TIA 症状持续 1h 以上，应按照急性脑卒中流程进行处理。根据 TIA 病因和发病机制的不同，应采取不同的治疗策略。

（一）控制危险因素

TIA 需要严格控制危险因素，包括调整血压、血糖、血脂、同型半胱氨酸，以及戒烟、治疗心脏疾病、避免大量饮酒、有规律的体育锻炼、控制体重等。已经发生 TIA 的患者或高危人群可长期服用抗血小板药物。肠溶阿司匹林为目前最主要的预防性用药之一。

（二）药物治疗

1.抗血小板聚集药物。阻止血小板活化、黏附和聚集，防止血栓形成，减少动脉—动脉微栓子。常用药物为：

（1）阿司匹林肠溶片：通过抑制环氧化酶减少血小板内花生四烯酸转化为血栓烷 A_2（TXA_2）防止血小板聚集，各国指南推荐的标准剂量不同，我国指南的推荐剂量为 75 ~ 150mg/d。

（2）氯吡格雷（75mg/d）：也是被广泛采用的抗血小板药，通过抑制血小板表面的二磷酸腺苷（ADP）受体阻止血小板积聚。

（3）双嘧达莫：为血小板磷酸二酯酶抑制剂，缓释剂可与阿司匹林联合使用，效果优于单用阿司匹林。

2.抗凝治疗。考虑存在心源性栓子的患者应予抗凝治疗。抗凝剂种类很多，肝素、低分子量肝素、口服抗凝剂（如华法林、香豆素）等均可选用，但除低分子量肝素外，其他抗凝剂如肝素、华法林等应用过程中应注意检测凝血功能，以避免发生出血不良反应。低分子量肝素，每次 4000 ~ 5000U，腹部皮下注射，每日 2 次，连用 7 ~ 10 天，与普通肝素比较，生物利用度好，使用安全。口服华法林 6 ~ 12mg/d，3 ~ 5 天后改为 2 ~ 6mg/d 维持，目标国际标准化比值（INR）范围为 2.0 ~ 3.0。

3.降压治疗。血流动力学型 TIA 的治疗以改善脑供血为主，慎用血管扩张药物，除抗血小板聚集、降脂治疗外，需慎重管理血压，避免降压过度，必要时可给予扩容治疗。在大动脉狭窄解除后，可考虑将血压控制在目标值以下。

4.生化治疗。防治动脉硬化及其引起的动脉狭窄和痉挛以及斑块脱落的微栓子栓塞造成 TIA。主要用药有：维生素 B_1，每次 10mg，3 次／天；维生素 B_2，每次 5mg，3 次／天；维生素，每次 10mg，3 次／天；复合维生素 B，每次 10mg，3 次／天；维生素 C，每次 100mg，3 次／天；叶酸片，每次 5mg，3 次／天。

（三）手术治疗

颈动脉内膜剥脱术（CEA）和颈动脉支架治疗（CAS）适用于症状性颈动脉狭窄 70％以上的患者，实际操作上应从严掌握适应证。仅为预防脑卒中而让无症状的颈动脉狭窄患者冒险手术不是正确的选择。

四、护理诊断

（1）有跌倒危险：与突发肢体瘫痪、眩晕、失明、意识障碍有关。

（2）潜在并发症：脑卒中。

（3）知识缺乏：缺乏对疾病的了解及防治知识。

五、护理目标

（1）预防跌倒，保障患者安全。

（2）降低患者进展为完全性卒中的风险。

（3）使患者充分了解本病，掌握防治知识。

六、护理措施

（1）一般护理：指导患者发作时卧床休息，枕头不宜过高，以免减少头部血供。频繁发作者减少活动，沐浴、外出应有家人陪伴。饮食应低盐低脂，充足的蛋白质和丰富的维生素、纤维素，保持大便通畅，避免用力大便。

（2）病情观察：对频繁发作的患者，注意记录每次发作的持续时间、间隔时间和伴随症状，观察患者肢体无力、麻木等症状是否减轻或加重，有无头痛、头晕、言语、吞咽等其他功能障碍，警惕进展为完全性卒中。

（3）用药护理：指导患者按医嘱正确用药，不能随意更改、终止用药，或自行购药服用。告知患者所用药物的机制和不良反应。阿司匹林等抗血小板聚集药物主要不良反应有恶心、腹痛等消化道症状，牙龈及皮下出血等。华法林等抗凝药的不良反应主要为出血，应注意观察大便颜色、皮肤紫癜、牙龈出血等情况。

（4）心理护理：根据心理社会评估情况，结合患者具体病情加以安慰，鼓励患者树立战胜疾病的信心，能配合医护人员坚持治疗，达到提高生活质量的目的。

（5）疾病知识指导：帮助患者及其家属了解本病的治疗及预防知识，向患者及其家属说明疾病的危险因素，说明肥胖、吸烟、缺乏运动等与疾病的关系，帮助患者寻找疾病的病因及自身危险因素，指导患者改善生活习惯，戒烟、限酒、低盐低脂饮食、适当运动。告知患者及其家属本病为完全性卒中的先兆或警示，说明本病的预后，引起患者重视。

七、护理评价

（1）患者是否出现跌倒、外伤。

（2）患者是否进展为完全性卒中。

（3）患者是否能遵嘱用药。

（4）患者是否了解本病的相关知识。

第五节　帕金森病

帕金森病（PD）旧称震颤麻痹，是发生于中年以上的中枢神经系统慢性进行性变性疾病，病因至今不明。多缓慢起病，逐渐加重。病变主要在黑质和纹状体。其他疾病累及锥体外系统也可引起同样的临床表现者，则称为震颤麻痹综合征或帕金森综合征。由 James Parkinson（1817 年）首先描述。65 岁以上人群患病率为 1000/10万，随年龄增高，男性稍多于女性。

一、临床表现

（一）震颤

肢体和头面部不自主抖动，这种抖动在精神紧张时和安静时尤为明显，病情严重时抖动呈持续性，只有在睡眠后消失。

（二）肌肉僵直，肌张力增高

表现手指伸直，掌指关节屈曲，拇指内收，腕关节伸直，头前倾，躯干俯屈，髋关节和膝关节屈曲等特殊姿势。

（三）运动障碍

运动减少，动作缓慢，写字越写越小，精细动作不能完成，开步困难，慌张步态，走路前冲，呈碎步，面部缺乏表情。

（四）其他症状

多汗、便秘，油脂脸，直立性低血压，精神抑郁症状等，部分患者伴有智力减退。

二、体格检查

（一）震颤

检查可发现静止性、姿势性震颤，手部可有搓丸样动作。

（二）肌强直

患肢肌张力增高，可因均匀的阻力而出现"铅管样强直"，如伴有震颤则似齿轮样转动，称为"齿轮样强直"。四肢躯干颈部和面部肌肉受累出现僵直，患者出现特殊姿态。

（三）运动障碍

平衡反射、姿势反射和翻正反射等障碍以及肌强直导致的一系列运动障碍，写字过小症以及慌张步态等。

（四）自主神经系统体征

仅限于震颤一侧的大量出汗和皮脂腺分泌增加等体征，食管、胃及小肠的功能障碍导致吞咽困难和食管反流，以及顽固性便秘等。

三、辅助检查

（一）MRI

唯一的改变为在 T2 相上呈低信号的红核和黑质网状带间的间隔变窄。

（二）正电子发射计算机断层扫描（PET）

可检出纹状体摄取功能下降，其中又以壳核明显，尾状核相对较轻，即使症状仅见于单侧的患者也可查出双侧纹状体摄功能降低。尚无明确症状的患者，PET 若检出纹状体的摄取功能轻度下降或处于正常下界，以后均发病。

四、诊断

（一）诊断思维

1. 帕金森病实验室检查及影像学检查多无特殊异常，临床诊断主要依赖发病年龄、典型临床症状及治疗性诊断（即应用左旋多巴有效）。

2. 帕金森病诊断明确后，还须进行帕金森病综合评量表（UPDRS）评分及分级，来评判帕金森病的严重程度并指导下步治疗。

（二）鉴别诊断

1. 脑炎后帕金森综合征。通常所说的昏睡性脑炎所致帕金森综合征，已近 70 年未见报道，因此该脑炎所致脑炎后帕金森综合征也随之消失。近年报道病毒性脑炎患者可有帕金森样症状，但本病有明显感染症状，可伴有颅神经麻痹、肢体瘫痪、抽搐、昏迷等神经系统损害的症状，脑脊液可有细胞数轻 - 中度增高、蛋白增高、糖减低等。病情缓解后其帕金森样症状随之缓解，可与帕金森病鉴别。

2. 肝豆状核变性。隐性遗传性疾病、约 1/3 有家族史，青少年发病、可有肢体肌张力增高、震颤、面具样脸、扭转痉挛等锥体外系症状。具有肝脏损害，角膜 K-F 环及血清铜蓝蛋白降低等特征性表现。可与帕金森病鉴别。

3. 特发性震颤。属显性遗传病，表现为头、下颌、肢体不自主震颤，震颤频率可高可低，高频率者甚似甲状腺功能亢进，低频者甚似帕金森震颤。本病无运动减少、肌张力增高及姿势反射障碍，并于饮酒后消失，普萘洛尔治疗有效等，可与原发性帕金森病鉴别。

4.进行性核上性麻痹。本病也多发于中老年，临床症状可有肌强直、震颤等锥体外系症状。但本病有突出的眼球凝视障碍、肌强直以躯干为重、肢体肌肉受累轻而较好的保持了肢体的灵活性、颈部伸肌张力增高致颈项过伸与帕金森病颈项屈曲显然不同，均可与帕金森病鉴别。

5.Shy-Drager 综合征。临床常有锥体外系症状，但因有突出的自主神经症状，如：昏厥、直立性低血压、性功能及膀胱功能障碍，左旋多巴制剂治疗无效等，可与帕金森病鉴别。

6.药物性帕金森综合征。过量服用利血平、氯丙嗪、氟哌啶醇及其他抗抑郁药物均可引起锥体外系症状，因有明显的服药史，并于停药后减轻可资鉴别。

7.良性震颤。指没有脑器质性病变的生理性震颤（肉眼不易觉察）和功能性震颤。功能性震颤包括：

（1）生理性震颤加强（肉眼可见）：多呈姿势性震颤，与肾上腺素能的调节反应增强有关；也见于某些内分泌疾病，如嗜铬细胞瘤、低血糖、甲状腺功能亢进。

（2）可卡因和乙醇中毒以及一些药物的不良反应；癔症性震颤，多有心因性诱因，分散注意力可缓解震颤。

（3）其他：情绪紧张时和做精细动作时出现的震颤。良性震颤临床上无肌强直、运动减少和姿势异常等帕金森病的特征性表现。

五、治疗

（一）一般治疗

因本病的临床表现为震颤、强直、运动障碍、便秘和生活不能自理，故家属及医务人员应鼓励 PD 早期患者多做主动运动，尽量继续工作，培养业余爱好，多吃蔬菜水果或蜂蜜，防止摔跤，避免刺激性食物和烟酒。对晚期卧床患者，应勤翻身，多在床上做被动运动，以防发生关节固定、压疮及坠积性肺炎。

（二）药物治疗

PD 宜首选内科治疗，多数患者可通过内科药物治疗缓解症状。

各种药物治疗虽能使患者的症状在一定时期内获得一定程度的好转，但皆不能阻止本病的自然发展。药物治疗必须长期坚持，而长期服药则药效减退和不良反应难以避免。虽然有相当一部分患者通过药物治疗可获得症状改善，但即使目前认为效果较好的左旋多巴或复方多巴，也有 15% 左右患者根本无效。用于治疗本病的药物种类繁多，现今最常用者仍为抗胆碱能药和多巴胺替代疗法。

1.抗胆碱能药物。该类药物最早用于 Parkinson 病的治疗，常用者为苯海索 2mg，每日 3 次口服，可酌情增加；东莨菪碱 0.2mg，每日 3 ~ 4 次口服；苯甲托品 2 ~ 4mg，每日 1 ~ 3 次口服等。因苯甲托品对周围副交感神经的阻滞作用，不良反应多，应用越来越少。

2.多巴胺替代疗法。此类药物主要补充多巴胺的不足，使乙酰胆碱 - 多巴胺系统重获平衡而改善症状。最早使用的是左旋多巴，但其可刺激外周多巴胺受体，引起多方面的外周不良反应，如恶心、呕吐、厌食等消化道症状和血压降低、心率失常等心血管症状。目前不主张单用左旋多巴治疗，用它与苄丝肼或甲基多巴肼的复合制剂。常用的药物有美多芭、息宁或帕金宁。

（1）美多芭：是左旋多巴和苄丝肼 4 : 1 配方的混合剂。对病变早期的患者，开始剂量可用 62.5mg，日服 3 次。如患者开始治疗时症状显著，则开始剂量可为 125mg，每日 3 次；如效果不满意，可在第 2 周每日增加 125mg，第 3 周每日再增加 125mg。若患者的情况仍不满意，则应每隔 1 周每日再增加 125mg。如果美多芭的日剂量 > 1000mg，需再增加剂量，只能每月增加 1 次。该药明显减少了左旋多巴的外周不良反应，但却不能改善其中枢不良反应。

（2）息宁：是左旋多巴和甲基多巴肼 10 : 1 的复合物，开始剂量可用 125mg，日服 2 次，以后根据病情逐渐加量。其加药的原则和上述美多芭的加药原则是一致的。

（3）帕金宁是左旋多巴和甲基多巴肼 10 : 1 的复合物的控释片，它可使左旋多巴血浓度更稳定并达 4 ~ 6h 以上，有利于减少左旋多巴的剂末现象、开始现象和剂量高峰多动现象。但是，控释片也有一些缺陷，如起效慢，并且由于在体内释放缓慢，有可能在体内产生蓄积作用，反而有时出现异动症的现象，改用美多芭后消失。

3.多巴胺受体激动剂。多巴胺受体激动剂能直接激动多巴胺能神经细胞突触受体，刺激多巴胺释放。

（1）溴隐亭：最常用，对震颤疗效好，对运动减少和强直均不及左旋多巴，常用剂量维持量为每日 15 ~ 40mg。

（2）协良行：患者使用时应逐步增加剂量，以达到不出现或少出现不良反应的目的。一般来讲，增加到每日 0.3mg 是比较理想的剂量，但对于个别早期的患者，可能并不需要增加到这个剂量，那么可以在你认为合适的剂量长期服用而不再增加。如果效果不理想，还可以根据病情的需要及对药物的耐受情况，每隔 5 天增加 0.025mg 或 0.05mg。

（3）泰舒达：使用剂量是每日 100～200mg。可以从小剂量每日 50mg 开始，可逐渐增加剂量。在帕金森病的早期，可以单独使用泰舒达治疗帕金森病，剂量最大可增加至每日 150mg。如果和左旋多巴合并使用，剂量可以维持在每日 50～150mg左右。一般每使用 250mg 左旋多巴，可考虑合并使用泰舒达 50mg 左右。

（三）外科手术治疗

1.立体定向手术治疗。立体定向手术包括脑内核团毁损、慢性电刺激和神经组织移植。

（1）脑内核团毁损

①第一次手术适应证：长期服药治疗无效或药物治疗不良反应严重者；疾病进行性缓慢发展已超过 3 年以上；年龄在 70 岁以下；工作能力和生活能力受到明显限制（按 Hoehn 和 Yahr 分级为Ⅱ～Ⅳ级）；术后短期复发，同侧靶点再手术。

②第二次对侧靶点毁损手术适应证：第一次手术效果好，术后震颤僵直基本消失，无任何并发症者；手术近期疗效满意并保持在 12 个月以上；年龄在 70 岁以下；两次手术间隔时间要 1 年；目前无明显自主神经功能紊乱症状或严重精神症状，病情仍维持在Ⅱ～Ⅳ级。

禁忌证：症状很轻，仍在工作者；年老体弱；出现严重关节挛缩或有明显精神障碍；严重的心、肝、肾功能不全，高血压脑动脉硬化者或有其他手术禁忌者。

（2）脑深部慢性电刺激（DBS）：目前 DBS 最常用的神经核团为丘脑腹中间核（VIM）、丘脑底核（STN）和苍白球腹后部（PVP）。

慢性刺激术控制震颤的效果优于丘脑腹外侧核毁损术，后者发生并发症也常影响手术的成功。通过改变刺激参数可减少不必要的不良反应，远期疗效可靠。该法尚可用于非帕金森性震颤，如多发硬化和创伤后震颤。

丘脑底核（STN）也是刺激术时选用的靶点。有学者（1994 年）报道应用此方法观察治疗一例运动不能的 PD 患者。靶点定位方法为脑室造影，并参照立体定向脑图谱，同时根据慢性电极刺激和电生理记录进行调整。发现神经元活动自发增多的区域位于 AC-PC 平面下 2～4mm，AC-PC 线中点旁 10mm。对该处进行 130Hz 刺激，可立即缓解运动不能症状（主要在对侧肢体），但不诱发半身舞蹈症等运动障碍。上述观察表明，对 STN 进行慢性电刺激可用于治疗运动严重障碍的 PD 患者。

2.脑细胞移植和基因治疗。帕金森病脑细胞移植术和基因治疗已在动物实验上取得很大成功，但最近临床研究显示，胚胎脑移植只能轻微改善 60 岁以下患者的症状，并且 50％的患者在手术后出现不随意运动的不良反应，因此，目前此手术还不宜普遍采用。基因治疗还停留在实验阶段。

六、护理诊断

（一）肢体运动障碍

与黑质病变、锥体外系功能障碍所致的静止性震颤、肌张力增高、动作迟缓、姿势不稳有关。

（二）心理障碍

与震颤、流涎、表情肌僵直等身体形象改变，语言障碍、生活依赖他人有关。

（三）知识缺乏

缺乏对本病相关知识及治疗药物的知识。

（四）营养不良

与吞咽困难、饮食减少后摄入不足有关。

（五）便秘

与自主神经功能障碍有关。

（六）潜在并发症

跌倒、压疮、感染。

七、护理目标

减少肢体运动障碍。

防治便秘，能有效排便。

降低并发症。

使患者及其家属、照顾者对疾病的发生发展及药物的使用注意事项、不良反应了解，让患者能坦然面对疾病，减少心理障碍。

八、护理措施

（一）一般护理

1.饮食护理。给予高热量、高维生素、低盐、低脂、适量蛋白质的易消化饮食，根据病情变化及时调整和补充各种营养素。因高蛋白质饮食会降低左旋多巴类药物的疗效，故不宜盲目给予过多的蛋白质。饮食内容以五谷为主，多选粗粮，多食新鲜蔬菜、水果，多喝水。因槟榔为抗胆碱能食物，应避免食用。进食或饮水时应抬高床头，保持坐位或半卧位，集中注意力，不催促与打扰患者。对于流涎过多的患者可使用吸管吸食流质；对于咀嚼能力和消化功能减退的患者应给予易消化、易咀嚼的软食或半流质饮食；对吞咽障碍者应指导患者分次吞咽，避免吃坚硬、滑溜及圆形食物；对饮水呛咳者要遵医嘱插胃管鼻饲。

2.生活与安全护理。加强巡视，采取有效的沟通方式，主动了解患者需要，指导和鼓励患者自我护理，协助患者洗漱、进食、沐浴和大小便。做好安全防护，增进患者的舒适感，预防并发症。对上肢震颤未能控制、日常生活动作不便的患者，避免烧伤、烫伤等。对有幻觉、错觉、欣快、抑郁或精神错乱的患者应特别强调专人陪护。

（二）病情观察

服药期间要仔细观察震颤、肌强直和其他运动功能、语言功能、日常生活自理能力的改善程度。

（三）运动护理

应与患者和其家属共同制订切实可行的具体锻炼计划。疾病早期，患者多表现为震颤，应指导患者维持和增加业余爱好，坚持适当锻炼，注意保持身体和各关节的活动强度与最大活动范围。疾病中期，患者已经出现某些功能障碍或起坐已感到困难，告诉患者知难而退或简单的家属包办只会加速其功能衰退，指导患者练习起坐、行走、转身等基本动作活动。疾病晚期，患者出现显著的运动障碍而卧床不起，应预防压疮、感染及外伤等各种并发症。

（四）用药护理

注意观察药物的不良反应，如左旋多巴制剂早期会有食欲减退、恶心、呕吐、腹痛、直立性低血压、失眠等不良反应，可在进食时服用或减少剂量；抗胆碱能药物常见的不良反应为口干、眼花、少汗、便秘、排尿困难等，前列腺肥大及青光眼患者忌用；金刚烷胺的不良反应有口渴、失眠、食欲缺乏、头晕、视力障碍、足踝水肿、心悸、精神症状等；多巴胺受体激动药可引起恶心、呕吐、头晕、乏力、皮肤瘙痒、便秘等常见不良反应，剂量过大时可有精神症状、直立性低血压等。药物一般从小剂量开始，逐步缓慢加量直至有效维持。尽量避免使用维生素 B_6、利血平、氯丙嗪、奋乃静等药物，以免降低药物疗效或导致直立性低血压。

（五）心理护理

对于抑郁寡言的患者，应鼓励其说出自己的感受。帮助患者寻找有兴趣的活动，鼓励自己安排娱乐活动，培养生活乐趣，多与他人交往，不要孤立自己。同时指导家属关心体贴患者，为患者营造良好的亲情氛围，减轻患者的心理压力。注意保持个人卫生和着装整洁，尽量维持自我形象。

（六）健康教育

1. 疾病知识指导。指导患者及其家属了解此病为进行性加重疾病，后期常死于压疮、感染、外伤等并发症，应注意积极预后并发症，如衣服勤洗勤换，保持皮肤卫生，中晚期行动困难患者勤翻身勤擦洗，预防压疮；避免登高和操作高速运转机器，避免快速坐起或下床活动，防止跌倒外伤；吞咽困难患者小口进食，必要时给予管饲，防治误吸和感染。

2.生活指导。指导患者注意休息，劳逸结合，生活要有规律，锻炼、工作注意力所能及，饮食注意营养平衡，增强体质，提高抵抗力。天气变化时，要及时增减衣物，注意保暖，防止感染。不要自行增减药物，如出现病情变化，应及时就诊。

九、护理评价

患者对疾病的发生发展及药物使用注意事项是否有详尽的了解。

患者是否能有效排便。

患者运动障碍及心理障碍是否缓解。

患者并发症是否得到有效防治。

患者是否得到足量的营养摄入。

第六节 癫 痫

癫痫是一组由大脑神经元异常放电引起的以短暂中枢神经系统功能失常为特征的慢性脑部疾病。临床表现为突然发生、反复发作的运动、感觉、意识、自主神经、精神等异常。我国癫痫发病率为1%左右，患病率为0.5%～1%。

一、病因及发病机制

按病因分为原发性癫痫和继发性癫痫。

（一）原发性癫痫

又称特发性癫痫，是指病因未明，未能确定脑内有器质性病变者，可能与遗传因素有关。

（二）继发性癫痫

又称症状性癫痫，占大多数，由脑内器质性病变和代谢疾病所致，包括脑部先天性疾病、颅脑外伤、颅内感染、脑血管病、颅内肿瘤、脑缺氧、儿童期的高热惊厥、药物或食物中毒、尿毒症、肝性脑病等。此外，睡眠不足、月经期、疲劳、饥饿、饮酒、情感冲动是常见的激发癫痫发作的诱因。

二、癫痫发作的分类

癫痫有多种发作形式，1981年国际抗癫痫联盟根据临床和脑电图特点将癫痫发作分为3类。

（一）部分性发作

由局部起始。

1. 单纯性。无意识障碍，可分为运动、体感或特殊感觉、自主神经和精神症状。

2. 复杂性。有意识障碍。

3. 部分性发作继发泛化。由部分起始扩散为全面性强直–阵挛发作。

（二）全面性发作

双侧对称性发作，有意识障碍，包括失神、肌阵挛、强直、强直–阵挛、阵挛、失张力发作。

（三）不能分类的癫痫发作

三、临床表现

癫痫发作形式多样，但均具有短暂性、刻板性、间歇性、反复发作的特征。

（一）部分性发作

1. 单纯部分性发作。癫痫发作的起始部位常提示癫痫病灶在对侧脑部，发作时间较短，一般不超过1min，不伴意识障碍，以发作性一侧肢体、局部肌肉感觉障碍或节律性抽搐为特征，或表现为简单的五官幻觉。如果抽搐自一处开始后，按大脑皮质运动区的分布顺序扩散，如自一侧拇指沿手指、腕部、肘部、肩部扩展，称为Jackson癫痫，亦称为部分运动性发作。

2. 复杂部分性发作。伴有意识障碍，以精神症状及自动症为特征。患者可有吸吮、咀嚼、流涎、摸索等无意识动作，或机械的继续其发作前正在进行的活动，如行走、奔跑或进餐等。有时有精神运动性兴奋，如无理吵闹、唱歌、脱衣裸体等，发作一般持续数分钟至数小时不等，事后对其行为不能记忆。

（二）全面性发作

1. 失神发作。又称小发作，主要见于儿童或青年。特点为突然、短暂的意识障碍，表现为动作中断，手持物体掉落，两眼凝视，呆立不动，呼之不应等，但无抽动，不跌倒。发作后仍继续原来的工作，一日可发作数次不等，一次发作持续3~15s，对发作无记忆。

2. 全面性强直–阵挛发作。又称大发作，此类发作最常见，发作前可先有瞬间疲乏、麻木、恐惧等感觉或出现无意识动作等先兆，其发作经过可分为3期。

（1）强直期：突发意识丧失，尖叫一声跌倒在地，全身骨骼肌持续收缩，头部后仰，上眼睑抬起，眼球上翻，上肢屈肘，下肢伸直，牙关紧闭，呼吸暂停，口唇青紫，瞳孔散大及对光反射消失。常持续 10 ~ 20s 转入阵挛期。

（2）阵挛期：肌肉出现一张一弛的节律性抽动，频率逐渐减慢，最后一次在强烈痉挛之后，抽搐突然停止，进入惊厥后期。此期患者可有口吐白沫，小便失禁，历时 1 ~ 3min。

（3）惊厥后期：阵挛停止，进入昏睡状态。此时呼吸首先恢复，意识逐渐清醒。醒后有全身酸痛和疲乏感，对整个发作过程全无记忆。发作全过程 5 ~ 10min。

（三）癫痫持续状态

癫痫持续状态是指一次癫痫发作持续 30min 以上，或连续多次发作，发作间期意识和神经功能未恢复至正常水平。多由于突然停用抗癫痫药或因饮酒、合并感染而诱发。常伴有高热、脱水、酸中毒。如不及时治疗，继而发生心、肝、肾多脏器衰竭而死亡。

四、辅助检查

（一）血液检查

一般检查、血糖血寄生虫（如血吸虫、囊虫）等，了解有无贫血、低血糖、寄生虫等。

（二）影像学检查

通过 CT、MRI 检查发现脑部器质性病变、占位性病变、脑萎缩等。

（三）脑电图检查

对诊断有重要价值，且有助于分型、术前定位及预后估计。约半数以上癫痫患者，在发作间歇期亦可出现各种痫样放电，如棘波、尖波、棘 – 慢波等病理波。

五、诊断要点

诊断程序应首先确定是否为癫痫，然后判定癫痫的类型和病因。

（一）病史

提供的发作过程和表现符合各种癫痫的表现形式。

（二）继发性癫痫

可发现阳性体征。

（三）有关实验室及其他检查

如脑电图、CT、MRI 等，可供参考。

六、治疗要点

治疗原则是病因治疗，对症处理，减少发作次数。

（一）病因治疗

有明确病因的，如寄生虫、低血糖、低血钙、脑部肿瘤等应分别尽可能彻底治疗。

（二）发作时的治疗

应立即将患者就地平放，解开衣领、衣扣，头侧向一侧保持呼吸道通畅，及时给氧。尽快地将压舌板或纱布、手帕、小布卷等置于患者口腔的一侧上下磨牙之间，以防咬伤舌头及颊部。对抽搐肢体不可用力按压，以免造成骨折、肌肉撕裂及关节脱位。为预防再次发作，可选用地西泮、苯妥英钠、异戊巴比妥钠等药物。

（三）抗癫痫药物治疗原则

1. 从单一用药开始，剂量由小到大，逐步增加。

2. 一种药物增加到最大且已到有效血药浓度而仍不能控制发作者再加用第 2 种药物。

3. 以药物治疗，控制发作 2 ~ 3 年，脑电图随访活动消失者可以开始逐渐减量，不能突然停药。

（四）根据癫痫发作类型选择药物

全面强直 - 阵挛发作选用卡马西平、苯妥英钠、苯巴比妥；部分性发作，选用卡马西平或苯妥英钠、苯巴比妥；失神发作（小发作），选用乙琥胺、丙戊酸钠、氯硝西泮；复杂部分性发作选用卡马西平、苯妥英钠。

（五）癫痫持续状态的治疗

1. 迅速控制抽搐

（1）地西泮 10 ~ 20mg 缓慢静脉注射，如 15min 后复发可重复注射。

（2）其他药物，如异戊巴比妥钠、苯妥英钠、水合氯醛等。

2. 其他处理

保持呼吸道通畅，吸氧，吸取痰液，必要时气管切开；高热时采取物理降温，及时纠正酸碱失衡和电解质紊乱；发生脑水肿时要及时用甘露醇和呋塞米降颅内压，预防或治疗感染等。

七、护理诊断

（一）有窒息和感染风险

与癫痫发作时患者意识障碍、咽喉部肌肉痉挛、口腔及气道分泌物增加相关。

（二）有受伤风险

与癫痫发作时意识障碍、判断力下降、肢体抽搐有关。

（三）知识缺乏

缺乏长期、正确用药及疾病防治的知识。

（四）心理障碍

与患者本人、家庭成员和公众受传统观念影响或对癫痫的误解有关。

八、护理目标

呼吸道保持通畅，能进行有效的呼吸，能有效排出痰液。

避免受伤。

对药物的重要性、用药方法、不良反应等了解，并能做到长期甚至终身用药。

使患者面对现实，以积极正确的方式应对疾病和生活。

九、护理措施

（一）一般护理

1.休息与活动。应配置柔软的床垫、床旁护架、吸氧和吸痰装置，床旁桌备有缠有纱布的压舌板或小布卷等，若出现发作先兆应立即卧床休息。

2.排便排尿护理。癫痫发作伴意识障碍或大小便失禁者，需及时清除污物，做好会阴部皮肤护理。

（二）癫痫发作时的护理

（1）患者癫痫发作时，需要有专人守护、观察和记录全过程，注意意识状态和瞳孔的变化，抽搐的部位、持续时间、间隔时间等。

（2）对强直－阵挛发作的患者注意要扶持其卧倒，防止跌倒或伤人。立即解开患者衣领、衣扣及腰带，迅速将缠有纱布的压舌板置于患者一侧的上下磨牙之间，以防口舌面颊咬伤，有义齿者取出义齿。不可强行按压或用约束带捆扎患者抽搐的肢体，以防骨折，可用枕头或其他柔软物保护大关节，避免撞伤，背后垫一卷衣被之类软物，预防脊柱骨折。将患者头偏向一侧，及时清理气道分泌物及呕吐物，防止误吸及窒息，并予吸氧，改善缺氧，必要时配合进行开放气道，机械通气。切勿口腔测温，应腋下测温。

（3）少数患者在抽搐停止、神志清醒前有兴奋躁动等，应防止自伤或伤人。

（三）药物治疗的护理

向患者及其家属强调坚持遵医嘱用药的重要性，告知不正规治疗的风险。向患者及其家属介绍药物不良反应及注意事项。观察疗效，发作是否减少、间隔期是否延长，持续时间是否缩短。用药期间监测血药浓度应在清晨用药前采血；苯妥英钠呈碱性，最好在餐后服用；地西泮、劳拉西泮、咪达唑仑等可抑制呼吸，静脉注射时应控制速度，注意观察患者呼吸情况，有不良反应者立即停止注射。

（四）心理护理

与患者及其家属共同讨论癫痫，使他们了解这方面的知识，认识癫痫是可治性的疾病，消除误解，减轻患者的心理负担；同时让家属认识到自己的使命，认识到家属的关爱对患者的重要性，可给予患者以战胜疾病的勇气和动力。教育患者正视现实，要有勇气战胜恐惧，保持乐观、向上的心态，积极配合治疗，充分发挥自己的潜能和优势，使生活更美好。

（五）健康教育

向家属提供建议，安排好患者的生活，注意休息，环境宜安静，避免辛辣刺激食物，避免强烈声光刺激等各种诱因；禁止患者参加有危险的活动，如登高、驾驶、游泳及在水塘、炉火旁工作，以免发作时危及生命；教育患者应随身携带写有患者姓名、住址、联系方式及病史的个人资料，以备发作时及时联系处理。

十、护理评价

患者和家属对疾病的发生发展是否有详尽的了解和正确的认识。

患者是否避免了受伤。

患者气道是否通畅，是否避免了误吸。

患者对长期正规用药治疗的重要性、必要性是否理解，用药方法是否掌握。

患者和家属是否能以积极健康的心态面对癫痫。

第五章　内分泌系统和营养代谢性疾病治疗与护理

第一节　内分泌系统疾病常见症状及体征

一、概述

（一）内分泌系统的组成结构

由内分泌腺（包括垂体、甲状腺、甲状旁腺、肾上腺、性腺和胰岛）和分布在心血管、胃肠、肾、脂肪组织、脑（尤其是下丘脑）的内分泌组织和细胞组成。

（二）内分泌系统的功能

通过分泌各种激素，调节人体的代谢过程、脏器功能、生长发育、生殖衰老等生命现象。这种调节方式又称为体液调节。其最终目的是为了维持机体内环境的稳定及适应外界环境的变化。

（三）激素的分类

1.肽类激素。如甲状旁腺素、降钙素、胰岛素等。

2.氨基酸类激素。如甲状腺激素等。

3.胺类激素。如肾上腺素、多巴胺、5-羟色胺等。

4.类固醇激素。如糖皮质激素、盐皮质激素、性激素及维生素 D_3 等。

（四）体液调节方式

体液调节方式有内分泌（由血液传递）、旁分泌（由邻近传递）和自分泌（直接作用于自身细胞）。

二、内分泌系统常见症状体征的护理

（一）身体外形的改变

身体外形的改变包括面容异常、肥胖及消瘦、身高过高及过矮、毛发脱落及分布异常、皮肤黏膜色素异常等。其多与内分泌疾病和代谢疾病有关，如甲亢、甲减、

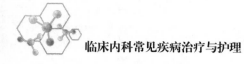

侏儒症、巨人症、呆小症、肢端肥大症等，影响患者生理和心理状态。

1. 护理评估

（1）健康史：询问患者的年龄、性别、生活习惯、生长发育史、家族史。

（2）身体状况：评估患者的精神状况、语言情况，有无智力障碍，有无体形不匀称，有无特殊面容改变，有无性功能障碍等。

1）面貌异常：肢端肥大症患者表现为头大脸长，下颌大且前突，眉弓及颧部隆起，耳鼻增大，唇舌肥厚，称为肢端肥大症面容；甲状腺功能减退症患者出现黏液性水肿面容呈"假面具样"；甲状腺功能亢进症患者呈"甲亢面容"；Cushing 综合征患者呈满月脸。

2）体形异常：身材过高指身高在正常平均值加 3 个标准差以上。一般而言，成年男性身高超过 2m、成年女性超过 1.85m 可认为身材过高，见于巨人症。身材矮小指身高在正常水平平均值减 3 个标准差以下。一般而言，成年男性身高低于 1.45m、成年女性低于 1.35m 可认为身材矮小，见于垂体性侏儒症、呆小症。肥胖指实际体重超过标准体重 20% 以上者，见于 Cushing 综合征、甲状腺功能减退症。消瘦指实际体重低于标准体重的 10% 以下者，见于甲状腺功能亢进症、糖尿病。Cushing 综合征患者可出现特殊体态，表现为向心性肥胖、水牛背、腹大、四肢相对细瘦等。

3）毛发和皮肤黏膜的改变：原发性慢性肾上腺皮质功能减退症患者，皮肤黏膜色素沉着，以暴露部位及易摩擦的部位更明显，如脸部、手部、掌纹、乳晕、甲床、足背、瘢痕和束腰带的部位。Cushing 综合征患者可出现毛发增多、痤疮等。甲状腺功能减退症患者，头发干枯稀疏、脆弱，睫毛和眉毛易脱落。

（3）心理 – 社会状况：长期因内分泌异常而导致自我形象紊乱，可使患者感到焦虑、抑郁、精神紧张等，严重时可发生精神分裂症。

（4）辅助检查：包括甲状腺功能、甲状旁腺功能和肾上腺皮质功能检查，血糖水平及胰岛素释放试验，彩超检查等。

2. 主要护理诊断及合作性问题

自我形象紊乱与疾病引起身体外形改变等因素有关。

3. 护理目标

患者的身体外形逐渐恢复正常；不能恢复者能接受身体外形的改变。

4. 护理措施

（1）心理护理：关心、理解患者，与患者交谈时应语气温和，耐心倾听，给予真诚的心理支持。

（2）指导修饰技巧：指导患者采取适当的方法改善自身形象，合适的衣着、恰当的修饰以增加心理舒适度和美感，提升自信心。

（3）促进社交活动：鼓励患者参加社团活动，争取良好的社会支持。

5. 护理评价

患者身体外观已得到改善；能接受身体外观改变的事实，积极配合治疗。

（二）性生活形态改变

性生活形态改变是指个体处于对自身的性生活表示关注的一种状态。内分泌代谢疾病患者的性生活形态改变可出现：生殖器发育迟缓或早熟；性欲减退或丧失；女性月经紊乱、闭经或不孕；男性阳痿或乳房发育。

1. 护理评估

（1）健康史：评估患者性功能异常的时间、发生发展过程、主要症状、性欲改变情况等，了解女性患者的月经及生育史，男性患者有无阳痿等。

（2）身体状况：有无皮肤干燥、粗糙，毛发稀疏、增多、易脱落；有无女性闭经、溢乳，男性乳房发育；外生殖器的发育是否正常，有无畸形。

（3）心理－社会状况：评估性功能异常或性器官改变对患者的心理影响，有无焦虑抑郁、自卑、愤怒等情绪；评估患者与配偶的关系，以及配偶的心理感受等，有无关系紧张、家庭危机等。

（4）辅助检查：测定性激素水平，可多次结果对比。

2. 主要护理诊断及合作性问题

性功能障碍与性激素分泌异常、内分泌代谢紊乱有关。

3. 护理目标

患者对性问题有正确的认识，消除或缓解紧张抑郁等不良情绪；性功能逐步恢复，能采取适当的方式进行性生活，达到性满足。

4. 护理措施

（1）环境选择：提供一个隐蔽舒适的环境和合适的时间，尝试让患者阐述目前的性功能、性生活及性生活形态，适时给予护理建议。

（2）专业指导：尊重患者，理解患者对讨论性问题时所出现的焦虑紧张。鼓励患者说出使其烦恼的有关性爱或性功能方面的问题，向患者讲解所患疾病及用药的方法及疗效，使患者积极配合治疗。提供可靠的信息咨询服务，如专业医生、心理健康顾问、性咨询门诊等。鼓励患者与配偶彼此交流感受，并一起参加性健康教育及阅读有关性教育的资料。女性患者若有性交疼痛，可建议使用润滑剂。

5. 护理评价

患者能正确对待性问题；性功能逐渐恢复，达到其预期的性满足。

第二节 甲状腺功能亢进症

甲状腺功能亢进症是由于甲状腺功能增高，分泌过多的甲状腺素，引起氧化过程加快，代谢率增高的一组常见内分泌疾病（以下简称"甲亢"）。其主要临床表现为神经兴奋性增高，呈高代谢状态，多有甲状腺弥漫性肿大，主要症状有怕热、多汗、低热、疲乏无力、体重减轻，常伴有眼球突出。临床上以弥漫性甲状腺肿大伴甲状腺功能亢进和结节性甲状腺肿大伴甲状腺功能亢进为多见。

临床上以弥漫性甲状腺肿伴甲亢最为常见，占甲亢病人的 80% 左右，多数甲亢起病缓慢，亦有急性发病，任何年龄均可发病，以 20 ~ 40 岁发病率最高，其发病率约为 31/10 万，女性多见，男女之比为 1 ：4 ~ 6。据报道，统计 495 例甲亢病人中，女性 416 例，占 84%，男性 79 例，占 16%。甲亢的发病率在不同时期、不同地区有所不同。甲亢家族遗传及发病因素等方面的流行病学调查在逐步开展和推广，曾有 204 例甲亢患者的调查表明，60% 的患者有家族遗传倾向，家谱调查中除发现甲亢外，还可有各种甲状腺疾病以及毒性弥漫性甲状腺肿（Graves）病患者的双亲有时发现有 TSI 阳性结果，这些都说明 Graves 病是一种遗传相关的疾病；有报道同卵双胞相继患 Graves 病的达 30% ~ 60%，异卵仅 8% ~ 9%；Graves 病的同胞姐妹患病较对照组要高 20 倍，母、姨中要比对照组高 6 倍。在致病因素方面，医学研究表明，长期的精神创伤、强烈的精神刺激常可促发甲亢，有报道 365 例甲亢患者的发病因素中，80% 均有精神刺激。国外有人对新诊的 208 例甲亢患者与 320 例的对照组进行了比较，结果显示，甲亢患者在发作前 12 个月内经历了较多的紧张性事件。

总之，甲亢的病因和发病机制至今尚未完全阐明，其发病与遗传、社会环境、精神心理、饮食及地理环境等多种因素有关，随着社会的高速发展，工作、生活压力的增加，饮食结构的变化等，甲状腺功能亢进的患病率逐年增高，应引起我们医务工作者的高度重视。

一、分类

（一）甲状腺性甲亢

1.Graves 病。

2.自主性高功能甲状腺结节或腺瘤（Plummer 病）。

3.多结节性甲状腺肿伴甲亢。

4.滤泡性甲状腺癌伴甲亢。

5.碘甲亢。

6.新生儿甲亢。

（二）垂体性甲亢

临床较少见，多数为垂体瘤所引起，少数由下丘脑 - 垂体功能紊乱所致。多数为轻、中度甲亢，儿童多见，男女无差别。患者具有典型的甲亢症状，甲状腺肿大，很少有突眼，可伴胫前局限性粘液性水肿或肢端肥大或泌乳闭经综合征，按甲亢经多种方法治疗均不能治愈，垂体肿瘤手术切除或放疗后甲亢症状消失。

（三）异源性 TSH 综合征

绒毛膜上皮癌伴甲亢；葡萄胎伴甲亢；肺癌和胃肠道癌伴甲亢。

（四）卵巢甲状腺肿伴甲亢

卵巢甲状腺肿性甲亢，甲状腺呈结节性肿大或弥漫性肿大，突眼少见，腹部包块为特征性表现，包块质地硬，边缘清楚，或有压痛，确诊多依靠病理检查，偶尔也可由同位素碘扫描发现。

（五）甲状腺炎伴甲亢

亚急性甲状腺炎；慢性淋巴细胞性甲状腺炎（桥本甲状腺炎）；放射性甲状腺炎。

（六）药源性甲亢

本症的发生是由于有意或无意的摄入甲状腺激素制剂或污染了甲状腺组织的食物所致，包括精神不稳定的人、参加研究的志愿者、误服大量药物的儿童，以及因甲状腺机能减退用甲状腺激素替代治疗时剂量使用不当等，均可以引起甲亢的临床症状，如心悸、多汗、乏力、急躁易怒，甚或心律失常等。

二、临床表现

甲状腺功能亢进症多见于女性，男女之比为 1：4 ~ 6。起病一般较缓慢，不易确定发病日期，多在起病后 6 ~ 12 个月内就诊，也有起病后数年才就诊者。少数可在精神刺激（如恐惧、悲哀和盛怒）和感染等应激后急性起病，或因妊娠而诱发本病。甲亢的临床表现与患者发病时的年龄、病程和 TH 分泌过多的程度等有关，不同患者的临床表现、病情轻重之间有较大差异。全身许多系统和器官都会受到影响，典型患者高代谢症状、甲状腺肿、内分泌突眼三方面均较明显，主要临床表现如下。

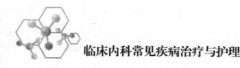

（一）甲状腺激素分泌过多症候群

1. 高代谢症候群。由于甲状腺激素分泌过多和交感神经兴奋性增高，促进物质代谢，加速氧化，使产热、散热明显增多，病人常有怕热多汗、皮肤温暖湿润、面部皮肤红润、发热、消瘦及疲乏无力等症状。怕热是甲亢最突出的症状之一，患者的全身皮肤尤其是手掌、面颈部及腋下表现出红润多汗，不少病人伴有低热（常在38℃左右），发生甲亢危象时可出现高热（可达40℃以上）；病人食欲亢进，食量大增，而体重却减轻。并且随年龄增长而更明显；由于体内脂肪减少，又常有肌肉大量的耗损，使病人常诉衰弱无力。

2. 精神、神经系统症状。甲亢发生精神障碍的机会较多，发病率占甲亢病人的50%～90%，严重者可出现甲亢性精神病（TP）。其发生有人认为是由于甲状腺激素直接作用于脑组织的结果或因脑细胞代谢亢进引起脑组织营养不足，亦有人提出，精神障碍的发生是甲状腺功能亢进、精神因素、病前性格特征三者共同作用的结果。患者表现出神经过敏、兴奋、紧张易激动、多言好动、失眠、烦躁多虑、思想不集中等，重者可出现多疑、幻觉、甚至发生躁狂症，有类似精神病表现。有人归纳为"情绪不稳、紧张、过敏三征群"。但老年患者可有寡言少语、抑郁、表情淡漠等，称为"淡漠型甲亢"。神经症状还表现有舌伸出和双手平举时有细颤，眼睑亦可颤动，腱反射活跃，时间缩短等。

3. 心血管系统症状。心血管系统的表现是甲亢的主要症状之一，且往往与甲亢的严重程度呈正相关。患者主诉心悸、气促，稍活动即明显加剧，病情严重者常伴有心律失常，心脏扩大及心力衰竭等表现。

（1）心动过速是心血管系统最早、最突出的表现，常系窦性，心率一般在90～120/min，静息和睡眠时心率仍快是其特点，并与代谢率呈正相关。这一指标在甲亢的诊断和治疗中是一个重要参数，在一定程度上反映甲亢严重程度和治疗的效果。甲亢时，静息状态下的窦性心动过速主要与T3兴奋窦房结肌细胞f通道蛋白质基因的转录，细胞浆f通道的电导性增加有关。

（2）心律失常以房性早搏为最常见，室性或交界性期前收缩、房室传导阻滞等也可发生。有些患者可仅表现为原因不明的阵发性或持久性心房颤动，尤以老年人多见。

（3）心音和杂音，由于心肌收缩力加强，可出现心尖区第一心音亢进，并常可闻及Ⅰ～Ⅱ级收缩期杂音，应注意与风湿性心脏病二尖瓣关闭不全时的杂音鉴别。

（4）心脏肥大、扩大和充血性心力衰竭，多见于中老年病人或病史较长的男性患者。当心脏负荷增加时，如合并感染，或应用β受体阻滞药容易诱发充血性心力衰竭。持久的房颤也可诱发慢性充血性心力衰竭。出现心脏扩大和心脏杂音，可能是由于长期高排出量使左心室流出道扩张所致，心脏并无明显解剖学异常。

（5）收缩压增高、舒张压下降和脉压增大，为甲亢的特征性表现之一，是由于心肌收缩力加强，心输出量增加和外周血管扩张，血管阻力降低所致。可出现毛细血管搏动、水冲脉、枪击音等周围血管征。

4. 消化系统症状。食欲亢进是甲亢的突出表现之一，食量可比平时增加 1 倍甚至更多，且食后很快又有饥饿感。多数患者消瘦，体重下降，少数甲亢病人可出现顽固性恶心、呕吐，以致体重在短期内迅速下降。少数老年病人因厌食可致恶病质，厌食的原因可能与年老、肝功能异常和焦虑症状有关，而与高钙血症无关。甲状腺激素过多可刺激肠管使肠蠕动增强，表现为大便次数增多或便溏，严重时呈顽固性腹泻，有时因脂肪吸收不良而出现脂肪泻。部分患者有肝功能异常，表现为血清转氨酶、碱性磷酸酶及总胆红素的升高，严重病人可有黄疸表现，须引起重视的是，肝功能异常可以是甲亢时高代谢的影响，但有时也与所用治疗药物对肝的损害有关。

5. 运动系统症状。主要表现为肌肉软弱无力，肌萎缩，严重者发生各种不同的甲亢性肌病。

（1）浸润性突眼伴眼肌麻痹：发病率占甲亢的 6% ~ 10%，多见于 40 岁以上的男性患者。本病起病可急可缓，有时出现于手术或放射性核素治疗后，呈进行性对称或不对称突眼，突眼度多在 19 ~ 20mm。可有眼球胀痛、畏光、流泪、视力减退、复视、眼肌麻痹及斜视。眼外肌无力或麻痹可致眼球活动受限，同时有眼睑肿胀、球结膜充血和水肿等。严重者球结膜可膨出，眼球半脱位，甚至并发角膜溃疡、穿孔、失明。其突眼程度可与甲亢高代谢症状不成比例。本病系甲亢并发眼外肌麻痹和突眼，瞳孔括约肌及睫状肌通常不受损。突眼程度不一，患者眼部症状可较甲亢症状出现早，或出现于甲亢得到有效治疗后，常伴眼眶疼痛。突眼偶为单侧性，尤其起病时。Graves 病可导致充血性眼眶病，表现为结膜水肿、内直肌和外直肌附着处血管充血，于眼球极度外展位可发现。眼眶超声和 MRI 检查可发现眼外肌肿胀。所有的眼外肌均可受累，通常某一眼外肌病变较重，导致斜视和复视，下直肌和内直肌最常受累，眼球上视常受限，眼睑挛缩使病人呈瞪眼外观。

（2）急性甲亢性肌病或急性延髓麻痹：急性肌病很罕见，起病急，严重肌无力，迅速发生松弛性瘫痪；可发生急性呼吸肌麻痹而危及生命。

（3）慢性甲亢性肌病：患者有消瘦表现，肌肉不同程度萎缩，部分患者可呈进行性加重，多见于中年男性，女性少见，以手部大、小鱼际、肩肌、骨盆肌、臀肌，较为明显，严重者日常生活受影响。

（4）甲亢性周期性麻痹：4%的患者可发生四肢或下肢麻痹。男性甲亢患者多见，血钾降低，疲劳和精神紧张为诱发因素，多在夜间发作，发作率不一致，长者1年，短者1天内数次发作，发作持续时间长者数天，短者数十分钟，为可逆性病变，甲亢控制，肢体麻痹不再发作。

（5）甲亢伴重症肌无力：主要表现受累肌肉易疲劳，活动后加重，休息后减轻或恢复，最常累及眼外肌、呼吸肌、颈肌、肩胛肌等。甲亢控制后重症肌无力可减轻甚至完全缓解。

另外，甲状腺激素可引起骨与矿物质代谢异常（如尿钙磷排泄增加），临床上部分病人合并出现腰腿痛或全身疼痛症状，甚至发生骨质疏松或骨密度（BMD）降低（多发生在负重部位，如腰椎、骨盆），纤维囊性骨炎，骨折的危险性增加或病理性骨折等，称为"甲状腺功能亢进性骨病"。

6.血液和造血系统症状。本病末梢血液中白细胞总数常可偏低，一般减少至（3.0 ~ 4.0）×10⁹/L，但淋巴细胞及单核细胞比例相对增加。甲亢的高代谢状态能使红细胞数增多，反映出机体氧耗量的增加，有时血浆容量也增加，可引起血液稀释而呈现假性贫血。20%的患者因消耗增多，营养不良和铁利用障碍，发生真性贫血，但多为轻度贫血，恶性贫血较少见。一般认为是自身免疫性疾病的两种表现。血小板寿命缩短，偶可见有紫癜症。

7.生殖系统症状。女性患者有50% ~ 60%发生月经紊乱，早期月经量减少，周期延长，久病可引起闭经，甚至影响生育（不少调查资料证明，甲亢病人生育能力下降，甲亢病情愈重，生育能力愈差，甲亢治愈后，生育能力可能完全恢复正常）。但有作者观察报道，78.5%的女性甲亢患者月经正常，只有21.5%出现月经紊乱，且在甲亢有效控制3个月内，月经即可恢复正常。有作者认为吸烟可加重甲亢病人的月经紊乱。

男性患者有半数性欲下降，约25%有阳痿，10% ~ 15%出现乳房异常发育，但泌乳较罕见。上述变化一般为功能性，这些变化在甲亢控制后，可以完全恢复正常。

研究发现，甲亢病人的LH和FSH分泌增多（男性仅FSH增多），LH和FSH的脉冲式分泌不受影响，泌乳素分泌增多（女性患者可出现泌乳）。男性促性腺类固醇类激素及性激素结合球蛋白（SHBG）明显增高，而游离睾酮指数下降。

8.其他内分泌腺异常。甲状腺激素分泌过多，除影响性腺功能以外，还可引起其他内分泌腺体功能不平衡。本病早期肾上腺皮质可增生肥大，功能偏高；而病程长及病情较重时，功能则相对减退，甚至功能不全，此时垂体分泌的ACTH增多。由于肾上腺皮质反应减弱，血浆皮质醇浓度降低，对垂体的反馈抑制作用减弱，垂体分泌黑素细胞刺激素等增多，面部及颈部皮肤呈现弥漫性斑状色素加深征象。

9. 皮肤与毛发。甲亢患者皮肤光滑细腻，缺乏皱纹，触之温暖潮湿。年轻患者可有颜面潮红，部分患者面部和颈部可呈红斑样改变，触之褪色，尤以男性多见。少数患者可出现色素加深，以暴露部位为明显，但口腔和乳晕无色素加深。也有部分患者色素减退，并发白癜风。部分患者可出现毛发稀疏脱落，少数患者可出现斑秃，甲亢控制后斑秃可痊愈。

（二）甲状腺肿大

甲状腺只有在病理情况（甲状腺疾病）和某些生理情况下（如青春期和妊娠期），才可在颈部触摸到。Graves 病病人甲状腺呈不同程度弥漫性肿大，质软，两叶一般对称肿大，随吞咽上下移动，也有少数病例两叶不对称或呈分叶状肿大，或有些肿大不明显。由于甲状腺血管扩张，血流量增多，血流速度加快，可在腺体上下极外侧闻及血管杂音，有时还能扪及震颤（触到震颤往往可听到杂音，但杂音较弱时可触不到震颤），但杂音需与静脉音和动脉音相区别。甲状腺弥漫性肿大伴有局部血管杂音和震颤对 Graves 病的诊断有重要意义。有些患者的甲状腺呈单个或多发的结节性肿大，质地可以中等硬度，也可以坚硬，表面不平，此种情况可能为 "Graves 病的结节性变性"。

甲状腺肿大的程度有轻有重，但其肿大程度与 Graves 病的严重性不成正比。临床上甲状腺肿大分度方法有以下 3 种。

1. 一般分度法

（1）Ⅰ度肿大：患者头部保持正常位置时，望诊甲状腺不大，但触诊可摸到甲状腺，其两侧边缘不超出胸锁乳突肌内缘。

（2）Ⅱ度肿大：颈部可以看到肿大的甲状腺，而且触诊可摸到肿大的轮廓，甲状腺两侧边缘不超过胸锁乳突肌的后缘。

（3）Ⅲ度肿大：望诊和触诊都可以发现肿大的甲状腺，甲状腺超出了胸锁乳突肌后缘，有些使颈部失去正常形态。

2. WHO 分度法

（1）OA：甲状腺看不到，但可触及甲状腺为正常大小，质地正常。

（2）OB：触诊时甲状腺轻微肿大，但颈部后仰时不能看到。

（3）Ⅰ度：可触及甲状腺肿大，颈部后仰时也能看到。

（4）Ⅱ度：颈部保持正常位置，甲状腺也能看到。

（5）Ⅲ度：巨大的甲状腺肿，在远距离也能看到。

3. 1980 年全国"地方性甲状腺肿防治工作标准"会议拟定的分度标准。

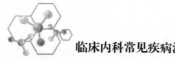
（1）正常：甲状腺看不到，摸不到；生理增大，头部保持正常位置时，甲状腺容易摸到，相当于本人拇指末节大小，特别是"摸得着"。

（2）Ⅰ度：头部保持正常位置时，甲状腺容易看到，由超过本人拇指末节到相当于1/3拳头大小，特别是"看得见"。

（3）Ⅱ度：由于甲状腺肿大，脖根明显变粗，大于本人1/3拳头到相当于2/3拳头，特别是"脖根粗"。

（4）Ⅲ度：颈部失去正常形状，甲状腺肿大于本人2/3拳头到1个拳头，特别是"颈变形"。

（5）Ⅳ度：甲状腺肿大大于本人1个拳头，多可触及结节。

临床上一般以第1种分度方法为主，并以"摸得着""看得见""颈变形"3种不同形态来概括。

（三）眼部表现

甲亢时出现的眼部改变大致分为两种类型：一类由甲亢本身引起，由于交感神经兴奋性增高所致；另一类为 Graves 病所特有，由眶内和球后组织的特殊病理改变所致。依据病理改变，临床上将眼部病变又分为非浸润性突眼和浸润性突眼。

1. 非浸润性突眼（又称良性突眼或单纯性突眼）。Graves 病大多数为良性突眼，女性较男性多见。眼部主观症状不多，预后良好。一般为双侧对称性突出，有时一侧突眼先于另一侧，主要因交感神经兴奋眼外肌群和上睑提肌，使上睑肌挛缩而致上睑收缩，球后组织改变不大，表现为：

（1）瞬目减少和凝视或呈惊恐眼神（Slellwag 征）。

（2）上眼睑退缩，致眼睑裂隙增宽（Galrymple 征）。

（3）双眼球向内侧聚合欠佳或不能（Mobius 征）。

（4）眼向下看时，上睑不能及时随眼球向下移动，角膜上方露出白色巩膜（VonCraefe 征）。

（5）眼向上看时，前额皮肤不能皱起（Joffrog 征）。

（6）可有眼球突出，但突眼度 < 18mm（正常人不超过 16mm）。

眼部体征还有很多，可根据需要尽量做多项试验，因为有些试验可为阴性，而另一些试验可为阳性。

2. 浸润性突眼（又称恶性突眼）。占甲状腺相关眼病的 5% ~ 10%，严重者占3% ~ 5%，男性多于女性，眼部症状较重，多数预后较差。可伴有或不伴有甲状腺肿大及高代谢症候群，其发生主要和自身免疫功能有关，由于眼外肌和球后组织体积增加，淋巴细胞浸润和水肿所致。

主要临床表现有畏光、流泪、复视、视力减退、眼部肿痛或异物感等。检查可发现视野缩小，斜视，眼球活动减少甚至固定。眼球明显突出，突出度一般超过19mm以上，两侧多不对称。往往眼睛不能完全闭合，结膜、角膜外露而引起充血、水肿和角膜溃疡等。重者可出现全眼球炎，甚至失明。

（四）局限性黏液性水肿

2%～5%的Graves病人可有局限性黏液水肿，常与浸润性突眼同时或之后发生，有时不伴甲亢而单独存在。多位于小腿胫前下1/3段，称胫前黏液水肿，是本病的特异性表现之一，严重病变可延伸至膝部和足背部使下肢肿大如象皮腿，个别病例亦可在手足背面、踝关节处见到，偶可见于面部。起病初期呈紫红色皮损，继之增厚变韧，最后出现树皮样改变。部分患者还可出现色素减退，表现为白癜风。系葡胺聚糖沉积引起，可能与局部成纤维细胞受淋巴因子的刺激有关。皮肤损害多为双侧对称性，甲亢治愈后，皮损多不能完全消退而长期存在。

（五）Graves肢端病（增生性骨膜下骨炎）与Plummer指甲

Graves肢端病（增生性骨膜下骨炎）多发生在甲亢病情明显时，比较少见。可表现为患者手指、足趾肥大粗厚，外形似杵状指，称为甲状腺性杵状指，或甲状腺指端粗厚指，或肥大性骨关节病，但循环血量并不增加。甲状腺性杵状指可能与局部成纤维细胞受淋巴因子的刺激有关。甲状腺性杵状指为Graves病的特征性表现，但也需与可致杵状指的其他疾病相鉴别。

X线检查在病变区可发现广泛性、对称性骨膜下新骨形成，形状不规则，有多发性肥皂泡样粗糙突起，呈圆形或梭状（"气泡样"花边现象），分布于指骨或掌骨，受到累及的骨表面软组织肿胀。与肥大性肺性骨关节病的区别在于后者的新生骨多呈线样分布。

Graves病另一较常见的特征性表现为指（趾）甲软，指（趾）甲的邻近游离边缘部分与甲床分离，称Plummer指甲。

三、诊断

（一）有诊断意义的临床表现

表现为甲状腺激素分泌过多症候群。

1.神经系统。怕热，多汗，皮肤温湿，易激动，焦虑，多动失眠，两手和舌细颤等。

2.心血管系统。心慌，胸闷，心动过速，心音增强，甚至心律不齐（以早搏和房颤为主），脉压增大，严重者可见心衰的表现。

3. 消化系统。纳亢易饥，大便次数增多，大便质地松散，体重下降，消瘦。

4. 其他。女性患者可伴有月经减少，甚至闭经；男性患者可出现阳痿。

5. 主要体征。大多数患者甲状腺呈对称弥漫性肿大，一般无压痛和结节，局部触诊有震颤感，听诊可闻及血管杂音。部分患者有非浸润性或浸润性突眼，少数患者伴胫前局部黏液性水肿。

（二）实验室检查

Graves 病早期及治疗后复发时，往往是血清 T_3 水平升高显著，随着病情进展，T_3、T_4 水平均升高，甲状腺摄 ^{131}I 率增高，血清 TSH 浓度低于正常。

甲亢的实验室检查应首选 T_3、T_4、TSH，其诊断价值为 TSH（高灵敏检测法）> FT_3 > FT_4 > TT_3 > TT_4。在一些基层单位因无条件做上述项目测定，可采用基础代谢率来做初步拟诊，也可根据病人的症状、体征等情况采用计分法来判断甲亢的诊断是否成立。如果一般实验室检查仍不能明确诊断，可在吸 ^{131}I 试验的基础上加作甲状腺激素抑制试验，促甲状腺激素释放激素（TRH）兴奋试验等特殊检查，抑制试验表现为不受抑制或 TRH 兴奋试验表现无反应，都有助于 Graves 病的诊断。特别是对妊娠妇女及有心脏病症状的老人当血清 T_3、T_4 水平增高不明显时，TRH 兴奋试验对诊断有很重要价值。抗甲状腺抗体多为阳性，甲状腺球蛋白体抗体（TGAb）、甲状腺微粒体抗体（TMAb）滴度增高，但不及桥本甲状腺炎高，如滴度极高（> 1 ： 2500），应考虑桥本甲状腺炎或 Graves 病合并甲状腺炎。

四、治疗

（一）一般治疗

甲状腺功能亢进使患者机体处于高代谢状态，因此，患者需要注意适当的休息，包括避免重体力活动和过度的精神紧张或刺激。有眼病的患者应注意眼睛保护，包括强光的刺激和长时间观看电视以及使用电脑。注意补充足够热量和营养，包括糖、蛋白质和 B 族维生素等。男性每天供给热量 10 041kJ（2400kcal），女性每天供给热量 8368kJ（2000kcal），以维持高代谢的需要。避免进食含碘的药物及食物，避免进食辛辣食物，避免饮酒。另外，心理支持治疗亦非常重要，特别是在甲亢缓解以后。

（二）药物治疗

1. 镇静药。使用镇静药是甲亢治疗的辅助措施之一。对精神紧张、自主神经功能紊乱和失眠者可酌情使用安定类镇静药。

2. β 受体阻滞药。可明显改善甲亢患者的心悸、心动过速、心律不齐、震颤及周期性麻痹等。此外该类药物还有阻滞外周 T_4 向 T_3 转化的作用。可在甲亢治疗的初期阶段与甲巯咪唑（他巴唑）等药物一起使用，也可作为 ^{131}I 治疗的辅助用药及术前准备等。β 受体阻滞药有抑制心肌收缩力的作用，心功能较差者可诱发心力衰竭，所以有心功能不全及哮喘者禁用。对于心功能受损的患者，可使用利尿药、地高辛和其他影响心肌收缩力的制剂。

3. 抗甲状腺药物治疗。一般讲的抗甲状腺药物是指硫脲类抗甲状腺药物，主要有丙硫氧嘧啶（PTU）和甲硫氧嘧啶（MTU）以及咪唑类的甲巯咪唑（他巴唑）和卡比马唑（即甲亢平，CMZ）。甲巯咪唑和丙硫氧嘧啶是治疗甲状腺毒症的一线临床药物，但甲巯咪唑不作为 T_3 型甲亢、甲状腺危象和妊娠期甲亢等的首选用药。在美国，卡比马唑被广泛使用，该药物在体内可转化为甲巯咪唑。他巴唑的活性约是丙硫氧嘧啶的 10 倍，硫脲基团在该类化合物的抗甲状腺活性中起着非常重要的作用。

硫脲类药物的不良反应，3% ～ 12% 用硫脲类药物治疗的病人可出现不良反应。大部分早期发生，最常见的不良反应是具有瘙痒的斑丘疹，有时伴全身性症状如发热。罕见的不良反应包括荨麻疹、脉管炎、关节病、狼疮样反应、胆汁淤积性黄疸、肝炎、淋巴结病、低凝血酶原，以及多发性浆膜腔炎等。主要不良反应有：

（1）白细胞减少与粒细胞缺乏症：外周白细胞总数 $< 4.0 \times 10^9/L$ 称白细胞减少。硫脲类抗甲状腺药物可引起白细胞减少，特别是起始剂量较大时，一般在用药后 2 ～ 4 周出现。因此，开始治疗时每 1 ～ 2 周查 1 次白细胞，减量和维持阶段 1 ～ 2 个月查 1 次。有些病人即便采用中等剂量的抗甲状腺药物，也会引起白细胞下降，因此，需经常注意 ATD 治疗病人的白细胞变化。有学者认为，常规加服维生素 B 可减少或避免粒细胞减少。随诊中如患者白细胞总数 $< 3.5 \times 10^9/L$，中性粒细胞 < 50%，应酌情减少抗甲状腺药的用量，并加用利血生、鲨肝醇、维生素 B_4 等升白细胞药，必要时可加氯苯那敏、泼尼松（强的松）进行治疗，也可考虑换用另外一种抗甲状腺药物。如经上述处理后，白细胞仍继续下降，要停药观察，必要时改用其他治疗方法如放射性碘（RAI）或手术治疗。

本病最危险的并发症为粒细胞缺乏症，其白细胞总数 $< 2.0 \times 10^9/L$，中性粒细胞百分比常为 0.05% ～ 0.10%，严重者中性粒细胞完全消失。多在用药后 1 ～ 3 个月内发生，也可见于整个治疗过程中的任何时间。它的发生率虽低（平均发生率为 0.3% ～ 0.6%），但具有潜在致死性，老年患者及服用大剂量他巴唑（40mg/d 以上）人群中，危险性更高。常以咽喉痛或高热为预兆，严重者口腔、咽峡、直肠等黏膜发生坏死性溃疡，在这样的病例中需要进行白细胞和白细胞分类计数以及咽拭物培养。一旦出现粒细胞缺乏症要立即停用抗甲状腺药物并进行紧急处理，这一不良反应常随停药而迅速恢复。但因粒细胞减少可导致机体抵抗力下降，很易引起全身感

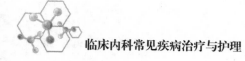

染，对生命有极大威胁，应给予大剂量抗生素抗感染治疗、糖皮质激素治疗、输血及保护性隔离治疗。丙硫氧嘧啶和甲巯咪唑交叉敏感性为 50%，因此，不提倡换药治疗以防引起严重并发症，而应改用其他治疗方法。粒细胞缺乏是否呈药物剂量依赖性尚不十分明了，有研究表明，甲巯咪唑（他巴唑）呈剂量依赖性，而丙基硫氧嘧啶为非剂量依赖性。

（2）药物性皮疹：采用抗甲状腺药物治疗的甲亢病人中，可有 2%～5% 的患者发生过敏性药物性皮疹，个别严重者出现剥脱性皮炎。大多数皮疹较轻，经加用适量抗过敏药如氯苯那敏、赛庚啶、阿司咪唑等药后，皮疹即可完全消退，不需减少或停用抗甲状腺药物。较重的皮疹可减少用药剂量或改用另一种抗甲状腺药物，并加用抗过敏药治疗。效果不理想可加用糖皮质激素，皮疹消退后逐渐减量并最后停用糖皮质激素。如停药后复发或糖皮质激素治疗皮疹不消退，可试用抗甲状腺药物的"脱敏疗法"，如脱敏疗法成功，可继续采用抗甲状腺药物治疗。如发生剥脱性皮炎，应立即停止使用抗甲状腺药物，并用抗生素预防感染，加强皮肤护理，如治疗及时、得当，多数能获得痊愈，但过敏痊愈后不能继续采用 ATD 治疗。

（3）消化道反应：可有恶心、呕吐，多较轻，对症治疗可缓解。严重者可有肝功能损害，如血清转氨酶增高等，出现黄疸者应立即停药改用其他治疗方法。国外学者报道，按常规用量服用丙硫氧嘧啶，发生中毒性肝炎者占 6%，并且个别严重者有潜在的致死性。

（4）其他不良反应：少数病人服药后还可产生头痛、肌肉病、关节肿胀、淋巴结肿大、结节性动脉炎等；个别病人发生低凝血酶原血症、再生障碍性贫血等。用药剂量越大，发生的毒性反应越严重。若发生上述反应者，可减少药物用量，观察或改用其他治疗方法。

4. 阴离子抑制药。单价阴离子（如 ClO_4^-、TcO_4^- 和 SCN^-）通过竞争性地抑制碘转运来阻止甲状腺对碘的摄取。但由于其作用可被大剂量碘剂抑制，所以效果不很确定。高氯酸钾在临床上主要用于阻止碘诱导甲亢（碘摄入过多及由胺碘酮等所促发的甲亢）病人对 ^{131}I 的再吸收，剂量为每次 20mg，每日 3 次，然而，高氯酸钾因可导致再生障碍性贫血而限制了其临床应用。

5. 碘化物或碘剂。20 世纪 20 年代人们已经认识到碘剂（碘化物）对甲状腺的多种作用。20 世纪 40 年代发现硫脲类药物之前，碘剂为抗甲状腺主要制剂。临床上用于甲状腺疾病治疗的碘剂主要有复方碘溶液、碘化钾和饱和碘化钾液，但目前很少单独用于治疗。

碘治疗的缺点包括增加腺体内碘储量，从而延迟硫脲类药物治疗起效时间和影响放射性碘治疗。然而一旦硫脲类药治疗起效可使用碘剂，但准备放射碘治疗应避免使用碘剂。碘剂不能单独使用，因腺体内激素合成可在 2 ~ 8 周从碘阻滞中"逃离"，且对于高碘甲状腺，一旦停药将引起甲状腺毒症严重恶化。妊娠期应避免长期使用碘剂，它可能通过胎盘引起胎儿甲状腺肿。

碘剂的不良反应不常见，且多数能随停药而恢复。它们包括痤疮性皮疹（与溴中毒相类似）、涎腺肿胀、黏膜溃疡、关节炎、流鼻涕、药物性发热、金属气味、自发性出血，以及少见的过敏反应。

6. 碘化对照剂。在美国碘化对照剂（含碘类造影剂）治疗甲亢未获 FDA 通过，但口服用的胺碘苯丙酸（碘泊酸或碘普酸）和碘番酸或静脉用的泛影酸盐治疗甲亢有价值；该类药物能抑制 5′ - 脱碘酶活性，快速阻止乃在肝、肾、垂体及大脑中转化成 T_3，这就是甲亢的客观和主观指标戏剧性改善的原因。例如，每日口服碘化对照剂 0.5 ~ 1g，仅 3 天后心率减慢，同时 T_3 水平恢复正常。长时间的抑制 T_3 和 T_4 的作用，提示药物释放出的碘抑制了激素的释放。幸运的是这些药物相对无毒，它能作为甲状腺危象的辅助治疗、手术前的准备和外源性甲亢的治疗，为对碘剂和硫脲类药物禁忌的患者提供了有价值的替代品。使人惊奇的是，这些制剂中虽然含有大量碘，但并不像碘剂一样干涉 ^{131}I 的潴留。它们的毒性与碘剂相同，妊娠期的安全性不明确。

7. 放射性碘（^{131}I）。^{131}I 是唯一用于治疗甲状腺毒症的同位素（其他用于诊断）。口服 $Na^{131}I$ 溶液后可被很快吸收，并聚集在甲状腺滤泡中。它的治疗效果依赖于有效半衰期约为 5 天、射程为 400 ~ 2 000 μm（0.4 ~ 2mm）的 β 射线造成的甲状腺实质破坏，用药数周内病理证实有上皮肿胀、坏死、滤泡裂解、水肿，以及白细胞浸润。^{131}I 治疗有服药方便、有效、成本低、无痛苦等优点。在过去由于担心放射性物质引起生殖系统损害、白血病和肿瘤等不良反应，^{131}I 治疗的规定年龄在 40 岁以上，然而 60 多年的放射性碘临床应用经验证实，以上的担心是无根据的。不主张妊娠期及哺乳期妇女使用 ^{131}I，因它可通过胎盘和分泌到乳汁中。

8. 锂盐。锂盐和碘剂一样可抑制甲状腺释放甲状腺激素，主要是通过抑制甲状腺球蛋白的水解而起作用，但有人认为作用可能与碘不同。它主要抑制 TSH 引起的腺苷酸环化酶活性的增加而致细胞内 cAMP 增加的兴奋作用。另外，它特异性抑制碘化酪氨酸的耦联。锂盐并不能使甲状腺变小变硬，反而可致甲状腺肿大，Hershman 认为，锂盐是通过蛋白激酶 C 系统发挥促甲状腺生长的作用。锂盐虽不抑制甲状腺摄碘率，但能抑制甲状腺激素从甲状腺分泌而使其在甲状腺内蓄积，与 ^{131}I 合用可减少 ^{131}I 的用量（而碘在抑制甲状腺释放甲状腺激素的同时还抑制 ^{131}I 进入甲

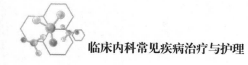

状腺，能使甲状腺缩小变硬）。用 ^{131}I 时合用锂盐治疗 Graves 病，不仅能提高疗效，还能改善症状。但其抑制释放作用在一段时间后可发生脱逸现象，也可抑制末梢 T4 的降解。对硫脲类药物或碘化物过敏的病人用碳酸锂 0.9～15g/d，对急性甲亢的治疗有价值，但需严密监测，预防锂盐中毒。在白细胞水平较低患者可考虑使用，因锂盐可作用于骨髓升白细胞作用。尽管如此，锂盐一般不宜单独使用于 Graves 病的治疗。

9. 性激素及其衍生物

（1）达那唑：该药合成于 1963 年，为一种男性化作用较弱的雄激素，能恢复 Ts 细胞功能，适用于自身免疫性疾病，治疗效果较糖皮质激素更佳，且不良反应小。因此，对有乳房发育、蜘蛛痣及非常消瘦者可考虑试用。

（2）孕激素：在人和动物中，孕激素可使 Ts 细胞增殖并增强其活性，在临床上，妊娠前有甲亢的病人在妊娠期间症状常可按一定程度缓解，且促甲状腺激素受体抗体（TRAb）滴度下降，但产后 TRAb 可上升，病情加重，其中孕激素可能起一定作用，对此可作进一步研究。

10. 免疫抑制药。Graves 病是一种自身免疫性疾病，因此，试用免疫抑制药或调节药可望改善 Graves 病病人的临床症状。皮质类固醇对甲亢的治疗是有效的。Graves 病病人应用地塞米松后，能使血清 T4 迅速下降，而 rTs 却升高，提示周围的单脱碘作用被抑制，地塞米松也能降低 T4 水平，可能是减少了甲状腺素的合成。实际上皮质类固醇还能减少甲状腺自身抗体的产生，有作者报道，部分 Graves 病患者，只用泼尼松治疗可使病情完全缓解，临床和实验室检查甲状腺功能均正常。但在多数情况下皮质类固醇应用于甲亢治疗只能是暂时的，适用于需迅速控制症状者（甲亢危象和手术前准备），采用短期疗法（用药 1～2 周）比较合适。在应用地塞米松或泼尼松控制甲亢或治疗甲状腺炎时，有促使消化性溃疡发生或使消化性溃疡症状加重的情况，这时，轻者可给予抗酸药或 H$_2$ 受体阻滞药，重者应停用皮质类固醇。另外，部分病人用药后可有水钠潴留（水肿）、低血钾、碱中毒等。

有研究表明，其他的免疫抑制药，如环磷酰胺、秋水仙碱和甲氨蝶呤等对 Graves 病并没有什么价值，但可用于浸润性突眼或局限性黏液性水肿。

（三）局部治疗

现代研究已经证明，甲亢是一种自身免疫性疾病，甲状腺是发生自身免疫反应的靶器官，局部注射治疗能直达病所，不失为一种新的治疗理念。临床上报道和使用较多的是激素或免疫抑制药的局部注射的应用，其作用机制可能为：①调节免疫功能，使失衡的免疫稳定性得以恢复；②减少甲状腺激素的分泌；③抑制甲状腺对碘的摄取，从而减少甲状腺相关激素的合成；④减低血中甲状腺激素的效能。

1. 抗甲状腺药物口服加局部激素注射法。该方法为临床上应用较多的一种治疗方法，是在常规剂量抗甲状腺药物治疗的基础上，配合局部激素注射的方法。可选用地塞米松 2.5mg，分别于两侧甲状腺中心部位注射，每周 1 次，6 次为 1 个疗程；或选用泼尼松 20mg，分别于两侧甲状腺内注射，每周 1 次，6 次为 1 个疗程。

2. 激素合用或激素加免疫抑制药局部注射法。地塞米松 5 ~ 10mg 和曲安奈德 10 ~ 20mg 分别于甲状腺两侧注射，每月 1 次，6 次为 1 个疗程；或用地塞米松 10mg、甲氨蝶呤 10mg 加 2mL 生理盐水混匀，分别于甲状腺两侧核心部位注射，7 天 1 次，6 次为 1 个疗程。该方法临床上多配合使用小剂量的抗甲状腺药物。

3. 甲巯咪唑（MM）和氢化可的松（HC）软膏局部涂敷。甲亢患者甲状腺肿大，表面积增大，局部血液淋巴循环增多、加速，故皮肤局部对药物吸收增加。有学者在口服抗甲状腺药物（甲巯咪唑、丙硫氧嘧啶）基础上，涂敷 0.3g 的 5% 甲巯咪唑（MM）和 0.5% 氢化可的松（HC）于甲状腺表面皮肤局部治疗甲亢取得较好疗效。

（四）甲状腺介入栓塞治疗

近年国内外少数学者开展了介入栓塞治疗 Graves 病的临床研究，短期疗效满意，为 Graves 病治疗开辟了一条新途径。

甲状腺的血流量极为丰富，其中，70% 以上的血供由甲状腺上动脉供应。介入栓塞治疗选择性插管至双侧颈总动脉，行甲状腺上动脉造影术，明确甲状腺上动脉位置后，向双侧甲状腺上动脉及其分支内注入栓塞剂，有部分栓塞剂会通过甲状腺上下动脉交通支而使甲状腺下动脉供应的部分末梢血管亦得以栓塞。因此，该疗法的甲状腺栓塞体积可达 80% ~ 90%，可达到手术切除的甲状腺体积量。综合国内外初步的应用经验，栓塞治疗后患者甲亢症状明显缓解，T_3、T_4 逐渐恢复正常，甲状腺也逐渐缩小，部分患者甚至可缩小至不可触及。但对介入栓塞疗法的远期疗效（如甲亢复发率、甲减的发生率等）、栓塞剂种类及应用剂量等问题，均有待临床观察研究解决。

1. 适应证

（1）巨大甲状腺肿，栓塞后体积缩小，便于控制甲亢症状及手术，以减少术中出血量及手术并发症。

（2）药物治疗效果不佳或停药后复发，而患者因年龄、生育状态、甲状腺无明显肿大等不适于手术或 [131]I 治疗者。

2. 治疗前准备。除常规检查准备外，需做甲状腺 [131]I 摄碘率检查、甲状腺 ECT、甲状腺 B 超、甲状腺血管多普勒及甲状腺动脉造影等，目的是选择占主要供血的血

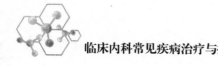

管，剔除血管畸形的患者，一般选择双侧甲状腺上动脉，此动脉为颈外动脉第一分支，占甲状腺血液供应的 60% 以上，甲状腺最下动脉开口于锁骨下动脉、头臂干、无名动脉，占甲状腺血供的 50%，栓塞可以选择上述主要供血的血管，一次可同时栓塞占甲状腺血管 70% ~ 95% 的动脉血管，因甲状腺侧支循环丰富，一般不会造成甲状腺功能减退。

3.治疗方法。目前临床上多采用 Seldinger 技术，即经股动脉插管，在数字减影 X 线监控下，选择性分别插入双侧颈总动脉，在明确甲状腺动脉的位置、大小、走行的基础上，根据血供情况，将导管末端导入，选择甲状腺上动脉或下动脉供血量最大一支内注入暂时性（明胶海绵）或永久性（白及粉或聚乙烯醇）栓塞剂栓塞治疗，遵循先造影后栓塞，边造影边栓塞，栓塞后再造影的原则。大多数 Graves 病患者只做甲状腺上动脉栓塞即能达到治疗目的，少数病人为甲状腺下动脉供血为主的，可做上下动脉同时栓塞或下动脉栓塞，绝大多数经一次栓塞即可，极少数第 1 次栓塞后效果不佳的可行第 2 次、第 3 次栓塞。

4.手术后不良反应和并发症。常见并发症有穿刺点出血，局部及甲状腺疼痛、皮疹、应激性发热、局部水肿等，但多在 1 周后消失。可见栓塞剂过敏，白细胞减少，肝功异常等，可进行对症处理，一般是可逆的，不会造成永久性的影响。少数可因局部药物刺激发生喉头水肿、窒息，引起异位栓塞等，报道曾有视网膜动脉异位栓塞，一般 2 周左右恢复，但非常罕见。防止血管痉挛性血栓异位栓塞，可术后静脉滴注硝酸甘油或低分子右旋糖酐降低血液黏滞度。理论上有引起甲亢危象的可能，目前尚无报道，但要有思想准备。

（五）手术治疗

外科手术是治疗甲状腺功能亢进症的主要手段之一，经验丰富的外科医师手术后治愈率可达 60% ~ 70%，但有 50% 以上的病人最终会出现甲状腺功能减低，手术并发症主要包括颈部出血、喉返神经损伤和甲状旁腺功能减退症等。但在医疗条件好、技术水平高的医院，这些并发症极为少见（< 1%）。

1.适应证

（1）中度以上的 Graves 甲亢。

（2）合并有多发结节或毒性结节性甲状腺肿。

（3）腺体肿大有压迫症状或胸骨后甲状腺肿并甲亢。

（4）不适宜药物治疗或药物治疗后复发者，包括严重甲亢、应用抗甲状腺药治疗 4 ~ 5 个月没有疗效或长期用药不能满意控制症状者。

（5）由于抗甲状腺药物之毒性反应，不能继续用药而又不适合放射性 [131]I 治疗者

（如妊娠）。

（6）怀疑有恶变者，如腺体内出现结节或迅速长大、颈部有淋巴结肿大、声音嘶哑及腺体疼痛等。

2. 禁忌证

（1）儿童及青少年患者。儿童时期是生长发育的重要阶段，甲亢的治疗要尽量采用保守态度，否则将会造成全身性内分泌代谢紊乱，甚至影响小儿的生长与发育。

（2）合并其他疾病不能耐受手术者。

（3）60 岁以上老年甲亢患者，尤其是有心脏并发症者。

（4）甲亢手术后复发者，再手术时因粘连较重，发生并发症的机会较多，易造成喉返神经及甲状旁腺损伤，应慎重。

（5）甲状腺球蛋白抗体（TGAb）和甲状腺过氧化物酶抗体（TPOAb）呈中高滴度改变，或穿刺细胞学检查有较明显淋巴细胞浸润的甲亢患者，术后甲减的发生率较高，应慎重。除非有肯定的手术治疗指征，一般宜首选抗甲状腺药物治疗。

（6）妊娠早期（前 3 个月）和晚期（后 3 个月）。

（六）腔镜手术治疗

手术是治疗甲亢的常用手段之一，然而，手术在治愈疾病的同时，在颈部留下较大的手术瘢痕，影响外观，常使病人不满意，尤其是年轻女性患者。因此，如何缩小手术切口或把切口转移到隐蔽部位，是甲状腺外科学者们要解决的问题。

1. 手术适应证

（1）甲状腺腺瘤。

（2）甲状腺囊肿。

（3）结节性甲状腺肿（单个或多个，最好直径＜5cm）。

（4）孤立性的毒性甲状腺结节。

（5）低度恶性的甲状腺癌。

（6）甲状腺Ⅱ度肿大以下的甲亢。

2. 手术禁忌证

（1）以往颈部有手术史。

（2）巨大的甲状腺肿块（直径＞5cm）。

（3）恶性肿瘤发展快、有广泛淋巴结转移。

3. 常见术后并发症

传统手术的一切并发症均有可能发生，较多见的有：

（1）皮下气肿。

（2）局部出血。

（3）喉返神经损伤。

（4）甲状腺功能减退症。

4.腔镜甲状腺手术的方法

手术空间的建立和维持，腔镜甲状腺手术的第一步是在颈部浅筋膜与甲状腺之间建立一个手术空间，并通过悬吊法（即经胸骨上窝小切口分离至颈阔肌下间隙后，在颈中部前方皮下层水平置入 2 根直径 1.2mm 的 Kirschner 钢丝，将其固定在一 L 形的支架上）或充气法（即向颈部的人工腔隙注入 CO_2，并维持压力在 6 ~ 8mmHg）来维持这个空间以便于手术操作。

（七）放射性核素治疗

自从 1942 年 Hertz 及 Hamilton 等介绍了 ^{131}I 治疗甲亢并获得成功后，经过 60 多年的发展，该方法不断得到改进，国内外大量临床应用说明该方法简便安全、疗效确切、复发率低、并发症少和费用低廉等特点，已经成为核素治疗学最成熟、应用最广泛的典范性治疗方法。^{131}I 治疗甲亢现已是美国及北欧其他国家治疗成年人甲亢的首选疗法。我国自 1958 年开始运用 ^{131}I 治疗甲亢至今已数十万例，在用 ^{131}I 治疗甲亢方面积累了较丰富的经验，但其使用频率明显低于欧美国家。

1.适应证

（1）年龄在 20 岁以上的甲亢伴甲状腺肿大Ⅱ度以上患者。

（2）抗甲状腺药物治疗疗效差或无效、过敏或治疗后复发的甲亢患者。

（3）有甲亢的手术禁忌证，不愿手术或术后复发者。

（4）甲亢合并白细胞和（或）血小板减少或全血细胞减少者。

（5）甲亢性心脏病或甲亢伴其他病因的心脏病（排除近期发生心肌梗死的）甲亢患者。

（6）老年甲亢患者。

（7）甲亢合并糖尿病者。

（8）毒性多结节性甲状腺肿患者。

（9）自主功能性甲状腺结节合并甲亢者。

（10）甲状腺 ^{131}I 有效半衰期 > 3 天的患者。

2.相对适应证

（1）经抗甲状腺药物治疗失败、拒绝手术或有手术禁忌证的青少年和儿童甲亢患者。

（2）甲亢合并肝、肾（轻、中度）功能损害者。

（3）甲亢伴突眼患者。

（4）甲状腺 ^{131}I 有效半衰期 < 3 天的患者。

3. 禁忌证

（1）妊娠或哺乳期患者。

（2）近期发生心肌梗死的甲亢患者。

（3）甲亢伴严重肾功能损害者。

4. ^{131}I 治疗甲亢的病例选择时要注意以下几个问题

（1）年龄选择。多年来一直争论的问题主要是育龄妇女、青少年和儿童的治疗问题。限制年龄的理由最重要的一点是，是否存在致癌和白血病的潜在危险以及后代先天性异常和甲状腺功能减退的危险。但 60 年的经验和资料表明，^{131}I 治疗甲亢未发现致癌和白血病有关的危险。国内外长期随访资料表明，生育力和后代发育不因时间延长而受影响，自然流产率未增加，胎儿畸形不超过自然发生率。我国使用 ^{131}I 治疗甲亢已超过 20 万，迄今只报道 2 例甲状腺癌和 5 例白血病，分别低于普通人群的发病率 0.039‰ 和 0.0298‰ ~ 0.039‰。Rivkees 对 1968 ~ 1992 年的 7 篇文献共 370 例儿童及青春期 Graves 病患者用 ^{131}I 治疗的研究进行跟踪，随访了他们的 500 个后代，发现先天性异常率与普通人群完全相同。因此，一律将年轻患者拒之于 ^{131}I 治疗之外是没有理由的。除妊娠期和哺乳期妇女外，^{131}I 对妇女、年轻人和儿童是安全的治疗方法，但在青少年患者中应用时应特别慎重。目前，国内多数学者认为，青少年甲亢患者若药物治疗效果差或复发的，可考虑采用 ^{131}I 治疗。在美国，20 岁以上的甲亢患者用 ^{131}I 治疗较普遍，在英国，对 10 岁以上儿童特别是甲状腺肿大及对抗甲亢药物依从性差者也采用 ^{131}I 治疗。

（2）巨大甲状腺肿。过去认为，甲状腺明显肿大的患者服用 ^{131}I 后可加重甲状腺肿大，从而发生压迫症状，特别是对气管的压迫可造成呼吸困难。但近年来，大量临床实践说明，用 ^{131}I 治疗巨大甲状腺肿（伴有或不伴有甲亢）未见由于甲状腺肿大而导致压迫和阻塞症状加重。^{131}I 治疗后甲状腺明显缩小，既起到治疗作用，又达到美容目的。所以，现在认为 ^{131}I 治疗巨大甲状腺肿是安全有效的方法，不再是 ^{131}I 治疗的禁忌证。

（3）甲亢伴浸润性突眼，过去是 ^{131}I 治疗的禁忌证之一。主要争议是部分学者认为，^{131}I 治疗后会加重原有甲亢突眼。研究显示，Graves 眼病的诱因主要是甲亢，^{131}I 治疗后甲亢能迅速控制，同时又可较好地改善 Graves 眼病的症状和体征。虽然有一些报道提出，^{131}I 治疗甲亢后可能会加重原有甲亢眼病或者新生甲亢眼病。但治疗后是否使突眼加重与选择的治疗方法无关，因为 ^{131}I 与手术、抗甲状腺药物治疗甲亢后使原有眼病恶化的概率大致相当，均为 5% ~ 7%。况且 ^{131}I 治疗甲亢后产生的眼病加重是暂时的，可以用激素来治疗和预防。所以，现在多数学者认为，甲亢伴浸润性突眼不是 ^{131}I 治疗的禁忌证。如何有效地预防和治疗 Graves 眼病则是一个值得探讨和研究的课题。

（4）桥本病合并甲亢。这类病人传统上不主张 ^{131}I 治疗。但由于桥本病和甲亢可能是同一疾病的不同阶段，此类病人可能延续数年，且临床鉴别困难，而其他疗法效果亦差，加之部分学者认为，甲状腺功能减退并非严重消极后果。而 ^{131}I 治疗可很好地治愈甲亢，避免了甲亢对身体的损害。近年来 ^{131}I 治疗逐渐增多，但在剂量上力求谨慎。

（5）有并发症的甲亢。甲亢患者白细胞或血小板降低，不能继续用抗甲状腺药物治疗，也不宜手术治疗。甲亢患者合并肝功能障碍，抗甲状腺药物可能更进一步地加重肝损害。甲亢所致机体代谢障碍是导致肝功能障碍的原因之一，及时控制甲亢才能防止肝功能进一步恶化和促进肝功能恢复正常。^{131}I 治疗甲亢时，绝大部分药物浓聚在甲状腺部位，对其他脏器辐射很小，不会引起骨髓抑制和肝功能损害，因此，对甲亢合并白细胞或血小板降低、肝功能障碍者，首选 ^{131}I 治疗。甲亢合并甲状腺毒性心脏病往往是甲亢反复复发、未能控制的结果，在治疗上 ^{131}I 治疗更具优势。对于肾病要慎重，因为 ^{131}I 除在甲状腺摄取外，90% 由肾排出。甲亢伴严重肾功能损害者，由于其肾对 ^{131}I 排泄功能障碍，^{131}I 治疗有可能加重肾功能损害，应避免用 ^{131}I 治疗，肾排泄功能正常，才可用 ^{131}I 治疗。

（6）甲亢近期内有心肌梗死患者。此类病人应用 ^{131}I 治疗，有可能由于甲状腺滤泡的破坏，大量甲状腺激素进入血液，加重心脏的负担，从而引起严重的心脏事件。因此，应先用抗甲状腺药物控制症状，等病情稳定后再考虑行 ^{131}I 治疗。

5. ^{131}I 治疗前的准备

（1）检测血中甲状腺激素、TSH 水平和抗体水平，以明确诊断，对育龄妇女要注意排除妊娠和哺乳。

（2）停止服用影响甲状腺摄取 ^{131}I 功能的药物和忌食含碘食物。

（3）常规体格检查和血、尿常规检查，必要时可进行肝功能、肾功能和心电图检查。

（4）测定甲状腺吸 ^{131}I 率和有效半衰期。

（5）通过甲状腺显像或超声检查，结合门诊估算甲状腺重量。

（6）对重症甲亢患者，应先用抗甲状腺药物准备，根据情况做对症综合治疗，如抗心力衰竭、抗感染、升白细胞、给予 β 受体阻滞药或镇静药辅助治疗、补充维生素和钾等。

（7）向患者说明 ^{131}I 治疗的效果、注意事项及可能发生的近、远期并发症等。

6. 给药剂量与给药方法

放射性 ^{131}I 治疗甲亢虽然有效，但其困难是准确地计算服用的剂量，以使甲状腺功能恢复到恰到好处的程度。所给的放射剂量取决于若干的因素：所给 ^{131}I 的放射强度；甲状腺摄取 ^{131}I 的强度和剂量；放射性 ^{131}I 在腺体内停留时间的长短；甲状腺大小的估计是否准确；甲状腺对放射性碘的敏感度，该点因人而异，且无法测定。

（1）^{131}I 治疗剂量的确定。确定 ^{131}I 治疗剂量的方案较多，主要有固定剂量方案和个性化剂量方案两大类。治疗甲亢患者的理想的 ^{131}I 剂量是尽快控制甲亢，同时尽量降低甲状腺功能减退的发生率。目前国内一般不主张固定剂量方案，而主张采用计算剂量法给予个体化的剂量方案。计算剂量法常用公式如下：^{131}I 剂量（MBq 或 μCi）＝计划用量（MBq 或 μCi/g）× 甲状腺重量（g）/ 甲状腺最高（或 24h）吸率（%）。一般每克甲状腺组织的推荐计划用量为 2.6 ～ 3.7MBq（70 ～ 10μCi），此公式是基于有效半衰期为 5 天设计的，若有效半衰期明显长于 5 天或短于 5 天，可将上述公式计算结果乘以（5/ 有效半衰期），作为调整 ^{131}I 剂量的依据。

（2）^{131}I 剂量的修正。从公式可看出 ^{131}I 剂量大小，主要取决于甲状腺的重量和吸收 ^{131}I 率，正确估算甲状腺的重量尤其重要。一般甲状腺越重，每克计划用量就越大。此外，很多因素可能影响 ^{131}I 治疗甲亢的疗效，所以在计算出 ^{131}I 剂量后，应根据病人的具体情况对计算的剂量进行适当的修正。甲状腺较大或质地较硬，结节性甲肿伴甲亢者，可适当增加 ^{131}I 剂量；而对于甲状腺较小和较软，可考虑适当减少 ^{131}I 剂量。年老、病程较长、长期服用抗甲状腺药物治疗效果差者，可适当增加 ^{131}I 剂量；对年龄小、病程短、未经抗甲状腺药物治疗、术后复发者，应适当减少 ^{131}I 剂量。有效半衰期较短者可增加 ^{131}I 剂量，有效半衰期较长者可减少剂量。第 1 次 ^{131}I 治疗后疗效不明显者，再行 ^{131}I 治疗时可适当增加 ^{131}I 剂量；第 1 次治疗后明显改善但未痊愈者，应适当减少 ^{131}I 剂量。

（3）给药方法，目前国内外均一致主张空腹 1 次口服法。因为分次给药的情况下，首次服 ^{131}I 可能产生甲状腺"击晕"效应，影响甲状腺第 2 次对 ^{131}I 的摄取。当 ^{131}I 剂量 > 555MBq（15μCi）或并发症明显的患者，可采用分次给药法，首次给予总量的 1/2 ～ 2/3，剩余剂量间隔 3 ～ 7 天再给予。

7. 重复治疗时剂量的确定

对 ^{131}I 治疗半年后无明显疗效或病情加重的患者、有好转但未痊愈的患者，均可进行再次 ^{131}I 治疗。再次治疗时，对无明显疗效或病情加重的患者，^{131}I 治疗剂量要

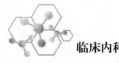

适当地增加；对有好转但未痊愈的患者，应在计算剂量基础上适当减少，再次治疗的基本程序、计算公式同第 1 次，但第 2 次特别强调的是正确分析加减药量。一般以公式计算的量为基础，在此基础上加或减 30% ~ 50%。少数无效或加重的病例，在第一次 ^{131}I 治疗后 3 个月即可行第 2 次治疗，且剂量应适当增加。

正确的用药，临床效果很好，少数患者由于敏感性较差，需经多次 ^{131}I 治疗后才能获得缓解。一般经 3 个疗程 ^{131}I 治疗无效者，应放弃 ^{131}I 治疗。

8. 服药后的处理、注意事项

（1）空腹服 ^{131}I，为达到充分吸收的目的，应于服药后 2h 以后进食。

（2）嘱患者注意休息，防止感染，避免劳累和精神刺激，不要揉压甲状腺，以免病情加重或诱发甲亢危象。

（3）服 ^{131}I 后 2 周内不宜服用含碘药物或食物。对病情严重的甲亢患者，应先用抗甲状腺药物准备，待症状得到部分控制后再行 ^{131}I 治疗，也可于口服 ^{131}I 后 2 ~ 3 天给予抗甲状腺药物减轻症状或住院综合治疗。

（4）在 ^{131}I 治疗前后，根据病情应用普萘洛尔、氯化钾、B 族维生素等辅助药物，预防危险病症发生或增强疗效。

（5）在治疗前有明显突眼的患者，为防止突眼加重，应同时应用糖皮质激素类药物。一旦患者血甲状腺激素降至正常水平，就可给予甲状腺片或 $L-T_4$。

（6）注意与家人尤其儿童、孕妇间的放射防护，女患者半年内不宜妊娠。

（7）应告知患者 ^{131}I 治疗发生疗效的时间，可能出现的不良反应及出现的时间，嘱患者按时复查。

（8）万一误服过量的 ^{131}I，可导致甲状腺危象及甲状腺功能减退，应紧急采取以下对策：

①阻断放射性碘在甲状腺内的积蓄，催吐或胃管吸出；立即口服过氯酸钾 200 ~ 300mg，每日 3 次，或碘化钾 40mg，每日 1 次。

②阻止放射性碘在甲状腺内的有机化，口服甲巯咪唑 20mg，每日 3 次，连服 3 ~ 5 天。

③加速放射性碘经肾清除，减少体内对放射性碘的重吸收，输液或多饮水，必要时口服利尿药氢氯噻嗪 50mg，每日 1 次；多排空小便；同时补钾，10% 氯化钾 10mL，每日 3 次。

五、护理评估

（一）健康史

询问患者是否有多食、出汗、情绪易怒等症状，询问患者平时是否感到心悸不适、失眠等症状。评估患者是否有眼睛突出、心率增快的体征。询问患者是否有家族史。

（二）身体状况

1. 一般表现

主要是以甲状腺激素分泌增多导致的交感神经兴奋和新陈代谢加速为表现的一组临床高代谢综合征。患者常有疲乏无力、怕热多汗、皮肤潮湿、多食易饥、体重显著下降及低热等全身系统症状。

2. 各系统表现

（1）运动系统：出现不同程度的肌无力、肌萎缩、周期性瘫痪，多见于青年男性。老年患者常引起骨质疏松等。

（2）心血管系统：心悸气短、心动过速（在静息或睡眠时心率仍增快是甲亢的特征性表现之一），第一心音亢进。脉压差增大，可出现周围血管征。合并甲亢性心脏病时可出现心律失常、心脏增大，甚至心力衰竭。

（3）消化系统：患者食欲亢进、多食消瘦为甲亢的另一特征性表现。胃肠蠕动增快，消化吸收不良而使排便次数增多或稀便。

（4）内分泌系统：女性患者常有月经减少或闭经，男性可有阳痿。

（5）神经精神系统：精神、神经症状如神经过敏、多言好动、紧张忧虑、烦躁易怒、失眠不安、记忆力减退及注意力不集中等，查体可有腱反射亢进、手或舌震颤。

3. 体征

（1）甲状腺肿：多数患者有程度不等的弥漫性、对称性甲状腺肿大，质地不等、无压痛；随吞咽动作上下移动。甲状腺上下极可有震颤或血管杂音，为本病重要体征。

（2）眼征：可分为单纯性突眼和浸润性突眼两类。

1）单纯性突眼：与交感神经兴奋眼外肌群和上睑肌有关。表现为轻度突眼、瞬目减少、上睑挛缩、睑裂增宽及眼球辐辏不良。

2）浸润性突眼：与眶后组织的自身免疫炎症有关。眼球突出明显，患者常诉眼内异物感、畏光、流泪，伴视力减退及视野缩小、复视、斜视，眼睑肿胀，结膜充血水肿。严重者眼球固定，角膜外露，可形成溃疡或全眼球炎，甚至失明。

4. 特殊表现

（1）甲状腺危象：是甲状腺毒症急性加重的综合征。常见诱因有感染、精神刺激、手术、创伤等。多发生于较重甲亢未予治疗或治疗不充分的患者。表现为高热（体温身 39℃），心动过速（≥ 140 次 /min），常伴心房颤动或扑动，烦躁不安、大汗淋漓、呼吸急促、食欲缺乏、恶心、呕吐及腹泻等，严重者可出现虚脱、休克或昏迷。

（2）淡漠型甲亢：老年人多见，起病隐匿，高代谢征、眼征及甲状腺肿均不明显。主要表现为明显消瘦、心悸、乏力、表情淡漠、腹泻及食欲缺乏等，常易误诊。

（3）亚临床甲亢：没有临床症状或症状不典型，血清 T_3、T_4 在正常范围内，但血清 TSH 降低。多为甲亢早期或恢复期的表现。但需排除其他可能引起血清 TSH 降低的疾病。

（4）其他特殊类型：妊娠期甲亢、T_3 型甲状腺毒症、T_4 型甲状腺毒症等。

（三）辅助检查

1. 血清甲状腺激素测定

总三碘甲状腺原氨酸（TT_3）和总甲状腺素（TT_4）均增高，血清游离甲状腺素（TT_4）及游离三碘甲状腺原氨酸（TT_3）也增高，且 TT_3，TT_4 能直接反映甲状腺功能状态，是临床诊断甲亢的首选指标。

2. 促甲状腺素（TSH）测定

血清 TSH 是反映下丘脑 - 垂体 - 甲状腺功能的敏感指标，96％以上的甲亢患者血清 TSH 降低。

3. 甲状腺摄 ^{131}I 率测定

甲亢时 ^{131}I 摄取率表现为总摄取量增加，摄取高峰前移，可用于鉴别不同类型甲亢。

4. 自身抗体测定

未经治疗的甲亢患者血中 TSAb 阳性检出率可达 80％～ 100％，可用于判断病情活动和复发，还可作为治疗后停药的重要指标。

5. 其他检查

基础代谢率测定有助于明确诊断。超声、放射性核素检查、CT、MRI 等有助于甲状腺疾病的诊断及鉴别诊断。

（四）心理 - 社会状况

评估患者的情绪状况，有无急躁易怒，易与他人争执等；患者对疾病的心理状态，有无紧张、焦虑等心理改变；评估患者及其家属对疾病的认识情况、态度等。

六、护理诊断

（一）营养失调：低于机体需要量

与代谢率增高有关。

（二）活动无耐力

与蛋白质分解增加、甲亢性心脏病、肌无力等因素有关。

（三）焦虑、烦躁、恐惧情绪

与交感神经兴奋性增高、精神过敏、对手术有顾虑有关。

（四）自我形象紊乱

与浸润性突眼和形体改变有关。

（五）有受伤的危险

与浸润性突眼有关。

（六）潜在并发症

甲状腺危象。

七、护理目标

摄取的营养能满足机体需要，体重增加。

活动量逐步增加，活动时无明显不适。

患者情绪稳定，疼痛减轻，能配合医疗护理工作。

能采用正确的保护眼睛的方法。

有效预防甲状腺危象，一旦发生能及时发现和处理。

八、护理措施

（一）一般护理

1. 环境和休息

环境舒适，避免强光、噪声及精神刺激。依病情指导休息。

2. 饮食护理

甲亢患者能量消耗大，要保持营养供给。应提供高热量、高蛋白、高维生素及含矿物质饮食。增加奶类、蛋类、瘦肉等优质蛋白以纠正负氮平衡。每日饮水2000～3000mL，避免进食刺激性食物或浓茶、咖啡等饮料，避免食用含碘丰富的食物如海带、紫菜等。

（二）病情观察

观察患者心率、脉压及基础代谢率的变化，以评估甲亢严重程度。观察体重、情绪变化及有无原有症状加重，监测激素水平。观察有无甲状腺危象的发生。

（三）眼部护理

由于高度突眼，球结膜和角膜暴露，易受外界刺激引起充血、水肿，继而感染。因此必须采取保护措施。

（1）佩戴深色眼镜，以防光线刺激和灰尘、异物的侵害。复视者戴单侧眼罩。

（2）经常用眼药水滴眼，睡前涂抗生素眼膏（红霉素），保持眼部湿润，防感染。

（3）睡眠或休息时抬高头部，减轻球后水肿。

（4）使用免疫抑制剂及左甲状腺素片减轻浸润性突眼。

（5）定期眼科角膜检查。

（四）药物护理

（1）抗甲状腺药物主要的不良反应有粒细胞减少和皮疹，应注意观察。粒细胞减少主要发生在治疗开始的 2～3 个月内，故开始用药后需每周检查血常规 1 次，以后每 2～4 周检查 1 次。服药过程中，如患者出现发热、咽痛、皮疹等粒细胞减少的症状，白细胞低于 3×10^9/L 或中性粒细胞低于 1.5×10^9/L，应立即停药并就医。另外，抗甲状腺药物起效慢，总疗程在 1.5～2 年以上，且应按初始期、减量期和维持期的不同剂量服用，故应向患者交代不得随便中断治疗或自行变更药物剂量。

（2）放射性 ^{131}I 应在空腹时服用，治疗前后 1 个月避免服用含碘的药物和食物，服药后 2h 内不吃固体食物，服药后 24h 内避免咳嗽咳痰以减少 ^{131}I 的丢失；服药后的 2～3 天，饮水量应达到 2000～3000mL/d 以增加排尿；服药后第 1 周避免用手按压甲状腺。

（3）受体阻滞剂如普萘洛尔，可改善患者的心悸、震颤等症状，用药过程中须注意观察心率，预防心动过缓。有哮喘史的患者禁用。

（五）甲状腺危象抢救配合

1. 休息与体位

绝对卧床休息，必要时遵医嘱给予适量镇静剂。呼吸困难时取半卧位，给氧，迅速建立静脉通路。

2. 用药护理

遵医嘱使用丙硫氧嘧啶、碘剂、糖皮质激素、β 受体阻滞剂等。

3. 病情监测

监测生命体征，评估意识状况、心肾功能的变化并记录，记录 24h 出入液量。

4. 对症护理

高热时先物理降温，必要时施行人工冬眠降温，避免使用乙酰水杨酸类药物。

躁动不安者使用床栏保护患者安全。

5. 营养支持

维持营养与体液平衡。

6. 治疗配合

用血透、腹透或血浆置换等措施降低血 TH 浓度的患者应做好相应的护理。

（六）健康教育

1. 疾病宣教，学会自我护理

严禁衣物压迫或用手挤压甲状腺，生育期女性宜治愈后再妊娠。

2. 合理安排生活

指导患者选择高热量、高蛋白、高维生素的食物，保证足够营养。合理安排工作和休息，保持身心愉快，避免刺激和过劳。

3. 指导用药

告知患者遵医嘱按剂量、按疗程服药，不随意减量和停药，服药过程中监测血象和甲状腺功能。

4. 妊娠期甲亢指导

对妊娠期甲亢患者，应指导其积极避免对孕妇及胎儿造成影响的因素，选择抗甲状腺药物（丙硫氧嘧啶）控制甲亢，禁用 ^{131}I 治疗，慎用普萘洛尔。产后如需继续服药者，则不宜哺乳。

九、护理评价

患者对疾病的发生发展是否有详尽的了解，是否明确疾病的诱因。

患者是否能合理饮食，体重恢复至正常范围。

患者焦虑紧张情绪是否缓解。

患者眼睛是否需要保护，有无结膜炎、角膜炎或溃疡的发生。

患者是否发生甲状腺危象。

第三节　甲状腺功能减退症

甲状腺功能减退症，简称"甲减"，是由于甲状腺激素（TH）合成与分泌不足或甲状腺激素生理效应不足，生物效应不足而致机体代谢降低的全身性疾病。

一、病因、病理

（一）原发性甲减

由甲状腺本身疾病所致，患者血清 TSH 均升高，主要见于：

1. 先天性甲状腺阙如。

2. 甲状腺萎缩。

3. 弥漫性淋巴细胞性甲状腺炎。

4. 亚急性甲状腺炎。

5. 甲状腺破坏性治疗（放射性碘、手术）后。

6. 甲状腺激素合成障碍（先天性酶缺陷、缺碘或碘过量）。

7. 药物抑制。

8. 浸润性损害（淋巴性癌、淀粉样变性等）。

（二）继发性甲减

患者血清 TSH 降低，主要见于垂体病、垂体瘤、孤立性 TSH 缺乏；下丘脑综合征、下丘脑肿瘤、孤立性 TRH 缺乏、炎症或产后垂体缺血性坏死等原因。

（三）周围性甲减

少见，为家庭遗传性疾病，外周靶组织摄取激素的功能良好，但细胞核内受体功能障碍或缺乏，故对甲状腺激素的生理效应弱。

（四）促甲状腺激素或甲状腺激素不敏感综合征

是由于甲状腺对 TSH 有抵抗而引起的一种甲状腺功能减退症。

二、分类

按其病因分为原发性甲减、继发性甲减及周围性甲减 3 类。

临床上可分为呆小病、幼年甲状腺功能减退、成人甲状腺功能减退；若功能减退始于胎儿或新生儿期称为克汀病；始于性发育前儿童称幼年型甲减；始于成年人称成年型甲减。

三、临床表现

（一）成年型甲减

多见于中年女性，男女之比均为 1 ∶ 5，起病隐匿，病情发展缓慢，典型症状如下。

1. 一般表现

怕冷，皮肤干燥少汗、粗厚、泛黄、发凉，毛发稀疏、干枯，指甲脆、有裂纹，疲劳、嗜睡，记忆力差、智力减退、反应迟钝，轻度贫血，体重增加。

2. 特殊面容

颜面苍白而蜡，面部浮肿，目光呆滞，眼睑松肿，表情淡漠，少言寡语，言则声嘶，吐词含混。

3. 心血管系统

心率缓慢，心音低弱，心脏呈普遍性扩大，常伴有心包积液，也有久病后心肌纤维肿胀，黏液性糖蛋白（PAS 染色阳性）沉积以及间质纤维化，称甲减性心肌病变。患者可出现明显脂代谢紊乱，呈现高胆固醇血症、高三酰甘油血症以及高 P- 脂蛋白血症，常伴有动脉粥样硬化症。冠心病发病率高于一般人群，但因周围组织的低代谢率，心排血量减低，心肌氧耗减少，故很少发生心绞痛与心力衰竭。有时血压偏高，但多见于舒张压，心电图呈低电压，T 波倒置，QRS 波增宽 P-R 间期延长。

4. 消化系统

患者食欲减退，便秘，腹胀，甚至出现麻痹性肠梗阻，半数左右的患者有完全性胃酸缺乏。

5. 肌肉与关节系统

肌肉收缩与松弛均缓慢延迟，常感肌肉疼痛、僵硬，骨质代谢缓慢、骨形成与吸收均减少，关节疼痛、活动不灵，有强直感，受冷后加重，如有慢性关节炎，偶见关节腔积液。

6. 内分泌系统

男性阳痿，女性出现溢乳、月经过多，久病不治者亦可闭经，肾上腺皮质功能偏低，血和尿皮质醇降低。原发性甲减有时可同时伴有自身免疫性肾上腺皮质功能减退和（或）1 型糖尿病，称 Schmidt 综合征。

7. 精神神经系统

记忆力减退、智力低下，反应迟钝，多嗜睡，精神抑郁，有时多虑，有精神质表现，严重者发展为猜疑性精神分裂症；后期多痴呆，呈幻觉木僵或昏睡，重病者可发生惊厥，因黏蛋白沉积可致小脑功能障碍，呈共济失调，眼球震颤等。

（二）呆小病

又称克汀病，有地方性和散发性两种。

1. 地方性克汀病

多见于地方性甲减流行区，因母体缺碘致胎儿甲状腺发育不全和激素合成不足，此型甲减对胎儿的神经系统特别是大脑皮质发育危害性极大，可造成不可逆性的神经系统损害。

2. 散发性呆小病

见于各地，病因不明，母亲一般既不缺碘又无甲状腺肿，推测其原因有：甲状腺发育不全或阙如（甲状腺本身生长发育缺陷；或母亲患自身免疫性甲状腺疾病的抗体通过胎盘，破坏胎儿甲状腺的发育及激素合成）；甲状腺激素合成障碍（甲状腺聚碘功能障碍；碘有机化障碍；碘化酪氨酸耦联障碍；碘化酪氨酸脱碘缺陷；甲状腺球蛋白合成与分解异常）。

患儿出生后不活泼，一般不主动吸奶，哭声低哑，颜面苍白，眼距增宽，鼻梁扁平，舌大流涎，四肢粗短，行走晚，性器官发育延迟；患儿痴呆，食欲差，喂食困难，无吸吮力，安静，少哭闹，嗜睡，自发动作少，肌肉松弛，面色苍白，皮肤干燥，发凉，粗厚，声音嘶哑，腱反射弱，有发育延迟。

（三）幼年型甲减

幼年患者表现似克汀病，症状表现取决于发病年龄，较大儿童则状如成人型甲减，且生长发育受影响，青春期发育延迟，智力与学习成绩差。

四、辅助检查

（一）实验室检查

1. 一般检查

血常规常有轻、中度贫血，属正细胞正色素性、小细胞低色素性或大细胞型；血糖正常或偏低，葡萄糖耐量曲线低平；血胆固醇、三酰甘油和 β - 脂蛋白增高。

2. 甲状腺功能检查

（1）基础代谢率降低，常在 - 30% ~ - 45% 以下。

（2）甲状腺摄碘率低于正常，呈扁平曲线。

（3）血清 T_4 降低。常在 38.6nmol/L 以下，FT_4 常 < 9.11pmol/L。

（4）血清乃与 FT_3 亦可有不同程度降低，但轻中度患者有时可正常，血清 rT_3 可低于 0.3nmol/L。

3. 下丘脑 - 垂体 - 甲状腺轴功能检查

（1）血清 TSH 测定：正常人多< 10mU/L（10μU/mL），在原发性甲减中，TSH > 20mU/L；继发性甲减则显著降低，可 < 0.5mU/L（0.5μU/mL）。

（2）TSH 兴奋试验：皮下注射 TSH 10U 后，如甲状腺摄碘率明显升高，提示为继发性甲减；如不升高，提示为原发性甲减。

（3）TRH 兴奋试验：静脉注射 TRH 200 ~ 500μg 后，如血清 TSH 呈延迟增高反应，提示病变可能在下丘脑水平；如无增高反应，病变可能在垂体；如 TSH 基础值较高，TRH 注射后更高，则提示病变在甲状腺。

4. 甲状腺自身抗体检查

病因与甲状腺自身免疫有关者，患者血中抗甲状腺微粒体抗体（TMA）和抗甲状腺球蛋白抗体（TGA）可增高。

（二）影像学检查

做头颅平片、CT、磁共振或脑室造影，以除外垂体肿瘤、下丘脑或其他引起甲减症的颅内肿瘤、原发性甲减，垂体与蝶鞍可继发性增大。

五、诊断要点

除临床表现外，主要依靠检测 TT_3、FT_3、TT_4、FT_4、TSH，以及 TRH 兴奋试验等确诊。

六、治疗

（一）一般治疗

补充铁剂、维生素 B、叶酸等，食欲缺乏，适当补充稀盐酸。

（二）替代治疗

TH 替代治疗，左甲状腺素（L-T_4 优甲乐），25 ~ 50μg/d，顿服；2 ~ 3 周后根据甲状腺功能测定调整用量以长期维持。甲状腺片 15 ~ 30mg/d，顿服；2 周后根据甲状腺功能测定调整用量以长期维持。

黏液水肿性昏迷时，静脉注射 L-T_3，40 ~ 120μg/d，以后每 6h 5 ~ 15μg，患者清醒后改为口服；或首次静脉注射 L-$T_4$300μg，以后每日注射 50μg，患者清醒后改口服。无注射剂者给予 T_3 片每次 20 ~ 30μg，每 4 ~ 6h 1 次或 T_4 片剂首次 100 ~ 200μg，以后每日 50μg，经胃管给药，清醒后改为口服，并适当补充体液及病因治疗。

导致精神障碍时，躯体和精神症状经甲状腺素替代治疗可以缓解。甲状腺素剂量应逐渐增加，严重抑郁者需服抗抑郁药，有严重精神症状的患者应给予抗精神药物。但应注意，吩噻嗪类可使甲状腺功能减退的病人出现低体温性昏迷，长期不治疗认知功能损害会持久存在。

七、护理评估

（一）健康史

询问患者是否存在甲状腺功能减退的症状，如低体温、体重变化、面色苍白、眼睑水肿等症状体征，评估患者是否存在引起甲状腺功能减退的原因。

（二）身体状况

1. 一般表现

怕冷是甲减患者最常见的症状。其他如体温偏低、少汗、体重不减或增加等，一般认为与代谢减慢有关；典型的黏液性水肿面容表现为表情淡漠、面色苍白、眼睑水肿、唇厚舌大、皮肤粗糙、毛发及眉毛稀少等。

2. 各系统表现

（1）运动系统：肌无力，暂时性肌强直、痉挛、疼痛，可有进行性肌萎缩。

（2）心血管系统：主要表现为心动过缓、心排血量下降，也有心音低弱，心界扩大，还可出现心包积液等，严重时引起甲状腺功能减退性心脏病。

（3）血液系统：主要表现为贫血。甲状腺激素减少引起血红蛋白合成障碍，肠道吸收障碍引起铁缺乏、叶酸缺乏。

（4）消化系统：食欲缺乏、腹胀、便秘，严重时出现麻痹性肠梗阻、黏液水肿性巨结肠。

（5）内分泌系统：女性常有月经过多、闭经，男性性欲减退。

（6）神经精神系统：反应迟钝、表情淡漠，记忆力及智力低下，嗜睡，精神抑郁，严重者发展为猜疑性精神分裂症，后期可呈痴呆、木僵等。

3. 特殊表现

（1）亚临床甲减是指患者无明显临床表现，血 TH 正常，TSH 轻度升高，可见于甲亢治疗后，如持续发展可致临床甲减。

（2）甲减危象：又称为黏液性水肿昏迷，可因寒冷、手术、严重的全身性疾病、TH 替代治疗中断、麻醉等因素诱发，表现为嗜睡，体温 < 35℃，呼吸缓慢，心动过缓，血压下降，四肢肌肉松弛、反射减弱或消失。

（三）辅助检查

1.血液检查。血常规：轻、中度贫血，为正细胞正色素性贫血。血脂：胆固醇及三酰甘油三酯增高。

2.甲状腺功能检查。T_4 或 FT_4 均降低，血清 TSH 增高（是最敏感的诊断指标）。

3.甲状腺 ^{131}I 摄取率。甲状腺 ^{131}I 摄取率同样会降低。

4.甲状腺自身抗体。行甲状腺自身抗体检测，可见自身抗体呈阳性。

5.X 线检查。多表现为心脏扩大，可有心包积液、胸腔积液。

6.TRH 兴奋试验。可鉴别病变部位。静脉注射 TRH 后，血清 TSH 不增高为垂体性甲减，延迟增高为下丘脑性甲减，在增高的基础上进一步增高为原发性甲减。

7.其他检查。影像学检查有助于病变部位的鉴别：头颅 CT/MRI，甲状腺彩超等。

（四）心理 – 社会状况

评估患者对疾病的心理状态，当病情严重时，容易导致患者紧张焦虑的心理改变。另外，因甲减的低代谢状态带来的体力下降，容易导致患者出现抑郁的心理改变。同时黏液性水肿对患者的形象和心理产生不利影响。

八、护理诊断

（一）自我形象紊乱

与甲减引起黏液性水肿面容有关。

（二）营养失调：高于机体需要量

机体代谢减低，摄入量大于机体需要量，出现高血脂，体重增加。

（三）活动无耐力

与甲减后心脏病排血量降低及肌无力等有关。

（四）排便异常：便秘

与肠道蠕动减弱及黏液性水肿有关。

（五）体温过低

与机体基础代谢率降低有关。

（六）皮肤完整受损的危险

与黏多糖在皮下堆积有关。

（七）潜在并发症

黏液性水肿昏迷等。

（八）知识缺乏

缺乏药物的使用及正确的饮食方法等知识。

（九）社交障碍

与患者患病后心理反应有关。

九、护理目标

（1）身体外形改变逐渐恢复正常；或患者能接受疾病的现实，正确对待身体外形的改变。能进行正常的社交活动。

（2）排便情况逐渐恢复正常。

（3）维持体温正常。

（4）无甲减危象发生。

十、护理措施

（一）病情观察

注意观察患者的身高、体重、毛发及其改变，以及有无其他身体外形的变化等。观察患者的排便次数、粪便性状及有无腹胀等不适表现。监测生命体征及病情变化，注意有无甲减危象的诱发因素，能识别甲减危象的常见表现，如体温降低、呼吸减慢、心动过缓、嗜睡等。

（二）一般护理

1. 饮食及休息

指导患者合理休息及合理饮食，以改善身体外形的改变。如对肥胖症患者，使每日进食总量低于消耗量，重度肥胖者以低糖、低脂、低盐，高纤维素饮食为宜，养成定时、定量进餐及不吃零食的习惯。而消瘦患者应增加进食，以高热量、高蛋白、易消化饮食为主，可少量多餐。此外，对肥胖患者，还应鼓励其积极参加体力活动，并保证足够的运动量与运动时间。

2. 排便护理

鼓励患者进食多纤维素食物，适度的运动，养成有规律排便的习惯。

3. 环境护理

应注意保温，必要时使用空调，使室温在 22 ~ 23℃。

（三）对症护理

1. 自我形象紊乱的护理

指导患者以恰当的修饰改善自我形象，如肥胖患者选择合体的衣服。

2. 便秘的护理

饮食上嘱患者在高蛋白、高维生素、低钠、低脂基础上，多进食粗纤维食物，以促进胃肠蠕动。指导患者适当按摩腹部以促进胃肠蠕动，养成定时排便习惯，鼓励患者做适当运动，促进排便。必要时给予药物帮助排便。

3. 甲减危象的护理

指导患者避免受寒等，保持环境温暖、舒适，指导患者适时增加衣服、被褥等，如已经出现危象，应立即监测患者生命体征，迅速建立静脉通道，保持呼吸道通畅，吸氧，必要时行气管插管或气管切开，注意保暖。

（四）用药护理

指导患者遵医嘱配合药物治疗，评估药物对身体外形有无改善作用或者加重的倾向，并注意药物的不良反应。如便秘较严重，必要时遵医嘱给予缓泻剂治疗。准备好治疗药品及抢救物品，建立静脉通道，遵医嘱及时准确地使用甲状腺激素、糖皮质激素等药物，配合对症支持治疗，

（五）心理护理

身体外形的改变常使患者有自卑心理，护士应加强与患者及其家属之间的心理沟通，鼓励患者表达自己的心理感受，告知患者积极配合治疗，身体外形从中得到改善，努力提高患者的自信心，并争取家属的心理支持，避免伤害患者自尊，同时还要注意患者有心理异常，防止意外情况发生。

（六）健康教育

（1）指导患者学习本病的基本知识。

（2）告知患者使疾病加重的常见诱发因素，避免受寒、感染、精神紧张等，慎用镇静药、中枢性止痛药及麻醉药等，以免诱发甲减危象。

（3）指导患者正确的用药方法，解释终身用药的必要性，不能随意增减药物剂量或停药。

（4）患者出现不适，应及时就诊，并指导患者定期到医院复查。

十一、护理评价

患者对疾病的发生发展是否有详尽的了解，是否明确疾病的诱因及如何预防。

患者甲状腺激素水平是否恢复正常。

患者怕冷、便秘、乏力等症状是否缓解。

患者有无患病后心理障碍。

第四节　老年糖尿病

全球的糖尿病患病率正逐年上涨，与此同时人口的老龄化日趋显著，老年糖尿病患者的人数正急剧增加。老年糖尿病有其独特的临床特点，而且老年人常常同时患有多种疾病和服用多种药物，社会活动和经济状况也和青年人大不相同，因此诊断和治疗有其特殊性，致残致死率高，老年糖尿病正日益受到大家重视。

一、流行病学

糖尿病全球的患病率明显升高，尤以老年糖尿患者群为甚。调查显示 65 岁及以上人群中患病率为 15% ~ 20%，新诊断的占 7%，65 ~ 74 岁间糖尿病患病率增加 200%，75 岁以上增加 400%。随着年龄增加，糖尿病患病率急剧升高。20 ~ 39 岁人群中糖尿病以每年 1% ~ 2% 的速度增加，而在 60 ~ 74 岁人群中则是 20% 的年增长率。流行病调查显示，意大利 1992 ~ 1996 年间 65 至 84 岁的人群中糖尿病患病率为 12.8%。若根据美国糖尿病协会（ADA）1998 年的诊断标准校正，老年人群的患病率还要增加至 15.3%。在该人群中，中青年起病的占 55.3%，65 岁以后起病的占 44.7%。美国糖尿病控制和预防中心的数据表明大约有 20.9% 的 60 岁以上老人患有糖尿病，患病的高峰在 65 ~ 74 岁，在此年龄段 20% 的男性和超过 15% 的女性患有糖尿病，超过 75 岁后患病率有所下降。

我国老年糖尿病的患病率为 9.19% ~ 20%，1997 年北京 60 岁以上人群糖尿病标化的患病率为 15.7%，其中 60 ~ 69 岁患病率为 13.73%，70 ~ 79 岁为 19.08%，80 岁以上为 21.05%。2001 年上海的调查显示 60 岁以上人群糖尿病的患病率是 18.7%。2001—2002 年青岛市老年糖尿病的患病率为 16.5%，远高于其他年龄段。天津市 2011 年的一项调查结果显示老年糖尿病的患病率为 16.48%。由此可见，老年糖尿患者群的迅猛增加已成为一个全球问题。

二、发病机制和病理生理

老年糖尿患者群是异质性人群，包括非老年期起病和老年期起病。多数老年糖尿病为 2 型糖尿病，但近年来发现临床最初诊断为 2 型糖尿病的患者中，

10%～25%患者的胰岛细胞特异性抗体为阳性。Pietropaolo 等报道一组年龄在 65 岁或以上、临床诊断为 2 型糖尿病的患者，其中 12% 有 GA-DA 和（或）1A-2A 阳性提示由胰岛自身免疫损伤所致的糖尿病也见于老年患者。

老年人更容易患糖尿病的机制目前尚未完全阐明，一般认为其发生是遗传因素和环境因素共同的作用。在老年糖尿患者群中基因的作用显著，有糖尿病家族史的个体随着年龄的增加，患病的概率增加。遗传因素可导致胰岛素原向胰岛素的转化发生障碍，也可引起胰岛素分子发生突变，或胰岛素受体基因缺陷等。其他因素也影响老年糖尿病的发生，如增龄、饮食结构的改变、激素的变化，以及多种药物的影响。

老龄化的进程可以加速改变糖代谢的各个方面，如胰岛素分泌、胰岛素功能、肝糖原合成等，这些改变和患者的基因背景相互作用使老年人群的糖尿病发病率随着年龄增加。大于 50 岁的人群中，年龄每增加 10 年，空腹血糖上升 0.06mmol/L，口服葡萄糖耐量试验后 2h 血糖上升 0.5mmol/L。

多项研究显示增龄本身并不是老年人群胰岛素抵抗的主要原因，但增龄与体重和脂肪组织增加，非脂肪组织减少相关，可能会影响胰岛素的信号传导。此外增龄所致的腹型肥胖可导致高胰岛素血症、胰岛素抵抗。老年人饮食结构的改变，脂肪成分增加和糖类减少，也可促进胰岛素抵抗的发生，通过改变饮食结构和增加运动来改善机体成分的比例，可延缓胰岛素抵抗的发生就说明了这一点。

在老年人群中精氨酸刺激胰岛素分泌比青年人减少 48%，β 细胞功能随着年龄增加而减退，胰岛素分泌也随之减少。正常情况下胰岛素分泌是脉冲式的，而老年人胰岛素脉冲分泌受损。研究显示 β 细胞对肠促胰激素的刺激反应在老年人是降低的，因此推测与增龄相关的肠促胰激素刺激的胰岛素分泌缺陷是导致老年人糖耐量异常的原因。虽然 C 肽水平在年龄上不存在差异，但静脉葡萄糖耐量试验（IVGGT）过程中老年人胰岛素分泌相对下降，老年人相对于年轻人第一时相胰岛素分泌减少 46%，第二时相减少 56%。糖耐量异常是增龄过程中的一个表现。上述证据显示靶组织，对胰岛素敏感性的下降和胰岛 β 细胞不适当的功能下降导致糖代谢紊乱，进而发展为糖尿病。

三、临床特征和并发症

（一）临床特征

由于老年人肾糖阈增高，故尿糖多不敏感；渴感中枢功能下降，认知功能和反应下降等，导致典型的三多一少（烦渴、多饮、多食、多尿、体重下降等）症状不明显，50% 以上的患者没有此典型症状，多数患者往往是由于常规查体发现血糖升高。即使有症状也不典型，易与其他系统疾病混淆，造成诊断延误。有些患者是以非酮症性高渗昏迷、脑卒中或心肌梗死等并发症初次就诊。此外，肌无力、视物模糊、泌尿系感染、关节疼痛、抑郁等也常是老年糖尿病的首发症状。突然发生的体温过低、恶性外耳炎、泌尿系感染导致肾乳头坏死、认知功能迅速减退等都可出现在老年糖尿病个体。

糖尿病排在引起老年人死亡的原因第 6 位，但实际上是老年人群最常见的致残致死原因，患有糖尿病的老人死亡的风险是相同年龄组没有糖尿病的老年人的 2 倍，这主要是因为糖尿病引起的大血管病变和微血管病变。

（二）心血管事件

2 型糖尿病患者 40% ~ 50% 死于冠心病。传统的危险因素包括：高血压、血脂异常、吸烟。英国糖尿病前瞻性（UKPDS）研究显示严格控制血压可以降低 24% 的糖尿病相关终点、44% 卒中、32% 糖尿病相关死亡事件、34% 肾衰竭、47% 视力下降的风险。HbAlc 每下降 1%，心肌梗死减少 14%，21% 任何糖尿病相关终点。在一项包括了 10 000 名 45 ~ 79 岁受试者的队列研究结果显示，心血管疾病的风险和任何原因的死亡随着 HbAlc 的升高而增加。

（三）糖尿病微血管病变

糖尿病视网膜病变是造成失明的主要原因，其主要预测因子是病程。严格的血糖控制可降低糖尿病视网膜病变的患病率 76%。任何一种心血管事件的危险因素都是糖尿病视网膜病变的危险因素，如高血压。65 岁以上的糖尿病患者发生白内障和青光眼的风险是非糖尿病患者的 2 ~ 3 倍。因此一旦确诊糖尿病就行眼底检查，良好的血糖、血压的控制有益于预防和延缓糖尿病视网膜病变。

糖尿病神经病变包括周围神经病变、多神经病变和自主神经病变。手套袜子样感觉异常在老年患者中较常见，远端的感觉异常会造成糖尿病足。自主神经病变虽然无疼痛感，但与生活质量密切相关。

糖尿病肾病可迅速发展，危险因子包括：血糖控制不佳、高血压、病程长、男性、高总胆固醇和吸烟。老年人还有其他一些危险因素：造影剂、神经毒性药物、心力衰竭。血糖控制和 ACEI 有助于尿蛋白的控制。

（四）脑血管事件和痴呆、抑郁

卒中是糖尿病患者比较担心的事件，全球糖尿病患者发生卒中的风险升高 3 倍。卒中是导致活动障碍的高风险因素，预测因素包括高血压、房颤、糖尿病或有脑血管事件的病史。脑血管事件的致死率在糖尿病患者中明显升高，特别是在急性期。

严格的血压控制对预防卒中有积极的意义。

老年糖尿病患者发生抑郁和各种神经精神症状的概率明显高于非糖尿病患者。认知功能下降在糖尿病患者中非常明显，这与病程和血糖控制相关。在脑血管事件（多发性腔隙性脑梗死和出血）后 3 个月内血管性痴呆可造成认知功能急剧恶化，糖尿病使血管性痴呆的危险性升高 2 ~ 8 倍。糖尿病患者伴有高收缩压和血脂异常更易患有 Alzheimer 病。良好的血糖控制可减缓认知功能的恶化。值得注意的是，认知功能的下降可导致患者血糖不易达标，增加用药剂量和种类；若患者遗忘自己已经服药易出现重复服药，使低血糖的风险加大。

抑郁在老年人群中多见但不是单单在糖尿病患者中，易与认知障碍和痴呆混淆。病史可以有所帮助，如对过去的事不停地抱怨，常处于情绪低落状态或有负罪感等。一旦发现应给予适当的看护。研究表明糖尿病患者抑郁发生的风险是非糖尿病患者的 2 倍，而且是独立于年龄、性别和目前的其他疾病。抑郁可导致患者血糖控制不佳和依从性下降。由于老年人更容易出现上述问题，故建议在确诊糖尿病的同时进行功能评估，以便更好地控制血糖和治疗相关疾病。

（五）低血糖事件

老年糖尿病患者的低血糖是严重的，有时甚至是致命的。在该人群中应正确评估低血糖风险和血糖正常所带来的益处的平衡。老年糖尿病患者症状往往不典型，而且，常常与自主神经病变及认知缺陷相混淆，从而导致受伤或骨折。除药物因素外还有其他一些原因造成老年人低血糖频繁发作。老年人分泌对抗调节的激素能力受损，特别是胰高血糖素，同时他们的感知力下降，意识不到低血糖的一些"警告"症状，即使他们受到过这方面的教育。发生低血糖时因他们的运动功能受损，使他们不能采取有效的步骤去纠正低血糖状态。减少严重低血糖事件需要对老龄患者进行教育，以提高他们对低血糖早期症状的认识。

四、诊断和筛查

年龄是糖尿病和耐糖量异常（IGT）的一个重要危险因素，老年人群中漏诊的糖尿病患者占了较大的比例，由于老年糖尿病患者往往没有临床症状或症状非典型，常常延误诊断；老年糖尿病的筛查和诊断还是遵从于目前的统一诊断标准，没有针对不同年龄组的诊断标准，OGTT、随机血糖、HbAlc，以及问卷调查都是有效评价老年人群糖尿病风险的手段，而尿糖不作为检查的手段。

老年糖尿病的危险因素包括亚裔、非裔种群；BMI > 27 和（或）腰围超标；冠心病或高血压伴或不伴高脂血症；卒中；反复感染；使用升糖药物，如糖皮质激素、雌激素等；糖尿病家族史：IGT/IFG。

对于有一个或更多危险因素的患者，建议 65 ~ 74 岁年龄段每 2 年一次，大于 75 岁每年一次糖耐量的检测。没有家族史，大于 65 岁的个体，2h-OGTT 相对于空腹血糖能更好地预测糖尿病和冠心病。在空腹血糖正常的高危人群中，若磷酸盐缓冲液（PBS）无法执行，则 HbAlc 对诊断有帮助，HbAlc > 6% 易发展为糖尿病。

五、治疗

（一）原则

治疗糖尿病和预防糖尿病并发症的措施在所有年龄段都是相似的，但对于老年人群又有自己特殊的挑战：不但是年龄相关的生理变化，药物代谢动力学的改变、疾病的表现，还有该人群的既往的健康状况异质性，如是否合并其他慢性疾病（心血管的风险、慢性心功能不全）、活动能力、受照顾的情况、与社会脱轨、抑郁和认知功能、多数 65 岁老人有不同程度的肾功能不全，以及服用多种药物引起的药物间不良的相互作用等。在制定诊疗目标时应避免增加患者经济、生理和精神负担，特别是对那些虚弱的、活动受限的、预期寿命短的患者。综合个体的情况制定个体化的长期治疗、预防并发症计划。

首先全面评估患者的健康情况，生活是否自理，是否有骨折，合并的疾病和预期寿命。对于那些生活不能完全自理，与社会接触少的患者来说，增加患者的功能恢复和社会接触能力比单纯的严格控制血糖和预防并发症更为重要。许多老年患者伴有多种疾病，70% 可有两种以上疾病，在这些人群中糖尿病可能不是最主要的矛盾，因此在治疗时应权衡利弊，充分考虑其他疾病的治疗情况和目前状况。Piette 等指出要考虑其他疾病状态与糖尿病的治疗是一致的还是矛盾的。一致的状态包括高血压、血脂异常、肥胖和冠心病，它们的病理生理基础是相似的，糖尿病的治疗有益于这些疾病的控制，同样这些疾病的治疗重点也与糖尿病吻合。治疗重点不同甚至影响糖尿病治疗的状态有 COPD、骨关节炎、抑郁、甲亢和癌症。处理时需考虑不同的疾病状态和轻重缓急，不能一概而论。此外，老年综合征（抑郁、摔倒外伤、认知障碍、药物间作用、疼痛、尿路失禁）应在治疗中考虑到。

老年糖尿病患者可以从控制血压、血脂、戒烟、服用阿司匹林中受益；预期寿命大于 8 年、没有低血糖风险，可能已有微血管并发症的老年患者可从强化血糖控制中获益；对于那些虚弱和预期寿命减少的患者可能症状的改善就已满足需求，避免低血糖带来的风险和负担。

（二）治疗目标

血糖达标是老年糖尿病多因素控制中的重要一环，而低血糖是老年糖尿病患者最为严重的并发症之一，特别是无感知的低血糖，可造成痴呆、跌倒、骨折甚至死亡。所有这些都限制了老年糖尿病患者的用药选择和降低了强化血糖所带来的益处。目前对于老年糖尿病治疗血糖达标值还没有一个一致的意见，但有 3 个方面需注意：

1. 去除高血糖带来的临床症状（多尿、夜尿增多、视力下降、乏力），避免因治疗引起的低血糖。

2. 个体化治疗：根据患者个体的长期、个体化血糖达标值、经济情况以及个体的生活状况制定治疗方案。

3. 应注意除高血糖以外的危险因素：心血管死亡风险（高血压、血脂异常、吸烟、活动减少）。

美国糖尿病协会（ADA）的糖尿病和代谢指标是针对一般群体，而对老年糖尿患者群应充分考虑强化血糖控制所带来的潜在危险。UKPDS 的后续研究给我们提出了记忆效应，早期的强化治疗会带来远期的效应，提示强化干预在糖尿病的早期效果最好，而当疾病发展到一定阶段效果就会大打折扣。在老年糖尿病的治疗中，我们应注意强化血糖控制潜在的益处和风险，以及应综合考虑复杂的治疗方案应，例如没有足够的证据表明老年糖尿病患者，尤其有行动不便或精神异常者，达到 ADA 的 HbA1c 标准可以带来更多的益处。另一方面若 HbA1c 在 7% 到 8.5%，可能对于有伴发疾病、虚弱、有低血糖风险或药物不良反应的老年人更合适。

欧洲糖尿病工作组针对老年糖尿患者群血糖达标的水平提出了自己的建议：对于一般老年糖尿病患者（单系统受累）来说，$6.5 \leqslant HbA1c \leqslant 7.5\%$，FBS5 ~ 7.0mmol/L，而对于衰弱的患者（不能自理、多系统疾病、痴呆等），发生低血糖的风险较大，因此建议 $7.5\% < HbA1c \leqslant 8.5\%$，$7 < FBS \leqslant 9mmol/L$。

此外，针对预期寿命不同，美国老年协会建议老年糖尿病患者 $HbA1c \leqslant 7.0\%$，但如果预期寿命小于 5 年，有伴发疾病、认知受损 $HbA1c \leqslant 8\%$，老年人应根据个体情况进行调整，强化血糖控制意味着低血糖风险增加。

（三）糖尿病教育

糖尿病教育在老年糖尿病中非常重要，老年糖尿病患者是一个广阔的异质性人群，有年轻起病的，也有老年起病的，对疾病的认知存在很大的不同。老年人的糖尿病教育应贯穿始终，而且由于老年人常有认知障碍，教育的对象应包括其家属。糖尿病教育应包括以下几个方面：

1. "你已患有 2 型糖尿病"对患者的真正含义，需要告知患者要正确认识糖尿病，不要存在恐惧和抵触的情绪。

2.改善饮食结构降低或控制体重。

3.体育锻炼对于任何年龄段的患者都是有益的。

4.并发症教育：保护足部，预防糖尿病足；预防视网膜病变和常规筛查的重要性，避免失明；控制血糖预防远期并发症和心血管疾病。

5.血糖自我检测的必要性和重要性。

6.糖尿病的处理原则和注意事项。

糖尿病教育是一个长期的任务，它可使患者能正确认识糖尿病，从而树立战胜疾病的信心，增加患者的依从性和自我监测、自我管理的能力，进而减少并发症的发生。

（四）饮食和运动

糖耐量低减、增龄都应减少热量的摄入，而蛋白质摄入没有变化，饮食计划应包括所有能量摄入，食物的血糖指数，保持平稳的血糖谱。食物中应有足量的糖类、矿物质、维生素以及纤维素。在老年糖尿病者中营养不良和肥胖是并存的，应注意营养搭配，避免体重过度减轻，引起营养不良，特别是不要以牺牲基本热量的摄取来换取体重的控制。营养不良的老人应重新评估特别是行动不便、独身、嗜酒、经济条件不好的老人。

锻炼是老年糖尿病治疗过程中的基石。运动不但可以协助控制血糖，还可以维持机体的功能和肌肉的力量，减少肌肉中脂肪的含量，对于改善胰岛素抵抗有一定的益处。通常有氧运动和等距活动是最好的，建议每周有 3 ~ 5 次 20min 到 60min 的运动。既往不活动的老人在开始新的运动计划之前应行药物的评估和调整以及心血管危险的判断。运动计划中应有热身和休息时间。开始的活动量应为心率是最大心率的 50% ~ 65% 为佳。对于活动受限或有关节疾患的老人，游泳和自行车是个比较好的选择。从控制血糖的角度来说，我们应教育老人在活动前、活动中以及活动后监测血糖，熟知低血糖的症状和急救办法；应正确理解活动时间和进食服药的关系。同时还应避免摔倒，导致骨折。

（五）降糖药

糖尿病的自然病程是一个进行性发展的疾病，大约 50% ~ 70% 的患者最终需要药物来控制血糖。在过去的十多年中，有许多新药上市。没有一种药物对老年患者来说是绝对禁忌的，但应小心选择、密切监测，和及时调整剂量。需要注意的方面：药物的不良反应和相互作用、方案的复杂性、低血糖的风险，以及目前的健康状况。

磺脲类药物在老年糖尿病患者中广泛应用，对于非肥胖的患者具有较好的降糖效果，是口服降糖药的一线用药。但当患者出现肝肾功能不全，则容易出现低血糖，特别是服用长效的磺脲类药物，第二代药物如格列吡嗪和格列美脲，低血糖的风险相对较小。当肌酐清除率小于 30 ~ 50mL/h 时，一般不建议应用磺脲类药物。餐时促泌剂瑞格列奈和那格列奈作用时间短，较少引起严重的低血糖。瑞格列奈在肌酐清除率大于 40mL/h 的老年人中不需调整剂量。虽然它起效快作用时间短，但对于热量摄入不足的老年人来说，还是会有低血糖的风险。当患者肌酐清除率小于 30mL/h 或肝功能异常时，应尽量避免使用。

双胍类药物是临床广泛应用的药物，具有增加外周血糖的摄取、增加胰岛素敏感性，控制体重等作用，是口服药物治疗的基石，但对于肾功能不全的患者易引起乳酸堆积。对于老年患者来说，血肌酐不是评价患者肾功能的指标，大于 75 岁的老年患者应计算肌酐清除率。肌酐清除率 < 30mL/min 时，二甲双胍禁用，当肌酐清除率在 30 ~ 60mL/min 时，药物剂量减半。在有低氧性疾病（肺部疾病和心力衰竭）和肝功能不全的患者中应慎用。二甲双胍单独使用时一般不会引起低血糖症状，但与其他药物合用，特别是与胰岛素联用时，可有低血糖风险。此外，二甲双胍通过减轻胰岛素抵抗、改善内皮细胞功能、降低脂质沉积、抗炎症、抗氧化应激等作用，从而实现心血管系统的保护作用。多项研究提示，在接受降糖药物治疗的 2 型糖尿病（T2DM）患者中，二甲双胍组较磺脲类组和胰岛素组罹患肿瘤风险降低，二甲双胍剂量愈大，肿瘤发生风险愈小。英国前瞻性糖尿病研究（UKPDS）结果显示，与饮食控制组相比，二甲双胍组随访 10 年后发生肿瘤风险降低 29%。

α 糖苷酶抑制剂抑制肠道血糖的吸收，有较多的胃肠不良反应在临床上限制了它的应用。阿卡波糖在老年患者中适当使用相对安全，单用不会有严重的低血糖事件，但有时会有严重的不良反应而限制它的使用。在有以下情况时应禁用：炎症性肠炎、肠道梗阻症状、肠疝气、严重的肾功能不全。

噻唑烷二酮类药物是胰岛素增敏剂，曾广泛应用于临床，但由于可导致水钠潴留和水肿，有潜在的心血管风险，在临床使用中受限。研究指出在老年人群中使用噻唑烷二酮类药物的效果与青年人是一致的，但对于有心脏疾患的患者应禁用或慎用。

肠促胰高血糖素样肽 1（GLP-1）类似物和二肽基肽酶 -4（DPP-4）抑制剂是近年来新近上市的降血糖药物。GLP-1 是由肠道 L 细胞分泌的一种肽类激素，具有以下生理作用：以葡萄糖依赖方式作用于胰岛 β 细胞，促进胰岛素基因的转录，增加胰岛素的生物合成和分泌，当血糖低至 3.36mmol/L 时不再有刺激胰岛素分泌的作用，可避免引起严重低血糖；刺激 β 细胞的增生和分化，抑制 β 细胞凋亡，从而增加胰岛

β 细胞数量，抑制胰高血糖素的分泌，抑制食欲及摄食，延缓胃内容物排空等。这些功能都有利于降低餐后血糖并使血糖维持在恒定水平。DPP-4 不仅可降解 GLP-1，还可降解包括 GLP 在内的多种肽类。DPP-4 抑制剂可以通过提高活性 GLP-1 的水平，以改善 α 和 β 细胞对血糖的敏感性，调节胰岛素敏感性和糖原的输出，维持血糖水平在生理范围，同时降低低血糖的风险。GLP-1 类似物有 Liraglutide（利拉鲁肽）、Exenatide（艾塞那肽）等，DPP-4 抑制剂有 Sitagliptin（西格列汀）、Vildagliptin（维格列汀）等。

目前艾塞那肽、西格列汀在老年糖尿病患者中应用的经验较少，但有研究显示，维格列汀在老年人群中具有良好的疗效和安全性，与年轻人相比，维格列汀用于老年患者具有同等的降低 HbAlc、空腹血糖和体重的疗效，且低血糖事件的发生率少。Baron 等人的研究显示单药治疗 24 ~ 52 周，HbAlc 下降 1%，与 65 岁以下组相似，且与 Pratley 等人研究结果一致，均提示低血糖的发生率低于 1%。

老年糖尿病患者不同程度的存在高胰高血糖素血症和餐后高血糖，而维格列汀的治疗恰恰是针对这两方面。它能改善 α 和 β 细胞调节血糖平衡的能力，在高血糖状态它能降低不适当分泌的糖原，但同时很好地保护糖原对应急状态的反应，如低血糖。这就是为什么老年糖尿病患者不易造成低血糖的原因。但目前该类药物在老年人群中的临床资料不多，尚不建议广泛应用。

（六）胰岛素

使用胰岛素的目的是消除高血糖带来的临床症状，使血糖水平尽快达标，预防远期并发症。对于老年患者来说，胰岛素的应用方案应简单、操作方便，但要增加测血糖的次数，避免低血糖的发生，消除对注射的恐惧。

胰岛素包括动物胰岛素、人胰岛素和胰岛素类似物。对于老年人目前更多的是推荐胰岛素类似物，因其起效快，作用时间短。目前有三种短效胰岛素类似物：赖氨酸胰岛素类似物（B28/29 位，赖氨酸替代脯氨酸）、门冬氨酸胰岛素类似物（B28 位，门冬氨酸替代脯氨酸）、谷氨酸胰岛素类似物（AP1DRA，B29 位，谷氨酸替代赖氨酸）。但是单用短效胰岛素类似物并不能长久地控制良好的血糖，特别是无法控制两餐间和夜间血糖。可考虑兼用鱼精蛋白锌胰岛素、甘精胰岛素、地特胰岛素，若顾虑多次注射胰岛素不能接受，则可选择预混胰岛素或（和）联用口服降糖药。其应用模式与年轻人相同。

目前，用药的总体趋势是早期积极的联合用药使血糖尽快达标，不同药物联用可使机制互补，但在老年人中应注意药物之间的相互作用。

六、护理诊断

（一）营养失调：低于机体需要量或高于机体需要量

与胰岛素分泌或作用缺陷引起的糖、蛋白质、脂肪代谢紊乱有关。

（二）有体液不足的危险

与血糖升高、尿渗透压增高有关。

（三）有感染的危险

与血糖增高、脂代谢紊乱、营养不良、微循环障碍等因素有关。

（四）潜在并发症

糖尿病足、低血糖、酮症酸中毒、高渗性昏迷。

（五）活动无耐力

与严重代谢紊乱、蛋白质分解增加有关。

（六）焦虑

与糖尿病慢性并发症、长期治疗导致经济负担加重有关。

七、护理目标

纠正代谢紊乱。

消除糖尿病症状。

防止或延缓并发症。

延长寿命，降低病死率。

患者正确认识疾病及其并发症，能自觉参与并配合疾病的诊治。

八、护理措施

（一）一般护理

1.运动护理

应为患者提供一个安静、整洁的休息环境，在患者注意休息的前提下，要适当运动。告诉患者运动可增加糖的利用，增强外周组织对胰岛素的敏感性；运动可促进脂肪分解，有利于减轻体重；运动还可以增强心肺功能、增强体力，以及调整患者的精神、情绪状态。

进行运动护理的同时有以下几点注意事项：

（1）并发急性感染及其他严重的急慢性并发症时不宜运动或慎重安排运动。

（2）根据患者年龄、病情、兴趣等安排不同的有氧运动，如做操、慢跑、快走、游泳等。

（3）运动开始的时间应选在餐后 1h 后为宜，空腹运动易引起低血糖反应。

（4）对于运动持续时间，每次可持续 30 ~ 60min，T1DM 患者运动持续时间不宜过长，T2DM 尤其是伴肥胖症者可适当延长运动时间，有助于减肥。

（5）运动强度一般以运动时的心率来衡量，以不感到明显疲劳为宜，约为每分钟心率 = 170 – 年龄，T1DM 患者运动量不宜过大。

（6）在运动中出现饥饿感、心慌、头昏、乏力、出冷汗等，常提示低血糖反应，应立即停止活动并进食。

2. 饮食护理

（1）饮食计划

1）计算每日所需的总热量：通常根据患者的性别、年龄、身高计算出患者的标准体重 [简易计算：理想体重（kg）= 身高（cm）– 105]，再根据标准体重和患者的工作性质计算每日所需总热量，如成人休息时每日每千克理想体重给予 105 ~ 125.5kJ（25 ~ 30kcal），轻体力劳动 125.5 ~ 146U（30 ~ 35kcal），中度体力劳动者 146 ~ 167kJ（35 ~ 40kcal），重体力劳动超过 167kJ（40kcal），儿童、孕妇、哺乳妇、营养不良及消耗性疾病患者，可酌增 10% ~ 20%热量，而肥胖者则酌减，目标是使患者体重逐步恢复至理想体重的 ±5%。

2）将总热量换成营养物质的供给量：根据每日所需总热量、各营养物质的供热量及其分配比例计算出糖类、蛋白质、脂肪三大营养物质的每日所需量，糖类占总热量的 50% ~ 60%，蛋白质占 15% ~ 20%，脂肪占 25% ~ 30%；糖类每克供热 16.72kJ（4kcal），蛋白质 16.72kJ（4kcal），脂肪 37.62kJ（4kcal）。

3）餐次分配：将总热量进行三餐（如 1/5，2/5，2/5）或四餐分配（1/7，2/7，2/7，2/7）。营养物质的配比和餐次分配在治疗过程中可根据患者生活习惯及个体情况适当调整，达到治疗个体化的目标。但是制订饮食计划后，患者的饮食量应基本固定，避免随意增减而引起血糖的波动。

4）食物种类的选择：对于糖类，应忌食葡萄糖、蔗糖、蜜糖及其制品；蛋白质类食物应有 1/3 来自动物蛋白，伴糖尿病肾病时宜适当限制蛋白质摄入量；对于脂肪类食物，限制动物脂肪的摄入，少吃含胆固醇高的食物，如动物内脏、全脂牛奶、蛋黄等，提倡使用植物油，因植物油含不饱和脂肪酸多，可降低血清胆固醇；此外，提倡食用富含纤维素的食物，每日饮食中纤维素含量不少于 40g，如蔬菜、豆类、粗谷物及含糖低的水果等，且可增加患者的饱足感。

（2）谨防低血糖的发生

注意按时进餐，如已服用降糖药或注射胰岛素而未能按时进食，易发生低血糖。告知患者应随身携带一些方便食品，如方便面、饼干、糖果等，以便在偶然发生低血糖时即时食用。

（二）病情观察

糖尿病典型的症状即为"三多一少"，因此对于患者病情观察应包含患者营养状况、饮食、饮水量、体重变化情况及小便次数及每次尿量。对于存在消化道并发症的患者应观察其进食后有无腹胀，排便次数及大便性状等。在典型症状之外，还需观察患者是否存在急慢性并发症，如存在急性并发症需监测生命体征及病情变化，观察意识状况，如存在慢性并发症，应观察患者有无胸闷、胸痛，有无皮肤破溃，足部有无皮肤色泽改变及感染等。对于发生低血糖的患者，需监测血糖，观察患者有无心慌、大汗、乏力症状。已明确诊断的患者应定期检测血糖、血脂、糖化血红蛋白等指标，判断病情是否控制在理想状态。

（三）对症护理

1. 感染的预防与护理

糖尿病患者存在易感染因素，一旦发生感染不易控制，因此应指导患者注意个人卫生，注射胰岛素时严格消毒，如已发生感染，应予以行细菌培养及药敏，使用敏感的抗生素抗感染治疗。

2. 足部护理

糖尿病足是糖尿病患者的另一常见并发症，因足部远端血运差，且是易受摩擦及受伤的部位，一旦合并感染，治疗及护理都存在极大困难。对于糖尿病足，预防远重于治疗。足部预防护理可做到以下三点：

（1）促进足部血液循环：局部的按摩，每天适当的运动，能起到改善均布血运的作用，室温较低时应做好足部保暖。

（2）避免足部受伤：指导患者穿宽松柔软的鞋袜，避免赤脚行走，如足部出现足癣、鸡眼等病变及时就诊。

（3）保持足部清洁。

3. 急性并发症的护理

患者绝对卧床休息，积极寻找疾病病因及诱因，迅速建立静脉通道，立即监测患者生命体征，观察患者神志、呼吸气味、皮肤弹性等，必要时记录患者24h出入液量。监测并记录患者血糖、酮体、动脉血气、电解质等情况。

（四）用药护理

1. 口服降糖药护理

应了解各类降糖药物的作用、剂量、用法、药物的不良反应及注意事项，指导患者正确服药。

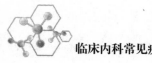

（1）磺脲类药宜在餐前约半小时服用，主要不良反应是低血糖反应。

（2）双胍类药物应在餐后服用，主要不良反应为恶心、腹泻等胃肠道反应，严重的不良反应为乳酸性酸中毒。该药物对正常血糖无降糖作用，单独用药不引起低血糖。

（3）α-糖苷酶抑制剂应与第一口食物同服，主要不良反应为腹泻、腹胀、排气增多等，但大多数患者使用几日后不良反应会逐步减轻，用药前可与患者说明，该药物仅仅阻止葡萄糖肠道吸收，因此单独使用不引起低血糖。

（4）胰岛素增敏剂主要不良反应为水钠潴留，有心力衰竭或肝病患者应慎用或禁用。

2. 胰岛素治疗护理

指导患者正确使用胰岛素。胰岛素多采用皮下注射法，短效胰岛素还可静脉给药，其他方法尚未在临床上广泛应用。应教会患者胰岛素注射技术，同时使用胰岛素应注意：

（1）胰岛素适合保存在冰箱的冷藏室内（2～8℃），温度不宜 < 2℃或 > 30℃，避免剧烈晃动。

（2）如需人工混合胰岛素，应先抽吸短效胰岛素，再抽吸中、长效胰岛素，然后混合。

（3）注射部位多选在腹部、上臂外侧、大腿外侧、臀部，应交替更换以免形成局部硬结，一般可按左右对称轮换注射，轮换完，换另外的左右对称部位，不同部位胰岛素吸收由快到慢依次为：腹部吸收最快，其次分别为上臂、大腿、臀部。皮下注射时，胰岛素应注射在脂肪深层或脂肪与肌肉之间。

（4）胰岛素注射要定时，一般在晚餐前半小时或一小时。

（5）应用胰岛素的过程中，随时监测血糖的变化，以免发生低血糖，如确实出现低血糖反应，可立即进食果糖、含糖饮料或静脉注 50% 葡萄糖。

（五）心理护理

糖尿病的发生、发展及治疗过程中，情绪因素所起的作用同样关键。不良情绪会引起体内某些应激激素的大量分泌，如生长激素、去甲肾上腺素、胰高血糖素、肾上腺素、肾上腺皮质激素等，这些激素升高会引起糖尿病病情的反复，影响糖尿病患者的康复。因此，在糖尿病的治疗中，心理护理是十分重要的。患者可能出现的心理变化有：愤怒、悲观和失望的心理；自责内疚的不良情绪；焦虑恐惧的心理；怀疑、拒绝和满不在乎的心理；抗拒治疗的消极心理。这些心理变化除了引起体内激素分泌异常导致血糖波动外，因为这些情绪因素带来的依从性下降同样会降低患者的治疗效果。因此，作为护理人员应当对患者和蔼可亲，消除患者心理戒备，建立良好的医患关系，用宣泄法使积聚在患者内心的忧伤、委屈及愤怒发泄掉，恰当转移其矛盾心理，并且反复讲述糖尿病的治疗前景，让患者积极主动地配合治疗。让患者了解到糖尿病目前虽不能根治，但合理地控制饮食、适当的运动、科学的用药、良好的情绪可以很好地控制病情，并能像健康人一样工作、学习和生活。同时取得家属的配合，使患者调适自己的不良心态，增强自我保护意识。合理提供治疗信息，对病情变化、检验结果主动向其做科学的、保护性的解释，帮助患者重新树立治疗信心。用正确的人生观、社会观感染患者，促使患者克服厌世的心理，增强战胜病魔的信心。

（六）健康教育

良好的健康教育可充分调动患者的主观能动性，积极配合治疗，有利于疾病的控制和并发症的防治。健康教育主要包括以下几个方面：

1. 饮食指导

患者应该掌握饮食治疗的具体要求和措施，如控制热量、合理配餐、定时进食、食物种类的选择等。指导患者通过观察住院期间餐饮的供给量和主要食物的搭配方法，掌握饮食控制的基本做法。为患者准备一份常用食物营养素含量和替换表格，使之学会自我饮食调节，长期坚持。

2. 运动指导

让患者了解体育锻炼在治疗中的意义，掌握体育锻炼的具体方法及注意事项，运动时随身携带甜食和病情卡片，以备不时之需，运动中如有不适，应及时停止。

3. 用药指导

指导患者掌握降糖药物的应用方法及不良反应。掌握胰岛素的注射方法、注射部位，能够自我识别低血糖反应并进行有效的应对。

4. 疾病的监测

教会患者血糖仪的使用，指导患者如何进行血糖监测及何时进行检测（空腹、餐前、餐后2h、睡前）。指导患者规律监测并记录所测定的血糖结果，如果血糖波动或控制不佳时，及时复诊。如果血糖控制情况良好，每2～3个月仍需进行糖化血红蛋白的复查，每年应定期进行心血管、眼底及肾功能检查，及早发现慢性并发症。

5. 糖尿病知识教育

通过举办集体讲座，提供相关糖尿病知识资料，对患者进行全面的知识教育。使患者及其家属认识到糖尿病是一种终身治疗的疾病，但通过良好的生活习惯及用药方式，可以有效地治疗和控制疾病的进展，预防并发症的出现。如已经出现并发症，应通过健康知识教育告知患者如何进行自我保护及应对并发症。

九、护理评价

患者糖尿病症状得到控制，血糖水平恢复正常，体重接近正常。

患者了解糖尿病饮食基本要求，自觉参与到疾病的饮食调控及运动治疗。

能进行自我血糖监测，熟悉胰岛素及口服降糖药物的不良反应。

能避免糖尿病严重并发症的发生。

第五节 痛 风

痛风是嘌呤代谢障碍所致的一组异质性慢性代谢性疾病，其临床特点为高尿酸血症，反复发作的痛风性急性关节炎、间质性肾炎和痛风石形成。严重者出现关节畸形及功能障碍，常伴尿酸性尿路结石。本病常伴有肥胖、2型糖尿病、血脂异症、高血压、动脉硬化和冠心病等。

本病可分为原发性和继发性两类，其中原发性痛风占绝大多数。

一、病因与发病机制

（一）原发性高尿酸血症和痛风

由先天性嘌呤代谢障碍引起，其发病机制有以下两个方面：

（1）多基因遗传缺陷引起肾小管的尿酸分泌功能障碍，尿酸排泄减少，导致高尿酸血症。

（2）嘌呤代谢酶缺陷，如磷酸核糖焦磷酸合酶（PRS）活性增加、次黄嘌呤-鸟嘌呤磷酸核糖转移酶（HGPRT）缺陷症、腺嘌呤磷酸核糖转移酶（APRT）缺陷症及黄嘌呤氧化酶活性增加均可致血尿酸增高。前3种酶缺陷属于X性连锁遗传，后者可能为多基因遗传。痛风患者中因尿酸生成增多所致者仅占10%左右，大多数均由尿酸排泄减少引起。

（二）继发性高尿酸血症和痛风

主要病因有：

1.某些遗传性疾病：如Ⅰ型糖原累积病、Lesch-Nyhan综合征。

2.某些血液病：如白血病、多发性骨髓瘤、淋巴瘤及恶性肿瘤化疗或放疗后，因尿酸生成过多致高尿酸血症。

3.慢性肾病：因肾小管分泌尿酸减少而使尿酸增高。

4.药物：如呋塞米、依他尼酸、咲塞米、吡嗪酰胺、阿司匹林等均能抑制尿酸排泄而导致高尿酸血症。

二、临床表现

（一）原发性痛风

原发性痛风多见于中、老年男性，女性多于绝经期后发病，常有家族遗传史。此外，痛风与胰岛素抵抗有关，较多患者伴有肥胖、2型糖尿病、高脂血症、高血压、动脉硬化和冠心病等（代谢综合征）。痛风的临床自然病程可分为4个阶段：无症状期、急性关节炎期、间歇期和慢性关节炎期。临床上，一般仅在发生关节炎时才称为痛风。

1.无症状期。仅有血尿酸持续性或波动性增高。从血尿酸增高至症状出现可长达数年至数十年。仅有血尿酸增高而不出现症状者，称为无症状性高尿酸血症。

2.急性关节炎期。急性关节炎是原发性痛风的最常见首发症状。初发时往往为单一关节受累，继累及多个关节。以拇指的跖趾关节为好发部位，其次为足底、踝、足跟、膝、腕、指和肘。第1次发作通常在夜间，数小时内出现红肿、热及明显压痛，关节迅速肿胀，伴发热、白细胞增多与血沉增快等全身症状。疼痛较剧烈，压痛明显，患者常在夜间痛醒而难以忍受。受寒、劳累、酗酒、食物过敏、进入富含嘌呤食物、感染、创伤和手术等为常见诱因。

3.间歇期。多数数月发作1次，有些患者终身只发作1次或相隔多年后再发。通常病程越长，发作越多，病情也越重。

4.慢性关节炎期。多见于未经治疗或治疗不规则的患者。其病理基础是痛风石在骨关节周围组织引起的炎症性损伤（慢性痛风性关节炎）。此期发作较频，间歇期缩短，疼痛日渐加剧。尿酸盐沉积在软骨、滑膜、肌腱和软组织中形成的痛风石为本期的特征性表现，以耳郭及跖趾、指间、掌指、肘等关节较常见，也可见于尺骨鹰嘴滑车和跟腱内。痛风石形成过多和关节功能毁损造成手、足畸形。痛风石溃破，可检出含白色粉末状的尿酸盐结晶。

5.肾脏病变。病程较长的痛风患者约1/3有肾脏损害，表现为以下3种形式：

（1）痛风性肾病：为尿酸盐在肾间质组织沉积所致。早期可仅有间歇性蛋白尿和镜下血尿，随着病程进展，蛋白尿逐渐转为持续性，肾脏浓缩功能受损，出现夜尿增多、等渗尿等。晚期发展为慢性肾衰竭。部分患者以痛风性肾病为最先的临床表现，而关节症状不明显，易与肾小球肾炎和原发性高血压性肾损害相混淆。

（2）尿酸性肾石病：以尿酸性肾结石为首发表现。细小泥沙样结石可随尿液排出，较大结石常引起肾绞痛、血尿及尿路感染。

（3）急性肾衰竭：由于大量尿酸盐结晶堵塞肾小管、肾盂甚至输尿管所致。患者突然出现少尿甚至无尿，如不及时处理可迅速发展为急性肾衰竭。

（二）继发性痛风

继发性痛风的临床表现常较原发性者严重，肾石病多见，但关节症状多不典型，病程不长，常被其原发病的症状所掩盖而不易发觉，须引起注意。

三、辅助检查

（一）血尿酸测定

血清标本，尿酸酶法3正常男性为 150 ~ 380μmol/L（2.5 ~ 6.4mg/dL），女性为 100 ~ 300μmol/L（1.6 ~ 5.0mg/dL），更年期后接近男性。血尿酸存在较大波动，应反复监测。

（二）尿尿酸测定

限制嘌呤饮食 5 天后，每日尿酸排出量超过 3.57mmol（600mg），可认为尿酸生成增多。

（三）滑囊液或痛风石内容物检查

偏振光显微镜下可见针形尿酸盐结晶。

（四）影像学检查

1.X 线检查。急性关节炎期可见非特征性软组织肿胀；慢性期或反复发作后可见软骨缘破坏，关节面不规则，特征性改变为穿凿样、虫蚀样圆形或弧形的骨质透亮缺损。

2.CT 扫描。受累部位可见不均匀的斑点状高密度痛风石影像。

3.MRI。T_1 和 T_2 加权图像呈斑点状低信号。

四、诊断与鉴别诊断

（一）诊断

男性和绝经后女性血尿酸 > 420μmol/L（7.0mg/dL）、绝经前女性 > 350μmol/L（5.8mg/dL）可诊断为高尿酸血症。中老年男性如出现特征性关节炎表现、尿路结石或肾绞痛发作，伴有高尿酸血症应考虑痛风。关节液穿刺或痛风石活检证实为尿酸盐结晶可作出诊断。X 线检查、CT 或 MRI 扫描对明确诊断具有一定的价值。急性关节炎期诊断有困难者，秋水仙碱试验性治疗有诊断意义。

（二）鉴别诊断

本病急性关节炎期需与风湿性关节炎、类风湿关节炎急性期、化脓性关节炎、创伤性关节炎等鉴别。慢性关节炎期需与类风湿性关节炎及假性痛风等鉴别。

五、治疗

原发性痛风目前尚无根治方法，但控制高尿酸血症可使病情逆转。

（一）一般防治

蛋白质摄入量限制在 1g/（kg·d）左右，并忌进高嘌呤食物（心、肝、肾、沙丁鱼等），戒酒，避免诱发因素。鼓励多饮水，使每日尿量在 2000mL 以上。当尿 H^+ 浓度在 1000nmol/L（PH6.0 以下）时，需碱化尿液。如口服碳酸氢钠 1 ~ 2g，每日 3 次，使尿 H^+ 浓度维持在 630.9 ~ 316.3nmol/L（PH6.2 ~ 6.5）。晨尿酸性时，晚上加服乙酰唑胺 250mg，以增加尿酸溶解度，避免结石形成。不宜使用抑制尿酸排泄的药物。

（二）急性关节炎期的治疗

1. 秋水仙碱。为治疗痛风急性发作的特效药。一般于服药后 6 ~ 12h 症状减轻，24 ~ 48h 内得到缓解。

（1）用法和用量：常规剂量为每小时 0.5mg 或每 2 小时 1mg 口服，直至症状缓解或出现腹泻等胃肠道不良反应，或虽用至最大剂量（6mg）而病情无改善时停用。静脉注射秋水仙碱能迅速获得疗效，且其在白细胞的浓度较高，并保持 24h 恒定。1 次静脉注射秋水仙碱后，经 10 天仍能检出。剂量为 2mg，以生理盐水 10mL 稀释，注射时间不少于 5min，如病情需要，每隔 6 小时后可再给予 1mg（以相当于 5 ~ 10 倍容积生理盐水稀释），总剂量不超过 4mg。

（2）不良反应与注意：静脉注射药液漏出血管外，可引起组织坏死，须予以预防。秋水仙碱可导致骨髓抑制、肝细胞损害、脱发、精神抑郁、肌麻痹、呼吸抑制等，在有骨髓抑制及肝肾损害的患者中更易出现。必须应用者需减量，并密切观察病情变化。血白细胞减少者禁用。

2. 非甾体抗炎药。包括吲哚美辛、萘普生、布洛芬、保泰松和羟布宗等，吲哚美率的开始剂量为 50mg，每 6 小时 1 次，症状缓解后按此剂量继用 24 ~ 72h，以后逐渐减量至每次 25mg，每日 2 ~ 3 次；也可选用选择性环氧化酶抑制剂，如尼美舒利等。

3. 糖皮质激素。能迅速缓解急性发作，但停药后易复发，因此只在秋水仙碱、非甾体抗炎药治疗无效或者禁忌时采用。泼尼松，起始剂量为 0.5 ~ 1mg/（kg·d），

3 ~ 7 天后迅速减量或停用，疗程不超过 2 周。可同时口服秋水仙碱 1 ~ 2mg/d。

4.其他。关节疼痛剧烈者可口服可待因 30 ~ 60mg，或肌内注射派替啶 50 ~ 100mg。降低血尿酸的药物在用药早期可使进入血液中的尿酸增多，有诱发急性关节炎的可能，故在痛风的急性期不宜使用。

（三）间歇期和慢性关节炎期处理

虽经上述治疗，关节炎不易控制、症状仍反复发作者，可用小剂量秋水仙碱维持治疗，每日 0.5 ~ 1mg。

1.抑制尿酸合成药物

别嘌醇通过抑制黄嘌呤氧化酶使尿酸生成减少，与促进尿酸排泄药物合用可使血尿酸迅速下降，并动员沉积在组织中的尿酸盐，使痛风石溶解。常用剂量为 100mg，每日 2 ~ 4 次（最大剂量 600mg/d）。待血尿酸降至 0.36mmol/L 或以下时，逐渐减量。

2.促进尿酸排泄药物

（1）常用药物：

①苯溴马隆：25 ~ 100mg/d，该药的不良反应轻，一般不影响肝肾功能；少数有胃肠道反应，过敏性皮炎、发热少见。

②丙磺舒：初始剂量为 0.25g，每日 2 次；两周后可逐渐增加剂量，最大剂量不超过 2g/d。

③磺吡酮：成人口服每次 50 ~ 100mg，每日 2 次，剂量可递增至每日 400 ~ 600mg，时间可用至 1 周。维持量：每次 100mg，每日 2 次。

（2）注意事项：促尿酸排泄药物主要通过抑制肾小管对尿酸的重吸收，增加尿尿酸排泄而降低血尿酸水平。适用于肾功能正常，每日尿尿酸排泄不多的患者。用药剂量宜小，服药期间应每日口服碳酸氢钠 3 ~ 6g，以碱化尿液；并注意多饮水，保持每日尿量在 2000mL 以上；不宜与水杨酸、噻嗪类利尿剂、呋塞米、依他尼酸等抑制尿酸排泄的药物同用。对于 24h 尿尿酸排泄 > 3.57mmol（600mg）或已有尿酸性结石形成者，有可能造成尿路阻塞或促进尿酸性结石的形成，故不宜使用。

（四）继发性痛风的治疗

该治疗主要是针对原发病的病因，降低血尿酸的药物首选别嘌醇。促进尿酸排泄的药物因有可能加重肾脏负担，一般较少使用。

六、护理诊断

（一）疼痛：关节痛

与尿酸盐结晶、沉积在关节引起炎症反应有关。

（二）知识缺乏

缺乏与痛风有关的饮食知识。

（三）躯体移动障碍

与关节受累、关节畸形有关。

（四）潜在并发症

高尿酸血症并发慢性间质性肾炎，继而引起肾功能衰竭。

七、护理目标

缓解患者疼痛，通过治疗患者病变关节功能得到恢复。

患者血尿酸水平降至正常。

通过患者健康教育，让患者了解痛风症状的自我管理及低嘌呤饮食的注意事项。

（4）无并发症发生。

八、护理措施

（一）一般护理

1. 休息与运动

注意休息，避免劳累，痛风发作时，绝对卧床休息，抬高患肢，避免受累关节负重，当手腕、肘关节受累时可予以夹板固定制动，也可在受累关节给予冰敷或25％硫酸镁湿敷，做好皮肤护理。鼓励痛风患者多做有氧运动，如散步、骑自行车、游泳等，防止剧烈运动以致使代谢产物乳酸增加。如因运动出汗多时，应鼓励痛风患者适量补液，频饮弱碱性饮料。经常改变姿势，保持受累关节舒适。痛风患者应注意劳逸结合，保持情绪稳定，生活有规律，保证睡眠和休息。防止受寒，注意双足的保温，易发部位不要裸露，不可风吹、湿冷等。

2. 饮食护理

对痛风患者尤为重要。在注意平衡膳食的前提下，给予低盐、低脂、低糖、低嘌呤的饮食。

（1）严格忌酒：乙醇对痛风的影响比膳食严重得多，乙醇可使体内乳酸堆积，乳酸可竞争性抑制尿酸排泄，因此在饥饿后大量饮酒和进食高蛋白高嘌呤食物，常可引起痛风性关节炎的急性发作。

（2）限制总热量：热量应限制在 5 020 ~ 62 76kJ/d；蛋白质控制在 1g/（kg·d），

碳水化合物占总热量的 50％～60％，避免果糖摄入，因为其能增加尿酸生成。

（3）注意食物成分

1）限制高嘌呤性食物：如动物内脏（肝、肠、肾、脑）、海产品（鲍鱼、蟹、龙虾等）、贝壳食物、肉类、黄豆食物、扁豆、菠菜、芦笋、蘑菇等。

2）增加碱性食物的摄入：如牛奶、鸡蛋、马铃薯、柑橘类水果、各类蔬菜，使尿液的 pH 在 7.0 或以上，减少尿酸盐结晶的沉积。

（4）多饮水：使每日尿量保持在 2000mL 以上，促进尿酸排泄，预防尿路结石的发生。

（二）病情观察

观察疼痛部位、性质、间隔时间，有无红肿热痛和功能障碍，有无饱餐、饮酒、紧张、感染等诱因。观察有无痛风石体征，观察患者的体温变化，定期监测血、尿尿酸水平。

（三）用药护理

1. 秋水仙碱

指导患者正确用药，注意观察药物不良反应，一旦出现及时就诊。注意观察秋水仙碱的不良反应，在口服时如出现恶心、呕吐、水样腹泻等严重胃肠道反应，可采取静脉用药，但可产生严重不良反应，如肝损害、骨髓抑制、肾衰竭、癫痫样发作甚至死亡。用药时需慎重，必须严密观察。一旦出现不良反应，应及时停药。治疗无效者不可再重复用药。

2. 使用丙磺舒、磺吡酮、苯溴马隆者，可有皮疹、发热及胃肠道反应等不良反应。使用期间嘱患者多饮水，口服碳酸氢钠。

3. 使用别嘌呤醇者不良反应有皮疹、发热、胃肠道反应、肝损害、骨髓抑制等，因此，肾功能不全者宜减半量应用。

（四）心理护理

疼痛、关节变形及功能障碍，使得患者常出现不良的情绪反应，护士应加强与患者的沟通，向患者宣教痛风相关知识，使其积极配合治疗。虽然原发性痛风无法根治，但应努力提高患者的信心，控制疾病症状；继发性痛风患者应给予精神上的鼓励和安慰，使其配合原发病的治疗。

（五）健康教育

1. 知识宣教

需告诉患者疾病的发生机制、预防和治疗方法，使患者能积极主动配合治疗，达到最佳治疗效果。

2. 饮食指导

严格控制饮食，避免进食高蛋白和高嘌呤的食物，戒烟、戒酒、戒吃酸性食物，如咖啡、煎炸食物、高脂食物。

3. 避免诱发因素

尽量避免各种诱发因素，如酗酒、创伤、外科手术、受寒、服用某些药物（噻嗪类利尿药、水杨酸类药物，以及降尿酸药物等），避免过度疲劳、精神紧张、感染等。

4. 运动指导

（1）运动后疼痛超过 1 ~ 2h，应暂时停止此项运动。

（2）使用大肌群，如能用肩部负重不用手提，能用手臂者不要用手指。

（3）交替完成轻、重不同的工作，不要长时间持续进行重体力工作。

（4）经常改变姿势，保持受累关节舒适，如有局部温热和肿胀，尽可能避免其活动。

（5）穿鞋要舒适，勿使关节损伤。

5. 自我观察病情

严格遵医嘱服药，注意药物的不良反应，平时用手触摸耳轮及手足关节处，检查是否产生痛风石。定期复查血尿酸，门诊随访。

九、护理评价

患者疼痛强度、间隔时间、局部关节红肿热痛情况是否消失。

患者能否自觉遵照低嘌呤饮食，避免饮酒，能积极配合降尿酸治疗及运动治疗。

患者是否能定期行尿酸检测。

第六章　血液系统疾病治疗与护理

第一节　血液系统常见症状及体征

一、概述

（一）血液系统的组成

血液系统由血液、造血器官和组织组成。

1. 血液

血液由血细胞及血浆组成。

2. 造血器官和组织

造血器官和组织有骨髓、胸腺、肝、脾、淋巴结及分布在全身各处的淋巴组织和单核 - 吞噬细胞系统。胚胎早期，肝、脾是主要的造血器官；胚胎后期及出生后，骨髓为主要的造血器官。当机体需要时，已经停止造血的肝脾可恢复其部分的造血功能，成为髓外造血的主要场所。骨髓是体内最重要的造血器官，位于骨髓腔内，分为红骨髓和黄骨髓。红骨髓为造血组织，黄骨髓为脂肪组织。婴幼儿时期，所有骨髓均为红骨髓，随着年龄的增长，骨髓腔内的红骨髓逐渐被黄骨髓所取代（除了四肢长骨的骨骺端及躯干骨）。造血干细胞是各种血细胞的起始细胞，具有不断自我更新、多向分化和增殖的能力。在一定条件和某些因素的调节下，造血干细胞具有增殖、分化为各类血细胞的祖细胞，即造血祖细胞。

（二）血液系统的生理功能

血液是循环流动在心脏和血管系统中的液体，由血浆和血细胞组成。成熟红细胞具有较大的表面积，有利于气体交换且细胞内无细胞核和细胞器，胞质内充满血红蛋白。血红蛋白具有运输氧及二氧化碳的能力。网织红细胞是存在于外周血液中的尚未完全成熟的红细胞。网织红细胞计数能反映骨髓造血功能，对贫血等血液病的诊断和预后估计有一定的临床意义。白细胞分为 5 种：淋巴细胞、嗜碱粒细胞、中性粒细胞、单核细胞和嗜酸粒细胞。白细胞具有变形、趋化、游走和吞噬等生理特性，是人体防御系统的重要组成部分。单核细胞具有清除死亡或不健康的细胞及其破坏后的产物、微生物的作用。嗜酸粒细胞具有抗过敏和抗寄生虫作用。嗜碱粒细胞能释放组胺及肝素。T淋巴细胞参与人体细胞免疫，并具有调节免疫的功能；B淋巴细胞又称为抗体形成细胞，受到抗原刺激后产生抗体，参与人体体液免疫。血小板的主要功能是凝血和止血，修补破损的血管。

血液病的病种较多，包括各类红细胞疾病、白细胞疾病，以及出血性疾病，其共同特点多表现为骨髓、肝、脾、淋巴结等器官的病理损害，周围血细胞成分质和量的改变，机体免疫功能低下以及出凝血机制的障碍。

二、血液系统常见症状和体征的护理

血液系统常见的症状和体征有贫血、出血倾向和感染。

（一）贫血

贫血（Anemia）是指外周血液中单位容积内血红蛋白（Hb）含量、红细胞（RBC）计数和红细胞比容（HCT）低于同地区、同性别、同年龄正常低值。血红蛋白的含量是最为重要的指标。在我国男性 Hb < 120g/L，RBC < 4.5×10^{12}/L 及（或）HCT < 0.42，女性 Hb < 110g/L，RBC < 4.0×10^{12}/L 及（或）HCT < 0.37 即可诊断为贫血。

1.护理评估

（1）健康史：询问患者的年龄特征、有无饮食结构不合理引起的造血原材料不足，伴随症状如头晕、头痛、面色苍白、心悸等。了解患者有个人史、家族史、既往病史。

（2）身体状况：评估患者与贫血相关的体征，如皮肤黏膜苍白的程度，有无各类型贫血的特殊体征。

（3）辅助检查：评估血常规、尿常规、粪便常规、肝肾功能、骨髓检查、超声心动图等相关检查。

（4）心理 - 社会状况：贫血引起患者疲乏、烦躁、失眠、注意力不集中等。

2.护理诊断

（1）活动无耐力：与贫血所致的组织缺氧有关。

（2）营养失调：低于机体需要量与造血物质摄入不足、消耗增加或丢失过多有关。

3.护理目标

患者的活动耐力逐渐恢复正常，造血原材料不足的现象得到纠正。

4.护理措施

（1）一般护理

1）休息与活动：休息可减少氧的消耗。根据贫血程度、发生速度及既往身体状况，帮助患者制订活动计划，随着病情变化，增减活动量。教会患者在活动中自测脉搏，若脉搏≥100次/分，应停止活动。重度贫血的患者应卧床休息，以减轻心脏负荷。

2）饮食护理：给予高蛋白、高维生素、易消化饮食，可帮助患者提高抵抗力。

（2）病情观察：观察皮肤黏膜苍白及活动无力的程度，有无头晕头痛、耳鸣、记忆力减退、食欲不振等；监测心率、呼吸频率；了解相关的辅助检查结果，以判断病情变化。

（3）输血及血制品的护理：遵医嘱输入浓缩血小板、新鲜血、新鲜血浆时，输注前应严格进行查对，输注后注意观察有无输血反应及过敏反应的发生。

5.护理评价

患者的活动耐力是否逐渐恢复正常，造血原材料不足的现象是否得到纠正。

（二）出血倾向

出血倾向指止血和凝血功能障碍而引起自发性出血或轻微创伤后出血不止的一种症状。

出血倾向是血液病的常见表现，常见的病因有：

（1）血管壁异常。如老年性紫癜、过敏性紫癜、遗传性出血性毛细血管扩张症等。

（2）血小板异常。如特发性血小板减少性紫癜（ITP）、再生障碍性贫血、白血病、脾功能亢进等。

（3）凝血因子减少或缺乏。如血友病、慢性肝脏疾病、维生素K缺乏症等。

1.护理评估

（1）健康史：应详细询问患者既往病史，是否有特发性血小板减少性紫癜（ITP）、再生障碍性贫血、血小板减少性紫癜、白血病、肝硬化等病史；家族成员的健康状况；了解患者工作环境，有无对骨髓造血功能损害的因素，如放射性物质、化学毒物污染等接触史。

（2）身体状况：注意评估出血的部位与症状，轻度出血为皮肤、黏膜的出血，表现为出血点、瘀斑或血肿，也可见关节腔、内脏出血；严重者可有颅内出血，表现为剧烈头痛、恶心、呕吐、视力模糊等。注意判断出血的程度，出血量小于 500mL 为轻度出血，表现为畏寒、头晕、乏力、皮肤苍白等；出血量在 500 ～ 1000mL 为中度出血，表现为收缩压 < 90mmHg，伴有眩晕、烦躁不安、尿少等；出血量 > 1000mL 为重度出血，收缩压 < 60 ～ 75mmHg，心率 > 120 次 / 分，伴有出汗、尿少或尿闭、四肢厥冷，甚至意识模糊的表现。

（3）辅助检查：血常规、束臂试验等有助于判断病情。

（4）心理 - 社会状况：评估患者出血时的情绪状态，对疾病所持的态度，家属对患者病情的看法，及对患者的支持程度。

2. 护理诊断

组织完整性受损与血小板减少、凝血因子缺乏导致的出血有关。

3. 护理目标

患者皮肤、黏膜出血范围缩小或停止。血小板数量、凝血因子恢复正常或接近正常。

4. 护理措施

（1）一般护理

1）休息与活动：急性出血时应卧床休息，大出血时必须卧床休息；轻度出血者可适当活动；血小板较低者应该减少活动，以防再出血。

2）饮食护理：给予高热量、高蛋白、高维生素、少渣的饮食，鼓励患者多食水果、蔬菜，禁食过硬、粗糙的食物。保持大便的通畅，便秘者可用开塞露或缓泻剂。

（2）病情观察：监测血压、脉搏、尿量及意识状态的变化，观察出血的部位、出血量及出血范围，有无消化道出血的表现，如头晕、头痛、呕血、黑便等。如出现视力模糊、呼吸急促、喷射性呕吐，甚至昏迷，往往提示颅内出血。

（3）对症护理

1）皮肤出血的护理：保持皮肤的清洁干燥，衣着宽松，勤剪指甲，避免搔抓皮肤。避免使用刺激性的肥皂或沐浴液，擦洗时不可用力，避免拳击、摔跤、跌倒等，以防皮肤出血。肢体皮肤或深层组织出血应抬高患肢，以减少出血。尽量少用注射药物，必须用药时，注射部位需延长按压时间。高热患者可以物理降温，但是禁用酒精擦浴。

2）鼻出血的护理：保持鼻黏膜湿润，防止鼻黏膜干燥而出血。少量出血时，使用冰袋放在前额部局部冷敷，或用消毒棉球填塞鼻腔止血。若出血不止，可用吸收性明胶海绵或油纱条做后鼻孔填塞术，压迫出血部位，促进止血，术后保持鼻腔黏膜湿润，定时用无菌液状石蜡油滴入。禁止用手挖鼻痂，可用液状石蜡滴鼻，防止鼻黏膜干裂出血。

3）口腔、齿龈出血的护理：保持口腔清洁，定时用生理盐水等漱口液漱口。指导患者软毛牙刷刷牙，忌用牙签剔牙，避免食用煎炸、带刺或坚硬食物，以防牙龈出血。齿龈有出血时，可局部使用肾上腺素棉片或明胶海绵贴敷止血，也可局部使用三七粉、云南白药等进行止血。

4）颅内出血的护理：立即去枕平卧位，头偏向一侧，吸氧，保持呼吸道通畅；迅速建立两条以上的静脉通路，遵医嘱快速静脉滴注或注射20％甘露醇、呋塞米等以降低颅内压，同时进行输血或成分输血，补充血容量；严密观察患者的生命体征、意识、瞳孔、尿量等变化，并及时做好记录。

（4）用药护理

护理人员应熟悉常用止血药物的剂型、剂量、使用方法、注意事项及不良反应等，进行合理用药。

（5）输血及血制品的护理

遵医嘱输入浓缩血小板、新鲜血、新鲜血浆时，应严格进行核对，输注过程注意观察有无输血反应的发生。

（6）心理护理

加强沟通，鼓励患者保持愉悦心情，当患者出血加重时，应保持镇静，减轻患者恐惧心理。及时清除血迹，以免患者受刺激。

5. 护理评价

患者皮肤、黏膜出血范围是否缩小或停止；血小板数量、凝血因子是否恢复正常或接近正常。

（三）感染

感染是指成熟白细胞量及质量下降，营养不良、贫血、化疗等因素使机体抵抗力下降，使病原体入侵而引起感染。

常见于白血病、淋巴瘤、再生障碍性贫血、粒细胞缺乏症等，常见的病原体有细菌、病毒和真菌。

1. 护理评估

（1）健康史：询问患者既往的健康状况，是否有白血病、严重贫血、再生障碍性贫血等病史，有无应用化疗药物等情况，了解患者发热的急缓、热度，有无感染的诱因。

（2）身体状况：感染的部位常见于口咽部、呼吸道、泌尿道及肛周皮肤。口咽部表现为局部小溃疡、咽部充血、扁桃体肿大；呼吸系统表现为气管炎和肺炎，出现咳嗽、咳痰、胸痛、气促等；女性较易发生尿道感染，表现为尿频、尿急、尿痛及血尿；肛门感染表现为局部红肿、疼痛、出血。严重感染时可发生菌血症或败血症。

（3）辅助检查：评估胸血常规、尿常规、X线有无异常、血培养药敏试验。

（4）心理 - 社会状况：评估患者对自己病情的认知程度，患者的情绪、心态，家属对患者心理支撑程度。

2.护理诊断

体温过高与病原体感染有关。

3.护理目标

体温得到有效控制，逐渐降至正常。

4.护理措施

（1）一般护理

1）休息与活动：卧床休息，取合适体位，注意保持室内空气清新，保持适当的温度（18～20℃）和湿度（50%～60%），定期开窗换气和消毒，限制探视人员等。并且要注意保暖。

2）饮食护理：鼓励患者进食高热量、高蛋白、富含维生素、易消化的饮食，合理地补充营养，增加机体的抵抗力。指导患者少食多餐，多饮水，出汗多时注意补充含盐饮料，必要时遵医嘱静脉补液，以保证体液量，发热时每日的入液量应至少在2000mL以上。

（2）病情观察：定期监测体温的变化并记录，了解相关检查的结果，记录24h出入液量。

（3）降温护理：高热患者可先物理降温，在前额、腋下、腹股沟等处局部冷敷或用4℃冰盐水灌肠，有出血倾向者禁忌使用乙醇或温水擦浴，以免局部血管扩张引起再出血。经物理降温无效者，遵医嘱药物降温，药物降温过程中注意观察患者体温与脉搏的变化防止虚脱的发生。

（4）心理护理：尽可能满足患者的需求，耐心倾听患者陈述，鼓励患者保持乐观心态，解释病情，熟悉加重病情的因素，且能主动避免。

5.护理评价

患者体温是否逐渐恢复正常。

第二节 贫 血

一、概述

贫血有多种分类方法，可根据病因、血红蛋白浓度、红细胞形态特点等分类。

（一）根据贫血的病因与发病机制分类

1. 红细胞生成减少性贫血

红细胞生成主要取决于造血干细胞、造血微环境、造血原料及其利用三大因素。其中任一因素发生异常，均可导致红细胞的生成减少而发生贫血。如再生障碍性贫血、白血病、多发性骨髓瘤、骨髓增生异常综合征等导致造血干细胞异常；骨髓纤维化、各种慢性严重疾病，如慢性肾功能不全、严重肝病、恶性肿瘤等可导致造血微循环受损或调节障碍，引起贫血；叶酸或维生素 B_{12} 缺乏或利用障碍时发生巨幼细胞性贫血，缺铁或铁的吸收利用障碍时发生缺铁性贫血。

2. 红细胞破坏过多性贫血

见于各种原因引起的溶血，如遗传性球形红细胞增多症、地中海贫血、葡萄糖 -6- 磷酸脱氢酶缺乏等。

3. 失血性贫血

见于各种急性和慢性失血，根据失血原因可分为：

（1）出血性疾病：如特发性血小板减少性紫癜、弥散性血管内凝血、血友病等。

（2）非出血性疾病：如外伤、肿瘤、肺结核、支气管扩张症、消化性溃疡、功能性子宫出血、宫外孕及黏膜下子宫肌瘤等。

（二）根据血红蛋白的浓度分类

根据血红蛋白浓度可将贫血按严重度划分为四个等级（表6-1）。

表6-1 贫血严重度的划分标准

贫血程度	血红蛋白浓度/（g·L）	临床表现
轻度	＞90	症状轻微
中度	60～90	活动后感心悸气促

续表

贫血程度	血红蛋白浓度/（g·L）	临床表现
重度	30～59	静息状态下仍感心悸气促
极重度	＜30	常并发贫血性心脏病

（三）根据红细胞形态特点分类

根据平均红细胞容积、平均红细胞血红蛋白浓度，可将贫血分为四类（表6-2）。

表6-2　贫血的细胞形态学分类

类型	MCV（fl）	MCHC/%	临床类型
大细胞性贫血	＞100	32～36	巨幼细胞性贫血
正常细胞性贫血	80～100	32～36	再生障碍性贫血、急性失血性贫血、溶血性贫血
小细胞低色素性贫血	＜80	＜32	缺铁性贫血、铁粒幼细胞性贫血、珠蛋白生成障碍性贫血
单纯小细胞性贫血	＜80	32～36	慢性感染，炎症，肝病，恶性肿瘤，尿毒症

（四）按骨髓红系增生情况分类

1.增生性贫血

如缺铁性贫血、巨幼细胞贫血、溶血性贫血等。

2.增生性低下性贫血

如再生障碍性贫血。

二、缺铁性贫血

（一）概述

缺铁性贫血（IDA）是体内贮存铁缺乏、血红蛋白合成减少而引起的一种小细胞低色素性贫血。缺铁性贫血是机体铁缺乏症的最终表现，也是各类贫血中常见的一种，在各个年龄段都可发生，以育龄期妇女及生长发育期的儿童多见。

1.铁的代谢

（1）铁的来源：正常成人每天用于造血的铁主要来自机体衰老红细胞破坏后释放的铁，另一个重要来源是食物中摄入的铁。

（2）铁的吸收：十二指肠和空肠上段是铁主要吸收部位。胃肠功能紊乱、体内铁的贮存量、骨髓造血功能，以及某些药物是影响铁吸收的主要因素。目前认为食物中的三价铁需转化成亚铁后才容易被机体吸收。

（3）铁的转运、贮存和利用：吸收后的亚铁离子大部分进入血液，经铜蓝蛋白氧化成三价铁，与转铁蛋白结合后转运到组织或细胞内，又还原成亚铁，参与形成血红蛋白。多余的铁主要以铁蛋白和含铁血黄素形式贮存在肝、脾、骨髓等组织器官中。正常成人铁总量的67%组成血红蛋白，贮存铁约29%，余下4%为组织铁。

（4）铁的排泄：一般人体每天铁的排泄总量不超过1mg，主要通过肠黏膜脱落细胞、胆汁随粪便排泄，少数通过尿、汗液排出，哺乳妇女可经乳汁排出。

2.病因

（1）铁摄入量不足是妇女、儿童缺铁性贫血的主要原因。因孕妇、哺乳期的妇女、儿童需铁量增加，若挑食、饮食中铁摄入量不足均可导致缺铁性贫血。

（2）铁吸收不良：胃肠功能紊乱或服用某些药物，导致胃酸缺乏或胃肠黏膜吸收功能障碍而影响铁的吸收。如胃大部切除、慢性萎缩性胃炎、胃空肠吻合术后、长期原因不明的腹泻、慢性肠炎等。

（3）铁丢失过多：慢性失血是成人缺铁性贫血最常见、最重要的病因。反复多次或持续少量的失血，如消化性溃疡、钩虫病、肠息肉、肠道癌肿、痔疮出血、月经过多等。近年来临床观察与研究均表明，幽门螺旋杆菌的感染也是IDA的重要病因之一。

3.发病机制

（1）缺铁对铁代谢的影响：体内贮存铁逐渐减少至不足以补偿功能状态的铁（血红蛋白铁等）时，则可出现各项铁代谢指标异常。

（2）缺铁对骨髓造血的影响：由于体内缺铁，大量原卟啉不能与铁结合成为血红素，多以游离原卟啉的形式积累在红细胞内，血红蛋白成分减少，从而发生红细胞胞质少、体积小的小细胞、低色素性贫血；严重时可影响粒细胞、血小板的生成。

（3）缺铁对组织细胞代谢的影响：缺铁可导致黏膜组织病变和外胚叶组织的营养障碍，出现一些特殊的临床表现。此外，缺铁还可致组织细胞内含铁酶及铁依赖酶的活性降低，影响患者的精神神经、行为、体力、免疫力、儿童生长发育及其智力等。

（二）护理评估

1.健康史

询问患者年龄、饮食情况，询问患者是否存在偏食现象，孕妇是否及时补充相关食物；既往是否有慢性出血性疾病，是否曾患有胃大部切除、慢性萎缩性胃炎、胃空肠吻合术后、长期原因不明的腹泻、慢性肠炎等疾病。平时是否有头晕、乏力等症状。

2. 身体状况

（1）症状：本病多呈慢性，常有原发病的表现，缺铁加重后才出现贫血及含铁酶活性降低的特殊表现：

1）缺铁原发病的表现：如消化性溃疡、慢性胃炎、溃疡性结肠炎、克罗恩病、痔疮、钩虫病、功能性子宫出血、黏膜下子宫肌瘤等疾病相应的临床表现。

2）一般贫血表现：如面色苍白、乏力、易倦、头晕、头痛、心悸、气促、耳鸣等，重者可发生贫血性心脏病。

3）神经、精神系统异常：儿童较明显，出现兴奋过度、烦躁、易激惹、好动、注意力难集中、发育迟缓、体力下降等。少数患者可有异食癖，如喜吃生米、煤渣、冰块、泥土、石子等。约 1/3 患者可发生末梢神经炎或神经痛，严重者可出现智能发育障碍等。

（2）体征：皮肤干燥、角化、萎缩，毛发干枯易脱落、无光泽，指（趾）甲扁平、不光整、脆薄易裂甚至出现反甲或匙状甲；黏膜损害多表现为口角炎、舌炎、舌乳头萎缩，可有食欲下降，严重者可发生吞咽困难（Plummer-Vinson 综合征）。

3. 辅助检查

（1）血常规：呈小细胞低色素性贫血。红细胞与血红蛋白的减少不成比例，血红蛋白减少较红细胞减少更为明显。血片中可见红细胞体积小、中央淡染区扩大。白细胞和血小板计数正常或减低。网织红细胞计数正常或轻度增高。

（2）骨髓象：红系增生活跃，以中、晚幼红细胞为主，其体积小、核染色质致密、胞质少偏蓝色、边缘不整齐，血红蛋白形成不良。粒系、巨核系无明显异常。骨髓铁染色细胞外铁消失，可反映体内贮存铁情况。

（3）铁代谢的生化检查：血清铁蛋白（SF）低于 12 μg/L，是早期诊断贮存铁缺乏的一个常用指标；血清铁（ST）低于 8.9 μmol/L；转铁蛋白饱和度（TS）降低，小于 15%；总铁结合力（TIBC）升高，大于 > 64.44 μmol/L。

4. 心理 - 社会状况

评估患者对疾病的心理状态，缺铁性贫血由于缺血、缺氧引起的不适和活动无耐力，使患者自觉工作能力下降而忧虑不安、烦躁和焦虑。

（三）治疗原则

以治疗原发病和补充铁剂为主。

1. 病因治疗

查明原发病因并及时治疗，这是纠正贫血、防止复发的关键。

2.铁剂治疗

首选口服铁剂。常用药物有琥珀酸亚铁（0.1g，每日3次）、硫酸亚铁（0.3g，每日3次）、富马酸亚铁（0.2g，每日2~3次）等。对于口服铁剂后胃肠道反应严重而无法耐受、有消化道疾病导致铁吸收障碍或需要迅速纠正贫血（如妊娠后期、急性大出血）的患者，可注射铁剂治疗。首次应用须做过敏试验。注射铁剂前，必须计算应补铁剂总量，以免过量导致铁中毒。计算公式为：注射铁总量（mg）＝[150 – 患者 Hb（g/L）]×体重（kg）×0.33。常用药物有右旋糖酐铁（成人剂量一般为150mg，深部肌注或稀释后静脉滴注，每日1次，直至完成总量）、右旋糖酐铁（成人剂量一般为每次50~100mg，深部肌注，每周注射2~3次，直至完成总量）。

3.中药治疗

山楂、陈皮、半夏、甘草和茯苓等配伍服用可辅助治疗。

（四）护理诊断

（1）营养失调：低于机体需要量。与铁摄入不足需要量增加、吸收不良、丢失过多有关。

（2）口腔黏膜受损。与贫血引起的口角炎、舌炎有关。

（3）活动无耐力。与缺铁性贫血引起全身组织器官缺血、缺氧有关。

（五）护理目标

1.增强患者营养，增强患者活动耐力。

2.口腔黏膜无炎症。

3.机体活动耐力增强。

（六）护理措施

1.一般护理

（1）休息与活动：症状严重者多休息，活动量以不引起呼吸急促、心率增快为宜。

（2）饮食护理：改变不良饮食习惯，不挑食，多进食含铁丰富的食物，如动物肉类、豆类、蛋类、肝脏、动物血、海带、紫菜、香燕、木耳等。给予高蛋白、高维生素、高热量食品。养成良好的饮食习惯，细嚼慢咽，定时定量，必要时少食多餐。

2.病情观察

观察患者面色、皮肤黏膜情况，观察患者心悸、气促、头晕等症状有无改善，定期监测血象、血清铁等指标。

3. 药物护理

（1）口服铁剂的护理：

1）告知患者口服铁剂可引起胃肠道不适，如恶心、呕吐等，宜餐后口服，避免空腹服用。如不能耐受者，可从小剂量开始。

2）因谷类、牛奶、茶和咖啡可影响铁的吸收，应避免同时服用。H_2受体拮抗剂可抑制铁吸收，因此也应避免同时服用。而鱼、肉类、维生素C可加强铁剂吸收。

3）服用方法：因铁剂可使人牙齿和舌质染黑，口服液体铁剂时使用吸管，将药液吸至舌根部咽下，再喝温开水并漱口。

4）服铁剂期间大便会变成黑色，向患者说明以消除顾虑。

5）铁剂治疗1周后血红蛋白开始上升，网织红细胞数增加可作为有效的指标，8～10周血红蛋白达正常后，患者仍需继续服用铁剂3～6个月，目的是补足体内贮存铁，以免复发。

（2）注射铁剂的护理：

1）铁剂注射宜深，可采用"Z"形注射法或空气注射法，以免药液外溢使皮肤染色，且需避开皮肤暴露部位。

2）注射部位需经常更换，避免硬结形成。

3）肌肉注射铁剂除可引起局部肿痛外，尚可发生面部潮红、恶心、头痛、肌肉酸痛、关节痛和淋巴结炎、荨麻疹，严重者可发生过敏性休克。剂量要准确，注射后应密切观察有无副反应发生。

（3）铁中毒的预防和护理：因误服或超量服用可导致急性铁中毒，多发生在儿童。中老年人多表现为慢性铁中毒。急性铁中毒表现为头晕、恶心、腹痛腹泻，消化道出血等。慢性铁中毒时肝脾大量铁沉着，可出现肝硬化、骨质疏松、皮肤呈棕黑色或灰暗、糖尿病。青少年还可使生殖器官发育受到影响。因此，告知患者严格遵医嘱服药，且不可自行加大药量，或一次大量服用。注射铁剂时注意用铁总量，防止长期服用铁剂或从食物中摄铁过多。

4. 心理护理

帮助患者了解疾病的相关知识，告知患者经过正确的治疗，本病是可以治愈的，帮助患者及其家属解除心理顾虑，树立战胜疾病的信心，积极配合医生治疗。

5. 健康指导

（1）疾病知识指导：告知患者服用或注射铁剂治疗时的注意事项，嘱患者切不可随意增减药物，定时到医院复查。在治疗过程中，注意哪些药物或食物不可同时服用。

（2）生活知识指导：关于食物方面，要形成良好的饮食习惯，不偏食，不挑食。积极治疗原发病。在人群中积极宣传防止缺铁性贫血的相关知识，如婴幼儿生长期应及时添加含铁丰富、吸收率高的食品，注意合理搭配膳食，食物中适量加入铁剂。妊娠后期、哺乳期妇女、早产儿可给小剂量铁剂预防。

（七）护理评价

患者的活动耐力逐渐恢复正常。

患者营养好转。

铁剂治疗中未出现铁剂治疗的不良反应。

口腔黏膜无溃疡。

三、再生障碍性贫血

（一）概述

再生障碍性贫血（AA）简称再障，是由多种原因导致造血干细胞的数量减少、功能障碍所引起的一类贫血，又称骨髓造血功能衰竭症。主要表现为骨髓造血功能低下，进行性贫血、感染、出血和全血细胞减少。国内学者曾将再障分为急性型（AAA）和慢性型（CAA）；1986年以后，又将 AAA 改称为重型再障Ⅰ型（SAA-Ⅰ），将 CAA 进展成的急性型称为重型再障Ⅱ型（SAA-Ⅱ）。

1. 病因

半数以上的患者无法找到明确的病因，据大量临床观察与调查结果发现，再障的发生与下列因素有关。

（1）药物及化学因素：这是再障最常见的致病因素。已知具有高危险性的药物有氯霉素、合霉素、磺胺药、抗肿瘤药、保泰松、苯巴比妥、阿司匹林、抗癫痫药、引哚美辛、甲巯咪唑、卡比马唑、异烟肼等，其中以氯霉素最多见。化学物质以苯及其衍生物最为常见，如油漆、染料、杀虫剂等。长期与苯及其衍生物接触者，比一次性大剂量接触的危险性更大。

（2）物理因素：长期接触各种电离辐射如 X 射线、γ 射线、镭及其他放射性物质，可阻碍 DNA 的复制而抑制细胞的有丝分裂，使造血干细胞的数量减少，对骨髓微循环和基质也有损害。

（3）病毒感染：各型肝炎病毒、EB 病毒、风疹病毒、巨细胞病毒、登革热病毒、微小病毒 B_{19} 等均可引起再障。

（4）遗传及其他因素：临床资料显示具有某些人类白细胞抗原Ⅱ（HLA-Ⅱ）型抗原的再障患者对免疫抑制剂治疗的反应较好，部分患者对氯霉素及某些病毒具有易感性，说明再障的发病可能与遗传因素有关。少数阵发性睡眠性血红蛋白尿、系统性红斑狼疮、慢性肾衰竭等疾病可演变成再障。

2. 发病机制

尚未完全阐明，可以与下述因素有关：

（1）造血干细胞缺陷：包括造血干细胞的质与量的异常，各种病因损害造血干细胞，导致造血干细胞质与量的改变，使骨髓各系造血细胞明显减少，引起外周全血细胞减少。

（2）造血微环境异常：再障患者骨髓活检除发现造血细胞减少外，还有骨髓"脂肪化"、静脉窦壁水肿、出血、毛细血管坏死；部分再障患者骨髓基质细胞体外培养生长不良，分泌的各类造血调控因子明显不同于正常人；骨髓基质细胞受损的再障患者造血干细胞移植不易成功。

（3）免疫异常：再障患者外周血及骨髓淋巴细胞比例增高，T细胞亚群失衡。临床多数患者用免疫抑制剂治疗有效。

（二）护理评估

1. 健康史

询问患者是否服用氯霉素、磺胺药、阿司匹林、抗癫痫药、吲哚美辛、甲巯咪唑、卡比马唑、异烟肼等药物，是否长期接触放射性物质，是否感染过各型肝炎病毒、EB病毒、巨细胞病毒等疾病。

2. 身体状况

（1）症状：再障的临床表现与全血细胞减少有关，主要为进行性贫血、出血、感染，但多无肝、脾、淋巴结肿大。

1）重型再障（SAA）：起病急，进展快，病情重；少数可由非重型再障进展而来。

2）非重型再障（NSAA）：起病和进展较缓慢，贫血、感染和出血的程度较重型轻，也较易控制。久治无效者可发生颅内出血。

（2）体征

1）贫血：皮肤黏膜苍白等贫血体征进行性加重。

2）出血：皮肤可有出血点或大片瘀斑，口腔黏膜有血泡，眼结膜出血、鼻出血、牙龈出血等。深部脏器出血时可见呕血、咯血、便血、血尿、阴道出血、眼底出血和颅内出血，后者常危及患者的生命。

3）感染：多数患者有体温升高，常在39℃以上，个别患者自发病到死亡均处于难以控制的高热之中。

3. 辅助检查

（1）血常规：全血细胞减少，三系细胞减少的程度不同；淋巴细胞比例相对性增高；网织红细胞绝对值低于正常值。再障诊断指标应符合下列三项中的两项：

1）血红蛋白 < 100g/L。

2）中性粒细胞绝对值（ANC）< 1.5×10^9/L。

3）血小板 < 50×10^9/L。

（2）骨髓象：这是确诊再障的主要依据。多部位骨髓增生均低下，骨髓涂片肉眼观察有较多脂肪滴。重型再障：骨髓增生低下或极度低下，粒、红细胞均明显减少，常无巨核细胞；淋巴细胞及非造血细胞比例明显增多。非重型再障：骨髓增生减低或呈灶性增生，三系细胞均有不同程度减少；淋巴细胞相对性增多。骨髓活检显示造血组织均匀减少，脂肪组织增加。

4. 心理 - 社会状况

再生障碍性贫血患者因贫血、出血、继发感染等表现，常出现紧张不安，烦躁心理。急性再障因病情凶险，疗效差，患者感到生命受到威胁，引起惊慌、恐惧、情绪低落，对治疗失去信心。

（三）治疗原则

1. 支持疗法

（1）病因治疗：去除一切可能导致骨髓损伤或抑制的因素，注意饮食及生活环境卫生，避免诱发或加重出血的因素。

（2）对症治疗

1）控制感染：对于感染性发热的患者，应反复多次进行血液、分泌物和排泄物的细菌培养及药物敏感试验，并根据结果选择敏感的抗生素。必要时可输注白细胞混悬液。注意消毒和无菌性措施，血象过低如 SAA 患者需要进行保护性隔离。

2）控制出血：除了应用一般止血药外，可根据患者的具体情况选用不同的止血方法或药物。

3）纠正贫血：血红蛋白低于 60g/L 并伴明显缺氧症状者，可输注浓缩红细胞。

2. 免疫抑制疗法

（1）抗胸腺细胞球蛋白（ATG）和抗淋巴细胞球蛋白（ALG）：具有抑制 T 淋巴细胞或非特异性自身免疫反应的作用，可用于重型再障的治疗。

（2）环孢素（CsA）：选择作用于异常 T 淋巴细胞，解除骨髓的抑制，是再障治疗的一线药物。

（3）其他：糖皮质激素因其疗效有限且不良反应多，目前不主张单独应用，但可与 ATG 或 ALG 联合应用，以减轻 ATG 或 ALG 的不良反应。

3. 促进骨髓造血

（1）雄激素：为目前治疗非重型再障的首选药。其作用机制是刺激肾脏产生促红细胞生成素，并直接作用于骨髓，促进红细胞的生成。

（2）造血生长因子：用于重型再障。单用无效，多作为辅助性药物，在免疫抑制治疗时或之后应用，有促进骨髓恢复的作用。

4. 造血干细胞移植

包括骨髓移植、脐血输注及胎肝细胞输注等，主要用于重型再障。移植最佳对象是年龄 40 岁以下，无感染及其他并发症。

（四）护理诊断

1. 活动无耐力

与贫血导致机体组织缺氧有关。

2. 有感染的危险

与严重贫血引起营养缺乏和粒细胞减少有关。

3. 组织完整性受损

出血。与血小板减少有关。

4. 知识缺乏

缺乏疾病治疗及预防感染和出血的知识。

5. 焦虑／悲伤

与治疗效果差、反复住院有关。

（五）护理目标

（1）患者的缺氧症状得以减轻或消失，活动耐力恢复正常。

（2）造血营养素的缺乏得到纠正。

（3）患者不发生出血或出血能被及时发现，并得到及时而有效的处理。

（4）对疾病的发生发展有了解，并能做到有效预防。

（5）焦虑、悲伤的情绪减轻或消除。

（六）护理措施

1. 一般护理

（1）休息与活动：根据贫血程度、发生速度及原有身体状况，帮助患者制订活动计划。轻、中度贫血患者，活动量以不感到疲劳、不加重症状为度；重度贫血伴显著缺氧者，应卧床休息，并注意保暖，必要时给予氧气吸入、输血或成分输血。贫血的护理措施见本章第一节内容。

（2）饮食护理：应进食高蛋白、高维生素、高铁质、易消化食物，目的是加强营养，改善患者的全身状况。

2. 病情观察

贫血致全身各组织器官缺氧而发生病理性改变，出现各系统症状。定期监测血常规，了解白细胞、红细胞、血小板的变化，注意全身皮肤、黏膜有无出血，有无内脏出血或颅内出血，血小板低于 $20 \times 10^9/L$ 的患者应卧床休息，禁止头部剧烈活动，以防颅内出血。观察患者神志、意识、瞳孔及生命体征的变化，一旦发现头痛、呕吐、视力模糊、意识障碍等颅内出血征兆，应立即与医生联系，协助抢救。观察有无体温升高等感染征象。

3. 对症护理

（1）活动无耐力的护理：指导患者合理休息与活动，减少机体的耗氧量。应根据贫血的程度、发生发展的速度及基础疾病等，与患者一起制订休息与活动计划，逐步提高患者的活动耐力水平。若自测脉搏≥100 次／分或出现明显心悸、气促时，应停止活动。必要时，在患者活动时给予协助，防止跌倒。严重贫血者应给予氧气吸入，以增加各组织器官的供氧量，必要时输红细胞制剂，以减轻贫血，缓解机体缺氧。

（2）营养失调的护理：饮食上给予高蛋白、高维生素、易消化食物，目的是加强营养，改善患者的全身状况。遵医嘱输血或浓缩红细胞以减轻贫血和缓解机体的缺氧症状。输注前必须认真做好查对工作；输血时应注意控制输注速度，严重贫血者输入速度应低于 1mL/（kg·h），以防止心脏负荷过重而诱发心力衰竭。加强监测，及时发现和处理输血反应。

（3）皮肤黏膜护理：

1）口腔护理：每日口腔护理 4 次，选择漱口液漱口，口腔有溃疡时，增加漱口次数，局部用维生素 E、口腔薄膜；如有真菌感染，可用 2.5％制霉菌素或碳酸氢钠液含漱。

2）皮肤护理：患者宜穿透气、棉质衣服；勤剪指甲，避免抓伤皮肤；保持皮肤清洁、干燥，长期卧床者每日用温水擦洗皮肤，按摩受压部位，协助翻身，预防压疮、溃疡；女性患者应注意会阴部清洁。

3）鼻腔护理：忌用手指挖鼻腔，鼻腔干燥时可用抗生素软膏涂抹鼻腔黏膜。

4）肛周护理：睡前、便后用 1∶5000 高锰酸钾溶液坐浴约 20min。保持大便通畅，防止肛裂。发现肛周脓肿应通知医生及时处理。

（4）出血的预防及护理：见本章第一节内容。

4. 药物护理

（1）免疫抑制剂：免疫抑制剂如抗胸腺细胞球蛋白（ATG）和抗淋巴细胞球蛋白（ALG）等，其不良反应是超敏反应、血清病（如猩红热样皮疹、关节痛、发热等）和出血加重等。用药前做过敏试验，用药期间应予以保护性隔离，加强支持疗法，防止出血及感染，密切观察药物不良反应。用环孢素时需配合医生监测患者的血药浓度、骨髓象、血象、肝肾功能，观察牙龈增生情况以及消化道症状，及时报告医生，调整用药。

（2）雄激素

1）雄激素如丙酸睾酮、司坦唑、达那唑、去氢甲睾酮等治疗 3 ~ 6 个月后见效，应鼓励患者坚持完成疗程。

2）雄激素常为油剂，注射局部不易吸收，常可形成硬块，甚至发生无菌性坏死，故需深部缓慢分层注射，并注意轮换注射部位。

3）雄激素长期使用可出现须毛增多、痤疮、女性患者出现闭经及男性化、肝损害、水肿等不良反应，但停药后不良反应可逐渐消失；应加强观察，并定期检查肝功能。

5. 心理护理

与患者建立信任关系，向患者介绍再障的疾病特点，有关药物不良反应，鼓励患者增强康复信心，积极配合治疗，鼓励患者坚持完成疗程。鼓励家属关心体贴患者，积极参与患者的治疗与护理，使患者感到温暖和关怀，消除不良情绪，提高治疗信心。

6. 健康教育

（1）疾病知识指导：尽可能避免或减少接触与再障发病相关的药物和理化物质，针对危险品的职业性接触者，除了要加强室内通风之外，必须严格遵守操作规程，做好个人防护，定期体检，查血常规。简要介绍疾病的可能原因、临床表现及目前的主要诊疗方法，提高患者及其家属对疾病的认识，增强患者及其家属的信心，以积极配合治疗和护理。避免服用对造血系统有害的药物；说明坚持用药的重要性、长期性，坚持按医嘱用药。

（2）生活指导：指导患者根据病情做好休息与活动的自我调节；加强营养，提倡均衡饮食，荤素结合，以保证足够热量、蛋白质、维生素及相关营养素（尤其铁）的摄入；学会调理情绪，学会倾诉，家属要善于理解和支持患者，学会倾听；避免皮肤黏膜损伤，预防各种出血及感染。

（七）护理评价

造血营养素的缺乏得到纠正。

患者能明确出血的原因，避免各种出血诱因。

能认识自己的焦虑感，自述焦虑程度减轻或消除。

第三节　特发性血小板减少性紫癜

特发性血小板减少性紫癜（ITP）又称自身免疫性血小板减少性紫癜，是由于外周血中存在针对血小板自身的抗体，导致骨髓巨核细胞发育、成熟障碍，血小板计数减少、生存时间缩短而出现的以出血为主要表现的一种常见疾病，是一种自身免疫性出血综合征。临床表现为自发性皮肤、黏膜及内脏出血。

一、病因

目前认为 ITP 是一种器官特异性自身免疫性出血性疾病，是由于人体产生抗血小板自身抗体导致单核巨噬系统破坏血小板过多造成血小板减少，其发病原因尚不完全清楚，发病机制也未完全阐明。儿童 ITP 的发病可能与病毒感染密切相关，其中包括疱疹病毒、EB 病毒、巨细胞病毒、细小病毒 B19、麻疹病毒、流行性腮腺炎病毒、风疹病毒及肝炎病毒等。通常在感染后 2～21 天发病。育龄期女性慢性 ITP 发病高于男性，妊娠期容易复发，提示雌激素可能参与 ITP 的发病。

二、临床表现

本病见于小儿各年龄时期，多见于 1～5 岁小儿，男女发病数无差异，春季发病数较高，急性型患儿于发病前 1~3 周常有急性病毒感染史，如上呼吸道感染，流行性腮腺炎、水痘、风疹、麻疹，传染性单核细胞增多症等，偶亦见于接种麻疹减毒活疫苗或接种结核剧素之后发生。大多数患儿发症前无任何症状，部分会伴随着发热现象。患儿以自发性皮肤和黏膜出血为突出表现，多为针尖大小的皮内或皮下出血点，或为瘀斑和紫癜，少见皮肤出血斑和血肿。皮疹分布不均，通常以四肢为多，在易于碰撞的部位更为多见。少数患者可有结膜下和视网膜出血。颅内出血少见，如一旦发生，则预后不良。出血严重者可致贫血，肝脾偶见轻度肿大，淋巴结不肿大。大约 80%～90% 的患儿于发病后 1～6 个月内痊愈，10%～20% 的患儿呈慢性病程，病死率约为 0.5% ~ 1%，主要致死原因为颅内出血。

三、病理生理

病毒感染后使机体产生相应的抗体，这类抗体可与血小板膜发生交叉反应，使血小板受到损伤而被单核—巨噬细胞系统所清除，此外，在病毒感染后，体内形成的抗原—抗体复合物可附着于血小板表面，使血小板易被单核—巨噬细胞系统吞噬和破坏。使血小板的寿命缩短，导致血小板减少，患者血清中血小板相关抗体（PAIgG）含量多增高，且急性型比慢性型抗体量增加更为明显。PAIgG 的含量与血小板数呈负相关关系：即 PAIgG 愈高，血小板数愈低，但也有少数患者的 PAIgG 含量不增高，现已知道，血小板和巨核细胞有共同抗原性，抗血小板抗体同样作用于骨髓中巨核细胞，导致巨核细胞成熟障碍，巨核心细胞生成和释放受到严重影响，使血小板进一步减少。

四、实验室检查

1. 外周血象

血小板计数 $<100 \times 10^9/L$，出血轻度与血小板数多少有关，血小板 $<50 \times 10^9/L$ 时可见自发性出血，$<20 \times 10^9/L$ 时出血明显，$<10 \times 10^9/L$ 时出血严重，慢性新者可见血小板大小不等，染色较浅，失血较多时可致贫血，白细胞数正常。出血时间延长，凝血时间正常，血块收缩不良。血清凝血酶原消耗不良。

2. 骨髓象

急性病例骨髓巨核细胞数增多或正戳。慢性者巨核细胞显着增多，幼稚巨核细胞增多，核分叶减少，核—浆发育不平衡，产生血小板的巨核细胞明显减少，其胞浆中有孔泡形成、颗粒减少和胞浆量少等现象。

3. 血小板抗体测定

PAIgG 增高，但 PAIgG 增高并非 ITP 的特异性改变，其他免疫性疾病亦可增多，如同时检测 PAIgM 和 PAIgA，以及测定结合在血小板表面的糖蛋白、血小板内的抗 GP II b/ III a 自身抗体和 GPIb/ IX 自身抗体等可提高临床诊断的敏感性和特异性。

4. 血小板寿命测定

经同位素 51Cr 或 111In 标记血小板测定其寿命，发现病人血小板存活时间明显无缩短，甚至只有数小时（正常为 8 ~ 10 天），一般不作为常规检查。

5. 其他

束臂试验阳性，慢性 ITP 患者血小板黏附和聚集功能可能有异常。

五、诊断

根据病史、临床表现和实验室检查，即可作出诊断。临床上主要根据病程的长短将本症分为两型：≤6个月为急性型，>6个月为慢性型。

六、治疗

1. 一般治疗

在急性出血期间以住院治疗为宜，尽量减少活动，避免外伤，明显出血时应卧床休息。应积极预防及控制感染，避免服用影响血小板功能的药物（如阿司匹林等）

2. 糖皮质激素

其主要药理作用是：降低毛细血管通透性，抑制血小板抗体产生，抑制单核—巨噬细胞系统，破坏有抗体吸附的血小板，常用泼尼松、剂量为每日 1.5～2mg/kg，分 300 次口服，出血严重者可用冲击疗法：地塞米松每日 0.5～2mg/kg，或甲基泼尼松龙每日 20～30mg/kg，静脉滴注，连用 3 天。症状缓解后改服泼尼松，用药至血小板数回升至接近正常水平即可逐渐减量，疗程一般不超过 4 周。停药后如有复发，可再用泼尼松治疗。

3. 大剂量静脉丙种球蛋白

其主要作用是：①封闭巨噬细胞受体，抑制巨噬细胞对血小板的结合与吞噬，从而干扰单核—巨噬细胞受体，抑制巨噬细胞对血小板的结合与吞噬，从而干扰单核—巨噬细胞吞噬血小板的作用。②在血小板上形成保护膜抑制血浆中的 IgG 或免疫复合物与血小板结合，从而使血小板避免被吞噬细胞所破坏。③抑制自身免疫反应，使抗血小板抗体减少，单独应用大剂量静脉滴注丙种球蛋白的升血小板效果与激素相似，常用剂量为每日 0.4g/kg，连续 5 天静脉滴注，或每次 1g/kg 静脉滴注，必要时次日可再用 1 次，以后每 3～4 周 1 次，副作用少，偶有过敏反应。

4. 血小板输注

因患儿血循环中含有大量抗血小板抗体，输入血小板很快被破坏，故通常不主张输血小板，只有在发生露内出血或急性内脏大出血、危及生命时才输注血小板，并需同时予以大剂量肾上腺皮质激素，以减少输入血小板破坏。

5. 抗—D 免疫球蛋白

又称抗 Rh 球蛋白，其作用机制尚未完全清楚，主要作用是封闭网状内皮细胞的 Fc 受体。其升高血小板作用较激素和大剂量丙种球蛋白慢，但持续时间长，常用剂量为每日 25—50μg/kg，静脉注射，连用 5 天为 1 疗程。主要副作用是轻度溶血性输血反应和 Coombs 试验阳性。

6. 脾切除

脾切除有效率约 70%，适用于病程超过一年，血小板持续 <50×10^9/L，尤其是 <20×10^9/L，有较严重的出血症状，内科治疗效果不好者，手术宜在 6 岁以后进行。10 岁以内发病的患者，其 5 年自然缓解机会较大，尽可能不做脾切除。术前必须作骨髓检查，巨核细胞减少者不宜作脾切除。术前 PAIgG 极度增高者，脾切除的疗效亦较差。

7. 部分性脾栓塞术

介入放射学选择性查插导管至脾门部脾动脉，经导管向脾动脉内只有注入直径 300—550μm 的聚乙烯微粒，阻断脾脏外周皮质的供血动脉，保留脾脏中心部的髓质供血动脉，使脾脏皮质缺血，坏死、液化并逐渐吸收，达到部分切除脾脏之目的。部分性脾栓塞术后 2h，血小板即可明显升高，由于保留了脾脏的骨质即保留了脾脏的免疫功能，部分性脾栓塞术尤适应于儿童激素治疗无效的 ITP。

8. 免疫抑制剂

也有学者提出用免疫抑制剂治疗慢性型 ITP，如长春新碱、环磷酰胺和环孢素 A 等，单药或联合化疗。免疫抑制剂的副作用较多，应用过程中应密切观察。

9. 其他

达那唑（danazod）是一种合成的雄性激素，对部分病例有效，剂量为每日 10—15mg/kg，分次口服，连用 2 ~ 4 月，干扰素—α2b 对部分顽固病例有效，剂量为每次 5 ~ 10 万单位 /kg，皮下或肌内注射，每周 3 次，连用 3 月。

七、护理评估

（一）健康史

询问患者出血点分布的范围、出现的时间，询问患者发病前是否感染，有无受伤，有无消化性溃疡等疾病，询问女性患者月经情况。

（二）身体状况

临床可分为急性型和慢性型，急性型多见于儿童，一般病程 4 ~ 6 周，治愈后很少复发。约 80% 病例未经治疗半年内自愈，病死率为 1%；慢性型多见于 40 岁以下女性，常迁延不愈，经治疗长期缓解率为 10% ~ 15%，男女之比约为 1 ∶ 4。65 岁以上老年人发病率有增加的趋势。

1. 急性型

多见于儿童。病程多呈自限性，常在数周内恢复，少数超过半年者可转为慢性。

（1）起病方式：80% 以上的患者起病前 1 ~ 2 周有呼吸道感染史，特别是病毒感染史。起病急，常有畏寒、发热。

（2）出血特点：出血症状较重，以皮肤黏膜出血和内脏出血为主要表现。全身皮肤可见瘀点、紫癜及大小不等的瘀斑，常先出现于四肢，尤以下肢明显，多见于损伤或注射部位；鼻腔、牙龈及口腔黏膜出血也较常见。患儿血小板因大量被破坏，常导致血小板降低明显，当血小板低于 $20 \times 10^9/L$ 时可发生内脏出血，如呕血、黑便、咯血、血尿、阴道出血等。颅内出血是本病致死的主要原因，多表现为突发剧烈头痛、意识障碍、瘫痪及抽搐，双侧瞳孔不等大、对光反射迟钝或消失等。

（3）其他：出血量过大或范围过广可出现不同程度的贫血、血压降低或失血性休克。

2. 慢性型

常见于 40 岁以下的中青年女性。常反复发作，持续数周、数月或数年不等，少有自行缓解。

（1）起病方式：起病隐匿或缓慢，一般无前驱症状。

（2）出血特点：相对较轻，主要表现为皮肤黏膜出血，而内脏出血少见。常反复出现四肢皮肤散在的瘀点、瘀斑，牙龈出血或鼻出血，女性患者可表现为月经过多，甚至是唯一的症状。内脏出血较少见，部分患者可因感染等致病情突然加重，出现广泛且严重的内脏出血，也可因高热、情绪激动、高血压等而诱发颅内出血。

（3）其他：长期月经过多，可出现与出血严重程度相一致的贫血。反复发作持续半年以上者常有轻度脾大。

（三）辅助检查

1. 血常规检查

血小板计数减少程度不一，急性型常低于 $20 \times 10^9/L$，慢性型多为（30～80）$\times 10^9/L$，失血多时可出现贫血，白细胞计数多正常，嗜酸性粒细胞可增多。

2. 骨髓检查

骨髓巨核细胞数量增多或正常，但形成血小板的巨核细胞减少。急性型幼稚巨核细胞比例增多，慢性型颗粒巨核细胞增多。红系和粒系通常正常。

3. 其他

出血时间延长，血块回缩不良，束臂试验阳性；血小板寿命明显缩短；血小板相关抗体（PAIg）阳性和血小板相关补体（PAC_3）增高，缓解期可恢复正常。免疫相关性检查以排除其他自身免疫性疾病引起的继发性血小板减少。

（四）心理－社会状况

由于广泛出血或出血不止，常反复发作，引起患者焦虑、恐惧。随着病情迁延，可使患者脾气粗暴、固执，易迁怒于他人。长期使用糖皮质激素造成体形变化，引起患者抑郁或自卑感。

八、护理诊断

（一）组织完整性受损：出血

与血小板减少有关。

（二）有感染的危险

与糖皮质激素及免疫抑制剂治疗有关。

（三）焦虑

与反复发生出血及患者对疾病的发生、发展及预后不了解有关。

（四）潜在的并发症

颅内出血。

九、护理目标

减少出血。

无感染的症状和体征。

患者了解疾病病因及一般疗法，减轻或消除焦虑情绪。

不发生颅内出血。

十、护理措施

（一）一般护理

预防和避免加重出血的因素，指导患者保持适度的安静，避免造成身体受损的活动和参加剧烈体育活动。保持皮肤清洁，注意其干燥度、发红、红疹、瘀点及瘀斑及有无压疮，注意肛门及会阴部清洁，大、小便后以温水擦拭，以增加舒适，预防感染。经常修剪指甲，避免抓伤皮肤。衣着应宽松。保持口腔清洁，刷牙时不要太用力，牙刷不要太硬，若出血严重则不要使用牙刷。应给予富含高生物效价的蛋白质饮食；根据患者的嗜好，烹调适合患者口味的饮食，但避免热烫、粗糙及刺激性强的饮食；如有胃肠道出血则应禁食。

（二）病情观察

注意出血部位、范围、出血量及出血是否停止，有无内脏出血，监测血小板计数等。若患者出现视力模糊、头晕、头痛、呼吸急促、喷射性呕吐，甚至昏迷，提示颅内出血可能，应迅速通知医生，并配合抢救。

（三）对症护理

1.预防或避免加重出血。

2. 成分输血的护理

出血明显者，遵医嘱输注浓缩血小板悬液、新鲜血浆或抗血友病球蛋白浓缩剂等。输注前认真核对；血小板取回后，应尽快输入；新鲜血浆最好于采集后 6h 内输完；抗血友病球蛋白浓缩剂用生理盐水稀释时，沿瓶壁缓缓注入生理盐水，勿剧烈冲击或震荡，以免形成泡沫而影响注射。观察有无输血反应，如溶血反应、过敏反应等。

（四）药物护理

服用糖皮质激素者，应告知必须按医嘱、按时、按剂量、按疗程用药，不可自行减量或停药，以免加重病情。为减轻药物的不良反应，应饭后服药，必要时可加用胃黏膜保护剂或制酸剂；注意预防各种感染。定期复查外周血象，以了解血小板数目的变化，指导疗效的判断和治疗方案的调整，静注免疫抑制剂、大剂量免疫球蛋白时，要注意保护局部血管并密切观察，一旦发生静脉炎要及时处理。

（五）心理护理

向患者讲述本病为慢性病，易反复发作，帮助寻找诱因，以减少发作，增强治愈信心。安慰患者，耐心解答患者提出的各种问题，满足患者情感上的需要。指导患者尽量保持情绪稳定，有利于疾病恢复。一旦发生严重出血，护士应沉着冷静，通过熟练的精心护理给患者以安慰，并注意观察患者情绪状态，及时给予帮助和指导，以消除患者焦虑、恐惧心理。

（六）健康教育

1. 疾病知识教育

使患者及其家属了解疾病的成因、主要表现及治疗方法，积极主动地配合治疗与护理。

2. 避免诱发或加重出血

指导患者避免人为损伤而诱发或加重出血，不应服用可能引起血小板减少或抑制其功能的药物，特别是非甾体类消炎药，如阿司匹林等。保持充足的睡眠、情绪稳定和大小便通畅，是避免颅内出血的有效措施，必要时可予以辅助性药物治疗，如镇静催眠药或缓泻剂等。

3. 自我监测病情

学会监测皮肤黏膜出血的情况，如瘀点、瘀斑、牙龈出血、鼻出血等；观察有无内脏出血的表现，如月经量明显增多、呕血或便血、咯血、血尿、头痛、视力改变等。一旦发现上述表现时，应及时就医。

十一、护理评价

出血症状、体征有无改善；穿刺部位有无出血。

有无发热，有无明显感染症状发生。

是否掌握此病的病因及一般疗法。

第四节 白血病

急性淋巴细胞白血病是造血系统中淋巴系恶性增生性疾病，是淋巴系干细胞在分化过程中于某一阶段发生分化阻滞、凋亡障碍和恶性增生的疾病。我国儿童白血病中 95% 以上是急性白血病，其中 65% ~ 70% 是急性淋巴细胞白血病（ALL）。

ALL 已成为可以治愈的恶性肿瘤。儿童 ALL 的治疗根据危险程度实施化疗，完全缓解（CR）率可达 95% 以上，5 年以上无事件生存（EFS）率可达 80% ~ 90%，是当今疗效最好、治疗率最高的恶性肿瘤性疾病之一。而根据白血病细胞的生物学特性、宿主遗传的异质性和微量残留病等因素，实施化疗个体化，将会大大提高儿童白血病的治愈率。

一、病因

1. 病毒因素

RNA 病毒在鼠、猫、鸡和牛等动物的致白血病作用已经肯定，这类病毒所致的白血病多属于 T 细胞型。

2. 化学因素

一些化学物质有致白血病的作用。接触苯及其衍生物的人群，白血病发生率高于一般人群。亦有亚硝胺类物质、保泰松及其衍生物、氯霉素等诱发白血病的报道。某些抗肿瘤细胞毒药物，如氮芥、环磷酰胺、甲基苄肼、VP16、VM26 等都有致白血病作用。

3. 放射因素

有证据显示，各种电离辐射可以引起人类白血病。白血病的发生取决于人体吸收辐射的剂量，整个身体或部分躯体受到中等剂量或大剂量辐射后可诱发白血病。小剂量辐射能否引起白血病仍不确定。经常接触放射线物质（如钴 -60）者白血病发病率明显增加。大剂量放射线诊断和治疗可使白血病发生率增高。

4. 遗传因素

有染色体畸变的人群白血病发病率高于正常人。

二、临床表现

儿童及青少年急性白血病多起病急骤。常见的首发症状包括发热、进行性贫血、显著的出血倾向或骨关节疼痛等。起病缓慢者以老年及部分青年病人居多，病情逐渐进展。此外，少数患者可以抽搐、失明、牙痛、牙龈肿胀、心包积液、双下肢截瘫等为首发症状。

1. 发热

这是白血病最常见的症状之一，表现为不同程度的发热和热型。发热的主要原因是感染，其中以咽峡炎、口腔炎、肛周感染最常见，肺炎、扁桃体炎、齿龈炎、肛周脓肿等也较常见。耳部发炎、肠炎、痈、肾盂肾炎等也可见到，严重者可发生败血症、脓毒血症等。发热也可以是急性白血病本身的症状，而不伴有任何感染迹象。

2. 感染

病原体以细菌多见，疾病后期，由于长期粒细胞低于正常和广谱抗生素的使用，真菌感染的可能性逐渐增加。病毒感染虽少见但凶险，须加以注意。

3. 出血

出血部位可遍及全身，以皮肤、牙龈、鼻腔出血最常见，也可有视网膜、耳内出血和颅内、消化道、呼吸道等内脏大出血。女性月经过多也较常见，可以是首发症状。

4. 贫血

早期即可出现，少数病例可在确诊前数月或数年先出现骨髓增生异常综合征（MDS），以后再发展成白血病。病人往往伴有乏力、面色苍白、心悸、气短、下肢水肿等症状。贫血可见于各类型的白血病，老年病人更多见。

5. 骨和关节疼痛

骨和骨膜的白血病浸润引起骨痛，可为肢体或背部弥漫性疼痛，亦可局限于关节痛，常导致行动困难。逾 1/3 患者有胸骨压痛，此征有助于本病诊断。

6. 肝脾和淋巴结肿大

以轻、中度肝脾肿大为多见。ALL 比 AML 肝脾肿大的发生率高，慢性比急性白血病脾脏肿大更为常见，程度也更明显。淋巴结肿大 ALL 也比 AML 多见，可累及浅表或深部如纵隔、肠系膜、腹膜后等淋巴结。

7. 中枢神经系统白血病（CNSL）

CNSL 系急性白血病严重并发症，常见于 ALL 和急性髓性白血病（AML）中的 M4 和 M5，但其他类型也可见到。由于常用化疗药物难以透过血脑屏障，因此成为现代急性白血病治疗的盲点和难点。浸润部位多发生在蛛网膜、硬脑膜，其次为脑实质、脉络膜或颅神经。重症者有头痛、呕吐、项强、视乳头水肿，甚至抽搐、昏迷等颅内压增高的典型表现，可类似颅内出血，轻者仅诉轻微头痛、头晕。颅神经（第 Ⅵ、Ⅶ 对颅神经为主）受累可出现视力障碍和面瘫等。

8. 其他组织和器官浸润

ALL 皮肤浸润比 AML 少见，但睾丸浸润较多见。睾丸白血病也常出现在缓解期 ALL，表现为单或双侧睾丸的无痛性肿大，质地坚硬无触痛，是仅次于 CNSL 的白血病髓外复发根源。白血病浸润还可累及肺、胸膜、肾、消化道、心、脑、子宫、卵巢、乳房、腮腺和眼部等各种组织和器官，并表现相应脏器的功能障碍。

三、ALL 的临床分型（危险度分型）

不同危险程度的 ALL 亚型有不同的预后。为了改善高度危险程度 ALL 的疗效和减轻低度危险程度 ALL 的治疗不良反应，应按不同危险程度采用不同强度的化疗方案。因此，危险度分型对于临床治疗具有特殊意义。目前国内外一般均按临床特点将儿童 ALL 分为低危（SR-ALL）、中危（MR-ALL）及高危（HR-ALL），但不同的地区分型标准不一致。

（一）全国小儿急性淋巴细胞白血病临床分型标准（第五次修订草案，2004 年 6 月）

1. 与小儿 ALL 预后确切相关的危险因素

（1）年龄在 < 12 个月的婴儿白血病或 ≥ 10 岁的年长儿童。

（2）诊断时外周血白细胞计数 ≥ 50×10^9/L。

（3）诊断时已发生中枢神经系统白血病（CNSL）和（或）睾丸白血病（TL）者。

（4）免疫表型为 T 细胞白血病。

（5）不利的遗传学特征：染色体数目为小于 45 条染色体的低二倍体，核型为 t（1；19）且有 E2A-PBXI 融合基因，MZZ 基因重排或 t（9；22）且有 BCR-ABL 融合基因异常。

（6）早期治疗反应不佳者包括泼尼松龙诱导试验 60mg/（m2·d）×7d，第 8 天外周血白血病细胞 ≥ 1×10^9/L（1000/μl），定为泼尼松龙不良效应者，以及标准方案联合化疗第 19 天骨髓幼稚淋巴细胞 > 5% 者。

（7）诱导失败。

2. 根据上述危险因素，临床危险度分为三型：

（1）低危 ALL（LR-ALL）：不具备上述任何一项或多项危险因素者。

（2）中危 ALL（MR-ALL）：符合下列任何五项中的一项或以上者：年龄在 ≥ 10 岁的年长儿童；诊断时外周血白细胞计数 ≥ 50×10^9/L，但 < 100×10^9/L；诊断时已发生 CNSL 和（或）TL 者；免疫表型为 T 细胞白血病；染色体数目为小于 45 条染色体的低二倍体，核型为 t（1；19）且有 E2A-PBX1 融合基因，或有 MLL 基因重排。

（3）高危 ALL（HR-ALL）：符合下列任何五项中的一项或以上者：年龄在 < 12 个月的婴儿白血病；诊断时外周血白细胞计数 ≥ 100×10^9/L；染色体核型为 t（9；22）且有 BCR-ABL 融合基因；早期治疗反应不佳者包括泼尼松龙诱导试验 60mg/（m2·d）× 7 天，第 8 天外周血白血病细胞 ≥ 1×10^9/L（1000/μl），定为泼尼松龙不良效应者，以及标准方案联合化疗第 19 天骨髓幼稚淋巴细胞 > 5% 者；诱导失败。

（二）德国 BFM-2002ALL 临床分型标准

BFM-2002 方案在以往研究基础上，提供了一种新的更为准确的危险程度分组系统：

1. 标危 ALL（SR-ALL）

（1）WBC ≤ 20×10^9/L。

（2）年龄 ≥ 1 岁，< 6 岁。

（3）非 T-ALL 免疫分型。

（4）对 7 天泼尼松龙治疗反应佳（第 7 天外周血幼稚白血病细胞 < 1.0×10^9/L）。

（5）诱导化疗第 33 天骨髓达完全缓解。

（6）非 t（9；22），t（1；19），t（4；11）。

（7）无中枢神经系统白血病（CNSL）和 TL。

2. 中危 ALL（MR-ALL）

（1）WBC ≥ 20×10^9/L。

（2）年龄 < 1 岁，≥ 6 岁；其余同 SR。

3. 高危 ALL（HR-ALL）

（1）对 7 天泼尼松龙治疗反应差，外周血幼稚白血病细胞 > 1.0×10^9/L。

（2）诱导化疗第 33 天骨髓未达 CR。

（3）t（9；22）或 BCR/ABL。

（4）年龄 < 1 岁伴 t（4；11）或 MLL/AF4 或 CD10- 免疫表型。

四、儿童急性淋巴细胞白血病的治疗

目前对于儿童急性白血病治疗的主要手段是化学治疗，简称化疗。早期、足量、按型、联合用药，注意髓外白血病的预防及化疗个体化，已成为公认的白血病的化疗原则。造血干细胞移植（HSCT）技术的提高和微小残留病（MRD）监测的积极开展，尤其是白血病分子生物学研究方面的迅速发展，也显著改善了 ALL 的预后。当前，在国际先进的儿童白血病治疗研究中心，儿童 ALL 5 年无事件生存（EFS）率达 80% ~ 90%，使得 ALL 成为可以治愈的恶性肿瘤。

（一）治疗过程需观察的项目与要求

1. 治疗前需观察的项目

（1）病史：病史采集时应详细询问患儿家属。

注意应包括以下几点：

①既往健康状况，如是否经常出现出血、发热、感染及贫血等血液疾病的症状。

②家族中肿瘤性疾病史。

③有关接触有害理化因素的生活社会环境，如是否接触过化学毒素和放射线、是否经常应用一些化学药物、是否经常患有一些病毒感染性疾病，以及是否有过不正确居室装修等。

（2）体检

①肝、脾、淋巴结大小：ALL 更容易有肝、脾和淋巴结的肿大，巨脾主要见于慢粒急变及幼淋巴细胞白血病等。

②中枢神经系统体征：有无颅内压增高、颈项强直、病理反射及视盘水肿等。

③睾丸是否肿大（注意左右分别记录）。

④腮腺及皮肤改变：腮腺是否肿大，皮肤是否可见白血病疹、结节、斑块及溃疡等。

⑤口腔及黏膜改变：是否出现牙龈肿胀和巨舌等。

⑥身长、体重及体表面积。

（3）影像学检查：选择胸部和头颅 X 线正侧位片，观察纵隔大小及肺实质和头颅有无异常病灶；腹部 B 超观察有无肿大的淋巴结及其他病灶；必要时做骨 X 线片或骨 CT 或 MRI 检查，观察有无骨质疏松及骨干骺端近侧有无密度减低的横线或横带，即"白血病线"；眼底检查观察有无视盘水肿、出血及视网膜上白色小斑片。

（4）血常规：诊断时（必须输血前）的血常规，包括 WBC 计数及分类、血小板计数和血红蛋白定量。约 1/4 的病例白细胞计数可小于 4.0×10^9/L，甚至小于 1.0×10^9/L，近 1/10 的病例白细胞计数大于 100×10^9/L。

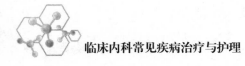

（5）骨髓检查

①记载骨髓增生情况及各系细胞分类计数，并准确进行白血病性原幼细胞形态观察及白血病（FAB）形态学分类。初诊时骨髓象增生度大多数为极度活跃或明显活跃，分类中原始和幼稚（早幼）细胞大量增生，而红系和巨核细胞系受抑制而明显减低。原始和幼稚（早幼）细胞大小不一，多数体积增大，核浆比例明显增大，细胞核形态不规则，核染色质粗糙，分布不均，核仁大而明显，核分裂象多见，核浆发育失衡。而趋向于稍成熟的细胞少见，杆状核及分叶核粒细胞尚有保留，呈现所谓"裂孔"现象。

②组织化学染色，如过碘酸雪夫染色（PAS）中 ALL 呈粗颗粒状或块状阳性，苏丹黑及髓过氧化物酶（POX）染色呈阴性反应。

（6）免疫表型：用系列单克隆抗体作分子探针对骨髓单个核细胞做免疫组化或流式细胞仪分析细胞的免疫表型（HLA-DR，B 系标记：CD10、CD19、CD20、CD22、CyIgM 及 SmIg；T 系标记：CD3、CD5 及 CD7；髓系标记：CD13 及 CD33。结果：当 FCA > 25% 或 APAAP > 15% 时为阳性）。

（7）骨髓造血干、祖细胞培养：ALL 患儿的骨髓造血干细胞或造血祖细胞进行培养后，进行丛、集落计数及观察生长状况。

（8）有条件者可做白血病细胞遗传学或基因（分子）检查或者荧光原位杂交（FISH），对白血病的诊断、治疗及判断预后都有重要价值。

（9）脑脊液：对脑脊液常规生化检查及细胞离心涂片瑞氏染色后进行细胞形态学观察，找原、幼淋巴细胞。

（10）血液生化检查：化疗前应了解肝肾功能及其他一些指标是否正常。

①肝功能（ALT、直接胆红素）和甲、乙、丙、丁、戊肝炎抗体检查，以及巨细胞病毒（CMV）、EB 病毒（EBV）和 B19 病毒抗原。

②肾功能（如尿素氮标准值、肌酐及尿酸）。

③电解质测定及血糖淀粉酶测定。

④乳酸脱氢酶及同工酶、输血依赖型地中海贫血。

⑤凝血功能。

⑥红细胞 G6PD 酶活性测定等。

（11）生理指数：除身高、体重之外，还应包括内分泌检查（17羟、17酮、睾酮、TSH、FSH、T_3 及 T_4 等）。

（12）DNA 指数和 P170：DNA 指数对于预后判断具有重要意义，P170 与化疗药耐药有关，可指导化疗药的选择。

（13）智商测定：放化疗可能产生神经毒性而导致智力损害，因此在 CR 后，应对患儿进行语言障碍及动作智商等的测定。

（14）心脏功能检查：常规检查心电图（ECG）、超声心动图（UCG）及心肌酶谱等，必要时请心内科医师协助评估患儿心功能。

（15）人型结核菌素试验（PPD 试验）：检测患儿是否有结核菌素的感染。

2. 治疗过程中应观察的项目

（1）诱导期

①体检：于化疗第 0、3、8、15、22、29 天记载肝、脾、淋巴结及其他浸润体征变化。

②血常规：于第 0、3、8、15、22、29 天记载 Hb、WBC、ANC、BPC 计数及原、幼细胞百分数。

③骨髓检查：于第 8、15、29 天进行，2 周时若骨髓原、幼细胞计数 < 5%，则 CR 率为 99.7%，若 > 25%，0R 率为 81.4%，若无进步或 1 个疗程未缓解，则更改其他方案。

④脑脊液检查：于每次鞘内注射时进行（WBC 计数及细胞离心涂片找原、幼细胞）。

⑤心、肝、肾功能检查。

⑥应用左旋 - 门冬酰胺酶（L-Asp）治疗期间，每次使用前应检查尿糖，每周检查血、尿淀粉酶。

（2）治疗期间

①血常规：每疗程第 0 天及每周初查 1 次 WBC、ANC 及 BPC。

②骨髓检查：强化疗第 1 年每 3 个月检查 1 次，此后每半年 1 次，但若髓外复发或出现其他临床指征时需及时复查。

③脑脊液检查于每次鞘内注射时进行，每次必须做离心涂片观察有无白血病细胞存在。

④心、肝、肾功能检查：强化疗期间每疗程前检查肝、肾功能，每疗程用蒽环类药物前检查心电图及超声心动图，注意不超过最大蓄积量。

（3）终止治疗

①全面体格检查。

②血常规。

③骨髓象细胞学检查及造血祖细胞培养。

④微小残留病检测。

3. 随访

根据患儿出院时所处的治疗阶段，详细交代下一次入院或门诊治疗的治疗计划及治疗方案。并于第 1 年每 2 个月、第 2 年每 4 个月、第 3 年每 6 个月复查 1 次基本体格及血常规，第 1 年每 6 个月、第 2 年后每年 1 次复查骨髓象直至停药后 5 年。若蒽环类药物如柔红霉素相关的心脏异常者，每 6 ~ 12 个月检查 1 次心电图、超声心动图及心肌酶等。

4. 白血病治疗的系统管理

由于急性白血病的治疗需要 3 ~ 3.5 年甚至更长的时间，因此建立一套全面而合理的管理制度十分重要，要求做到：建立专业医护队伍；建立白血病专门病房或病区；统一治疗方案；建立治疗档案；成立白血病专科门诊并建立随访制度。

（二）临床治疗

治疗的相关要求：

（1）根据不同危险程度给予相应的不同强度的治疗。

（2）早期连续适度化疗是首要关键，包括按不同危险程度给予不同强度的诱导缓解治疗、巩固治疗、庇护所的防治和早期强化治疗。

（3）长期规则的维持治疗和定期的强化治疗。

（4）积极长期的髓外白血病防治。

（5）积极的支持治疗和防止感染，减少治疗相关死亡。

1. 化疗

（1）迄今对于儿童白血病的治疗手段仍以化学治疗为主，临床治疗中化疗应遵循的原则为：

1）按不同危险度分型选择方案。

2）尽可能采用强烈诱导化疗方案。

3）采用联合、足量、间歇、交替、长期的治疗方针。

（2）化疗程序分两步，诱导缓解治疗和缓解后治疗，后者依次包括巩固治疗、庇护所的预防、延迟强化治疗和维持治疗。

1）诱导缓解治疗：诱导缓解的目标是要消除超过 99% 的初始白血病细胞负荷，恢复正常的造血和健康的身体状况。目前，主张对儿童 ALL 的诱导缓解治疗，多采用 VDLP 方案作为标准方案：长春新碱（VCR，V）、柔红霉素（DNR，O）、门冬酰胺酶（ASP，L）和泼尼松龙（PED，P）联用（剂量和用法详见后）。用 VDLP 可获得 95% 以上的完全缓解（CR）率，其中 DNR 和 ASP 不仅能提高 CR 率，而且是获得长期无事生存（EFS）关键的 2 个药物。当前大多数治疗中心诱导缓解治疗 SR-

ALL 多采用 VDLP 方案，HR-ALL 有用 VDLP±环磷酰胺（CTX，C）方案，完全缓解率都在 95% 以上。此外也有选择 CODP+L-Asp 方案 [环磷酰胺（CTX）、柔红霉素（DNR）、泼尼松龙（VP）、长春新碱（VCR）及左旋门冬酰胺酶（L-Asp）联用]，也可获得高缓解率。

研究发现，儿童急性淋巴细胞白血病化疗后第 15 天的骨髓象可提示高复发的信息，因此它可作为造血干细胞移植的参考指标之一。新方案采用新的临床分型体系，几乎全部基于患儿对治疗的反应：

①泼尼松龙治疗试验：如果患者化疗 d8 外周血幼稚细胞 > 1000/μl（PPR），则归为 HR 组。

②诱导治疗 d33 骨髓缓解的程度：如果 d33 骨髓未达到 Ml 状态（骨髓增生，幼稚细胞 < 5%），归为 HR 组。

③ MRD 反应，用半定量克隆技术检测化疗 d33 的 MRD > 10-4，为治疗反应不佳，应归为 HR 组。

由于患儿的危险程度不同，其 CR 率和长期无病生存率不同，因此应采用不同强烈程度的化疗。对 HR-ALL 采用更强烈的早期连续强烈化疗、维持治疗以及定期强化治疗，可明显提高完全缓解率和长期无病生存率，进而提高远期疗效。

应用上述方案进行诱导治疗后，ALL 患儿一般在治疗后 1 ~ 4 周可望达到完全缓解，若治疗后 2 周，骨髓原始淋巴细胞与幼稚淋巴细胞未见明显减少，或 4 周时的原始加幼稚淋巴细胞 ≥ 5%，则应更改为更强烈的化疗方案，如 DAEL 方案等。

2）巩固治疗：强烈的巩固治疗是在缓解状态下，最大限度地杀灭微小残留病（MRD）细胞的有力措施，可有效防止早期复发，并在尽可能少的 MRD 状况下进入维持治疗。尽管巩固治疗阶段的重要性很少被质疑，但还是缺少关于最佳治疗方案及治疗持续时间的一致观点。目前多采用 CAT 方案：环磷酰胺（CTX）、阿糖胞苷（Ara-C，A）、6- 硫鸟嘌呤（6-TG）或 6- 巯基嘌呤（6-MP）联用。

3）庇护所的预防：白血病的复发，分髓外和髓内，上述强烈的化疗大大减少了骨髓复发的危险，但由于大多数化疗药物不能进入中枢神经系统、睾丸和眼球等庇护所，如不积极进行有效地庇护所预防，则仍存在髓外复发的危险。

在诱导缓解期间用甲氨蝶呤（MTX）、阿糖胞苷（Ara-C）和地塞米松（DXM）进行鞘内注射，即称为"三联"鞘内注射。巩固治疗后强烈的庇护所预防，首选大剂量甲氨蝶呤 + 四氢叶酸钙（HD-MTX+CF）方案。研究表明，MTX 达到 $3.0g/m^2$ 用药剂量时能有效地杀灭全身组织和中枢神经系统中的微小残留病细胞，对男孩 ALL 是最有效地防止睾丸白血病复发的措施。为了减少 HD-MTX+CF 治疗的毒性，必须做到：

①肝肾功能必须正常。

②用药之日起每天输入液体 3000mL/m²，共 4 天进行水化。

③碱化尿液（尿 pH ≥ 7），用药前、后 3 天口服碳酸氢钠 1.5 ~ 3g/d，用药时先静脉滴注 5% 碳酸氢钠 5mL/kg，每天 1 次，共 4 天。

④按时按量用 CF 解救。

凡有不能使用 HD-MTX 指征者、高白细胞的 T-ALL 或已有过中枢神经系统白血病者于巩固治疗后作头颅照射，剂量和方法见后面相关内容，但应注意绝对不能在头颅照射后再用 HD-MTX+CF 治疗，否则将会引起严重的脑白质变性。

4）早期强化治疗：强化治疗用来消除抗药的残留白血病细胞，降低复发风险。对于高危和标危的 ALL 患儿，此阶段的治疗可以显著改善其预后及长期生存。可选用 VDLDex[长春新碱（VCR）、柔红霉素（DNR）、门冬酰胺酶（ASP）和地塞米松（DXM）] 或 COADex[环磷酰胺（CTX）、柔红霉素（DNR）、阿糖胞苷（Ara-C）和地塞米松（DXM）] 方案。

5）规则的维持治疗和定期强化治疗：ALL 患儿要继续治疗来预防或阻断复发，现多采用 6- 巯基嘌呤（6-MP）+ 甲氨蝶呤（MTX）及长春新碱（VCR）+ 泼尼松龙（VP）序贯疗法。6-MP 剂量需要根据患者耐受性、巯代嘌呤甲基转移酶基因型及危险度调整。在巯代嘌呤甲基转移酶的杂合子缺陷的患者剂量需要减少。维持治疗过程中，6MP 和 MTX 的量应上调以达到血白细胞数低于 3000/μl（没有上限），当白细胞数小于 1500/μl、ANC 小于 500/μl，淋巴细胞绝对数小于 300/μl 或 PLT 小于 50 000/μl，药物应减量或暂停。

一般来说，6MP 和 MTX 的剂量应按相同的比率来调整。6MP：MTX=2.5：1。一开始，推荐每周查一次血计数，如果血细胞计数稳定，患者临床无异常情况，间隔可延长至 2 周。推荐在检查血常规的当天晚上给予每周一次的 MTX，这是为了能按照当时的血细胞计数来调整药量。

维持过程中，对没有症状的患者，肝功能的指标不作为常规检测，但是在应用高剂量化疗时，则应该常规检测。剂量的减少应基于胆红素升高至 3 倍正常值上限或转氨酶的水平为 10 ~ 20 倍或呈上升趋势。对这些（肝功能异常）病例，其他的病因如病毒性肝炎或 Gilbert 综合征等也应考虑到。

应尽可能地避免长时间的治疗中断。减低剂量的化疗优于长时间中断不用药。例如，并不复杂的无发热且细胞数稳定的感染（如病毒），亦非中断治疗的指征。

对于 HR-ALL，在每治疗年的第 3、9 个月用 COAD+ 阿糖胞苷（Ara-C）作"大强化"治疗；SR-ALL 则每年用 VDLP 或 VM-26+Ara-C 强化一次。对儿童 ALL 究竟治疗多久，有赖于微小残留病的检测，但是目前一致认为少于 24 个月的维持治疗不能取得满意预后。

2. 髓外白血病

随着联合化疗方法的不断改进，对小儿 ALL 的治疗已不仅满足于获得完全缓解，而要达到 ALL 患者长期无病生存的目的，就要减少白血病的复发。ALL 缓解期髓外白血病的复发常导致骨髓复发，最终导致治疗失败，因此髓外白血病的防治成为 ALL 患儿长期无病生存的关键之一。

（1）中枢神经系统白血病

CNSL 可发生于白血病初诊时，也可在白血病经化疗达完全缓解后出现 CNS 复发。初诊时白血病细胞对化疗药物敏感，故初诊即存在的 CNSL 相对易于治疗。

①初诊时伴有 CNSL 的治疗：在进行诱导化疗的同时，三联化疗药物（MTX、AraC 和地塞米松）鞘内注射第 1 周 3 次，第 2、3 周各 2 次，第 4 周 1 次，共 8 次。一般在鞘注化疗药 2 ~ 3 次后 CSF 常转阴。然后在完成早期强化治疗后（特指针对 ALL 的诱导、巩固、髓外白血病防治和早期强化治疗后第 6 个月），作颅脑放疗 12~18Gy，完成放疗后不能再作 HD-MTX 治疗，但三联鞘注是否需要目前有不同的意见，St.Jude 方案主张还必须每 8 周 1 次，直至终止治疗。BFM 方案则认为不必再鞘注入脊。全身应用化疗药物与同型白血病的治疗一致（即与 CNSL 的预防方案相同）。

②完全缓解（CR）后 CNS 复发的治疗：CNS 复发是小儿白血病尤其是 ALL 最常见的髓外复发部位，CNS 复发后如不及时治疗大部分病例会很快出现骨髓复发，积极三联鞘注、全身强化治疗及选择性颅脑十脊髓放疗才可能改善预后。治疗原则要进行全身重新诱导等强烈化疗，并进行针对 CNSL 局部治疗。全身化疗药物选择依据第一次治疗没有或很少应用且进入 CSF 较好药物，如 DEX，大剂量 AraC，中大剂量 MTX，VP16，异环磷酰胺及去甲氧柔红霉素等。三联鞘注可采用上述初诊时伴 CNSL 的鞘注方法，颅脑十脊髓放疗紧接全身强化治疗之后，直至维持治疗终止。BFM2002 ALL-REZ 治疗儿童 ALL 复发方案，提出分层治疗，即根据复发时间的早晚 [是否诊断后 18 个月和（或）停药 6 个月] 与复发部位不同（单骨髓、髓外或联合复发）及免疫分型（T 与非 T）分为 4 层（S1 ~ S4）治疗，并结合微小残留病（MRD）监测，选择再次化疗或联合造血干细胞移植，初步报告预期 5 年 EFS 可达 50~60%，值得借鉴与选择。同种异基因造血干细胞移植（ allo-HSCT）也是 CNSL 复发的治疗方法之一，但有临床研究报道，在 ALL 中 HSCT 治疗 CNSL 单独复发疗

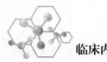

效并不优于化疗加局部治疗。而在 AML 的 CNSL 复发中，有条件应接受 HSCT 众多临床研究报告均显示，CNS 复发患者预后因素中最主要的为第一次缓解期长短，超过 30 个月以上或完成全部治疗停药 6 个月以后出现复发再行挽救治疗成功率较高；而过去治疗强度不高、未进行过头颅放疗预后也较好，在此种情况下患者采用加强全身化疗并选用针对 CNSL 的治疗措施，其长期无病存活率可达 60%~70%。但第一次缓解期较短的 CNS 复发的疗效并不理想。而初次采用强烈治疗方案，特别是进行过头颅放疗预防的高危患者，发生 CNS 复发的治疗则较为困难。

（2）睾丸白血病（TL）

① TL 的诊断：单侧或双侧肿大，质地变硬或呈结节状缺乏弹性感，透光试验阴性，睾丸超声波检查可发现非均质性浸润灶，活组织检查可见白血病细胞浸润。

② TL 的治疗：在确诊 TL 后，若是双侧 TL，则作双侧睾丸放疗，总剂量为 24 ~ 30Gy；若是单侧 TL，也可作双侧睾丸放疗（因为目前尚无作单侧睾丸放疗的方法）或病侧睾丸切除。在做 TL 放疗的同时继续进行 TL 的化疗，紧接着 VDLDex 和大剂量甲氨蝶呤方案各一个疗程，作全身治疗，以免由 TL 引发骨髓复发。若 CR 后发生 TL，先作上述 TL 的治疗，继以 VDLD 和 VM-26+Ara-C 方案各一个疗程，作全身治疗，以免引起骨髓复发。

3. 化疗个体化

不同危险程度的 ALL 亚型有不同的预后，为了改善高度危险程度 ALL 的疗效和减轻低度危险程度 ALL 的治疗不良反应，应按不同危险程度采用不同强度的化疗方案。而不同的患儿之间也存在着诸如基因、年龄及种族等个体差异，也要求我们采用不同的治疗策略，这就提出了化疗个体化的概念。在实施化疗个体化的过程中，应注意以下几点：

（1）调整不同危险程度的化疗强度：在 ALL 临床治疗过程中，应在不断完善患儿危险度分型的基础上调整化疗强度，只有对真正属于高危型的 ALL，才进一步加强化疗强度。如 < 1 岁或 > 9 岁、诊断时白细胞计数 > 25×10^9/L、泼尼松龙试验不敏感的 Ph+ALL 或早期治疗不佳者，宜采用更强烈的化疗，如 HDAra-C 和多疗程 HDMTX（$5.0g/m^2$）及强烈的鞘内化疗等，以提高五年的 EFS。而对于低危特别是超低危的 ALL，应降低其原来的治疗强度并缩短治疗时间，以减少化疗所产生的不良反应。

（2）诱导缓解治疗的强度：治疗的首要目的是达到完全缓解，而随着化疗水平的不断提高，目前 ALL 治疗的完全缓解率可达 96% ~ 99%。由于快速降低白血病细胞负荷可减少耐药的发生，因此在临床治疗中普遍会加强诱导治疗的强度，尤其是对高危和超高危患儿。而国外有研究机构提出，过分强烈的诱导治疗并不必要，应该保证骨髓正常的造血储备，以接受进一步的强化治疗。且过分强烈的诱导治疗，反而会导致早期治疗相关病死率的增加。

（3）药物基因组学和化疗个体化：药物代谢酶（DMEs）广泛存在于原核及真核生物中，随着生命进程的演化，不少 DMEs 表现出遗传多态性，在人群中出现个体差异。由于药物代谢酶遗传多态性，患同一类型疾病的不同个体对同一药物甚至相同剂量可以发生完全不同的效应，在此基础上提出了药物基因组学的概念：它是旨在阐明药物疗效个体差异遗传学基础的新学科，根据遗传学信息来预测患者对某一药物的用药安全性、不良反应和疗效，然后通过分子诊断（基因分型）指导临床对患者选择最佳的药物联合和用药剂量。目前，急性白血病药物基因组学的研究基因主要有以下几种：

①编码药物代谢酶的基因。

a.TPMT 编码基因：TPMT 是巯基嘌呤 -S- 甲基转移酶，在胞浆内可催化巯嘌呤类药物的甲基化，其基因多态性影响着 TPMT 的活性。人群中 90% ~ 95% 为基因野生型，所表达的酶具有正常活性；5% ~ 10% 为杂合子，表达的酶为中等活性；另有 1/300 的人携带 2 个变异型的等位基因，不表达酶活性。TPMT 基因变异后所表达的 TPMT 易被降解，导致催化活性降低，而 TPMT 途径是造血组织中造成 6- 巯基嘌呤（6-MP）或 6- 硫代鸟嘌呤（6-TG）胞内失活的主要机制，可降低其抗白血病细胞的效应及对正常造血细胞的毒性，因此所有 TPMT 缺陷型（包括低活性变异型纯合子及杂合子）患者，如果以常规 6-MP 或 6-TG 治疗会发生严重的剂量限制性血液系统不良反应，并且 TPMT 活性不足的患者发生继发性白血病及脑瘤的风险增加。研究发现，TPMT 等位基因至少有 1 个发生低活性变异的患者较野生型患者对巯嘌呤治疗反应更好且白血病更易得到控制，这是因为发生变异患者的 TPMT 活性较低，对 6-MP 的灭活作用较小，在相同给药剂量下此类患者的白血病细胞暴露于更多的 6-MP 活性中间产物，相对药效较强。因此，TPMT 活性的测定有助于个体化剂量调整，在 TPMT 活性正常的患者中适当增加 6-MP 或 6-TG 剂量以降低复发率，提高长期生存率；在 TPMT 活性明显减低的患者中减小剂量以减少不良反应，提高总体生存率。

b. 细胞色素 P450（CYP）酶编码基因：CYP 基因家族编码的产物是药物体内代谢 I 相反应中的关键酶系。很多抗白血病药物都是 CYP 酶的底物，CYP 基因多态性直接影响药物代谢，导致血药浓度的个体差异。环孢素 A（CsA）是 AL 造血干细胞移植免疫抑制治疗的常用药物，其有效剂量与最低中毒剂量接近，因而确定 CYP 基

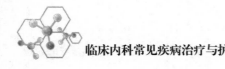
因多态性所致 CsA 血药浓度的个体差异具有重要意义。对造血干细胞移植患者的研究表明，CYP3A5 基因多态性与血中 CsA 浓度紧密关联，如 CYP3A5·1/·1 基因型患者比 CYP3A5·1/·3 基因型患者需要更大剂量的 CsA 以维持相同的血药浓度。因此，对患者预先进行 CYP3A5 基因型检测，有助于调整 CsA 给药达最佳剂量，使临床应用 CsA 更加安全有效和个体化。

c. 谷胱甘肽硫 - 转移酶家族（GST）编码基因：GST 属于二相代谢酶家族，其底物包括多种化疗药物，如环磷酰胺及蒽环类药物等，人类编码 GSTs 的基因呈高度多态性且 GSTT1 或 GSTM1 纯合子缺失型在多数人群中较为多见。GSTT1 缺失可使正常细胞抗损伤能力受损，化疗相关毒性增加而导致早期病死率升高。

②药物转运体编码基因。

a. 还原叶酸载体（RFC）编码基因：甲氨蝶呤（MTX）及天然叶酸进入细胞内主要通过 RFC（SLC19A1）的转运。SLC19A1 编码基因常见的多态性位点为 G80A，等位基因变异率约为 50%，该变异可改变 SLC19A1 的特性，影响底物的转运。国外有研究显示，初诊时白血病细胞低表达 SLC19A1 的儿童 ALL 患者 EFS 率显著降低，这是由于低表达的 SLC19A1 使得白血病细胞内 MTX 的有效成分 MTXPG 的积聚水平降低，胞内药物浓度不足而导致疗效不佳。因此，在化疗前对体内 SLC19A1 的表达水平进行检测，可能为化疗个体化提供依据。

b. 核苷转运体编码基因：非口服给药的巯嘌呤类药物部分通过核苷转运体（如 SLC29A）摄入细胞内，初诊时 ALL 细胞 SLC29A1 的表达水平与 6-MP 治疗后巯嘌呤的积聚负相关，并且将该转运体抑制后白血病细胞内巯嘌呤水平减少 40%。人类平衡核苷转运体 -1（hENT-1）负责 Arc-C 的跨膜转运，其表达水平与体外白血病细胞中 Arc-C 的活性形式 Arc-CTP 积聚正相关，已有研究表明儿童 AML 对 Arc-C 的耐药以及 MZ 基因重排阳性的婴儿 ALL 对 Arc-C 治疗敏感均与 hENT-1 的表达水平有关。而对核苷转运体编码基因的进一步研究有望预示不同个体对相关药物的治疗反应。

c. 多药耐药基因：在白血病、淋巴瘤、儿童实体瘤，特别是神经母细胞瘤的患者中，P-gp 的高表达与治疗后疗效差呈高度相关。ALP-gp 表达阴性的初诊患者预后较好，完全缓解（CR）率高；P-gp 表达阳性者，预后差，CR 率极低；未治小儿 AL 的 MDRlmRNA 表达率达 25% ~ 71%（ANLL52%，ALL35.7%）。从总体上看，MDR1 阳性者 CR 为 25%，阴性者 CR 达 90%，因此，MDR1 的过度表达对于患者的完全缓解率而言，是一个独立的不良因素。对患者进行多态性位点基因型测定，有助于进一步进行危险度分组，采取个体化治疗。

③药物作用靶点编码基因。

a. 糖皮质激素受体基因（NR3C1）：糖皮质激素广泛应用于白血病的治疗，通过糖皮质激素受体（GR）发挥作用，编码 GR 的基因是其 Bcl Ⅰ 限制性内切酶多型性位点的多态性影响着糖皮质激素的疗效，原因可能是影响了 GR 的信号转导，降低了机体对糖皮质激素的敏感性，导致疗效不佳，但具体机制有待于进一步研究。

b. 胸腺嘧啶脱氧核苷酸合成酶（TYMS）编码基因：TYMS 催化细胞内脱氧尿苷酸转化为 DNA 复制及修复所需的 dTMP，是细胞增生过程中的关键酶，也是很多化疗药物的作用靶点。而 TYMS 基因的变异影响着 TYMS 的表达水平，化疗药物 MTX 进入细胞后的活性代谢产物 MTXPG 对 TYMS 的抑制作用为其抗白血病细胞的机制之一，故 TYMS 的表达水平在一定程度上影响 MTX 的疗效。也有研究提出大剂量的 MTX 可克服 TYMS 高表达对疗效的影响，但 TYMS 多态性与 MTX 治疗及儿童 ALL 治疗结局间的复杂关系有待进一步研究阐明。

（4）化疗个体化的实施对策：化疗个体化的客观指标在化疗个体化的实施过程中十分重要，在很大程度上影响近期和远期疗效，如宿主的药物遗传学、染色体核型、早期治疗反应及微小残留病等，化疗个体化应主要针对这些因素采取对策。

目前主要的对策有两方面：

①精确并重新修正疾病危险程度采用适度的化疗，根据不同的年龄、性别；不同疾病相关因素中的不良因素（高白细胞血症、T-ALL、不良染色体核型及融合基因）；不良的早期治疗反应和治疗早期较高的微小残留病。并在诊断时精确评价疾病危险程度（低危、中危及高危），在治疗过程中不断修正危险程度。

②根据或参照药物遗传学和（或）化疗药物基因组学的参数，对每个患儿检测相关药物代谢关键酶表型及基因型以选用最合适的制剂、剂型、剂量、施药时间和施药方式，真正做到循证医学原则下的以客观参数指导化疗个体化，以最小的毒副反应达到最大的治疗疗效，明显提高白血病患儿的 EFS 率。

五、护理评估

（一）健康史

询问患者是否有发热、贫血、出血等症状，是否接触过苯等化学性物质，是否接触过 X 线等放射性物质，家庭中是否有患同样疾病的患者。

（二）身体状况

1. 急性白血病

急性白血病是造血干细胞的恶性克隆性疾病，发病时骨髓中异常的原始细胞及幼稚细胞（白血病细胞）大量增殖并广泛浸润肝、脾、淋巴结等各种脏器，抑制骨髓正常造血。

起病急缓不一，急者多为高热或严重出血，缓者常为面色苍白、疲乏或轻度出血。少数患者因皮肤紫癜、月经过多或拔牙后出血不止，就医后被发现。

（1）贫血：常为首发症状，呈进行性加重。表现为苍白、无力等。贫血的主要原因是骨髓中红细胞生成明显减少、无效红细胞生成、溶血、出血等。

（2）发热：是急性白血病最常见的症状。发热多由继发感染引起，口腔炎、牙龈炎、咽峡炎最常见，肺部感染、肛周炎、肛周脓肿也常见，严重时可致菌血症或败血症。常见致病菌为革兰阴性杆菌，如肺炎克雷白杆菌、铜绿假单胞菌、大肠杆菌等，也可为病毒感染，一些平时不易致病的细菌和真菌在急性白血病患者中也可引起严重感染。易发生感染的主要原因是由于血中成熟粒细胞缺乏，其次是人体免疫力下降。

（3）出血：绝大部分患者有不同程度的出血。以皮肤嫩点、瘀斑、鼻衄、牙龈出血为常见，严重者可有内脏出血，如便血、尿血、咯血及颅内出血等。出血最主要原因是血小板减少及质量异常。

（4）器官和组织浸润的表现：

1）肝脾及淋巴结肿大，多为轻到中度肿大，无压痛，以急淋白血病多见。

2）骨骼和四肢关节疼痛，以胸骨下端局部压痛最为显著，提示骨髓腔内白血病细胞过度增生，以儿童多见。

3）眼部浸润，粒细胞白血病形成的粒细胞肉瘤或绿色瘤常累及骨膜，可引起眼球突出、复视或失明。

4）皮肤、黏膜浸润，表现为皮肤出现蓝灰色斑丘疹、结节性红斑、皮下结节等，牙龈增生或肿胀。

5）中枢神经系统白血病（CNSL），可发生在疾病的各个时期，常发生在化疗后缓解期，这是由于多种化学药物难以通过血脑屏障，隐藏在中枢神经系统的白血病细胞不能被有效杀灭，因而引起 CNSL。以急淋和儿童患者多见，轻者可表现为头痛、头晕，重者有呕吐、颈强直，甚至抽搐、昏迷。

6）睾丸浸润，多为一侧无痛性肿大，多见于急淋白血病化疗缓解后的幼儿和青年，是仅次于 CNSL 的白血病髓外复发的根源。

7）尚可累及心、肺、胃肠等部位，但不一定出现相应的症状。

2. 慢性白血病

慢性白血病按细菌类型分为慢性粒细胞白血病、慢性淋巴细胞白血病、慢性单核细胞白血病 3 型。我国以慢性粒细胞白血病多见，慢性淋巴细胞白血病较少见，慢性单核细胞白血病罕见。慢性粒细胞白血病病程发展缓慢，自然病程可分为慢性期、加速期和急性期。

（1）慢性期：起病缓慢，早期常无自觉症状，随着病情发展可出现乏力、低热、多汗或盗汗、体重减轻等代谢亢进的表现。大多数患者可有胸骨中下段压痛。巨脾为最突出的体征，并可引起左上、中腹明显的坠胀感。初诊时脾大可达脐平面，甚至到盆腔；质硬、表面平滑，无压痛。但如发生脾梗死，则可突发局部剧烈疼痛和明显压痛。半数患者肝中度肿大，浅表淋巴结多无肿大。慢性期可持续 1 ~ 4 年。

（2）加速期：起病后 1 ~ 4 年间大部分慢粒患者进入加速期，主要表现为原因不明的高热、虚弱、体重下降，脾迅速肿大，骨、关节痛，以及逐渐出现贫血、出血。白血病细胞对原来有效的药物发生耐药。

（3）急变期：加速期历时几个月到 1 ~ 2 年，即进入急变期，急变期表现与急性白血病类似，多数为急粒变，20% ~ 30% 为急淋变。

（三）辅助检查

1. 急性白血病

（1）外周血象：白细胞计数多数在（10 ~ 50）×10⁹/L，少数 < 5×10⁹/L 或 > 100×10⁹/L，白细胞过高或过低者预后较差。血涂片分类检查可见数量不等的原始和（或）幼稚细胞，但白细胞不增多型患者的外周血很难找到原始细胞。患者常有不同程度的正常细胞性贫血。约 50% 的患者血小板 < 60×10⁹/L，晚期血小板往往极度减少。

（2）骨髓象：骨髓穿刺检查是急性白血病确诊的主要依据。多数患者的骨髓象呈增生明显活跃或极度活跃，以原始细胞和（或）幼稚细胞为主，而较成熟中间阶段的细胞阙如，并残留少量的成熟细胞，形成所谓的"裂孔"现象。若原始细胞占全部骨髓有核细胞的 30% 以上，则可做出急性白血病的诊断。奥尔（Auer）小体仅见于急非淋，有独立诊断的意义。

（3）其他检查：细胞化学检查用于鉴别急性淋巴细胞、急性粒细胞及急性单核细胞白血病。常用的方法有过氧化物酶染色、糖原染色、非特异性酯酶及中性粒细胞碱性磷酸酶测定等。此外，免疫学检查、染色体和基因检查均可进行白血病类型的鉴别。其他如血清尿酸浓度往往增高，主要与大量细胞破坏有关，尤其在化疗期间，甚至可形成尿酸结晶而影响肾功能。

2. 慢性白血病

（1）血象：白细胞总数明显增高，常超过 20×10⁹/L，晚期可达 100×10⁹/L 以上。

各阶段中性粒细胞均增多，以中幼、晚幼、杆状核粒细胞为主，原始粒及早幼粒低于10%，嗜酸性和嗜碱性粒细胞可增多。血红蛋白早期可正常，血小板计数可正常或增多，加速期、急变期血红蛋白和血小板计数明显下降。

（2）骨髓象：是确诊的主要依据。慢粒呈现粒细胞增生明显至极度活跃，中幼粒、晚幼粒、杆状核粒细胞明显增多。原始粒细胞低于10%，急变期可明显增高达30%～50%或更高。慢淋以成熟淋巴细胞为主。

（四）心理－社会状况

白血病是造血系统的恶性肿瘤，一旦确诊，多数患者会背上患不治之症的沉重心理包袱，加之治疗过程中种种并发症及经济负担的日趋加重，尤其是治疗效果不佳或白血病复发时，患者及其家属均易产生强烈的恐惧、悲观、绝望等负性情绪。评估时应注意患者对自己所患疾病的了解程度及其心理承受能力，以往的住院经验，所获得的心理支持；家庭成员及亲友对疾病的认识，对患者的态度；家庭应对能力，以及家庭经济情况，有无医疗保障等。

六、护理诊断

（一）有损伤的危险：出血

与血小板减少、白血病细胞浸润等有关。

（二）有感染的危险

与正常粒细胞减少、化疗有关。

（三）潜在并发症

化疗药物不良反应。

（四）活动无耐力

与大量、长期化疗，白血病引起代谢增高及贫血有关。

（五）营养失调：低于机体需要量

与机体代谢亢进有关。

（六）悲哀

与急性白血病治疗效果差、病死率高有关。

七、护理目标

患者能积极配合，采取正确、有效的预防措施，减少或避免出血。

能说出预防感染的重要性，积极配合，减少或避免感染的发生。

能说出化疗可能出现的不良反应，并能积极应对。

能认识到化疗期间合理的休息与活动的重要性，体力逐渐恢复，生活自理。

对疾病的发生发展了解，并能合理饮食。

能正确对待疾病，悲观情绪减轻或消除。

八、护理措施

（一）一般护理

1. 休息与活动

为患者提供一个安静、舒适、通风良好的休息环境，避免不良刺激。根据患者体力，适当限制活动量，可以每日室内活动 3 ~ 4 次，以后逐渐增加活动时间或活动次数。保持床单平整，衣裤轻软；勤剪指甲以免搔抓皮肤；保持皮肤清洁，定期擦洗，擦洗时要用刺激性小的肥皂，不可用力，以防皮肤出血；尽量少用注射药物，必须使用时，在注射后需要用消毒棉球充分压迫止血。对重症患者，应协助患者洗漱、进餐、大小便、翻身等，以减少患者体力消耗。对于粒细胞缺乏患者（粒细胞绝对值在 $0.5 \times 10^9/L$），应采取保护性隔离，条件允许宜住无菌层流病房或消毒隔离病房。尽量减少探视以避免交叉感染。保持室内空气清新，定期使用消毒液擦拭室内家具、地面，并用紫外线照射消毒，每周 2 ~ 3 次，每次 20 ~ 30min。保持皮肤和口腔卫生，便后坐浴即便后用 1 ∶ 5 000 高锰酸钾溶液坐浴，预防肛周感染。女性患者经期每天用温热流动水冲洗会阴部。严重贫血患者应予常规氧气吸入。

2. 饮食护理

给予高热量、高蛋白、高维生素易消化饮食。向患者及其家属解释化疗期间保证足够的营养，可以帮助治疗顺利进行，嘱患者家属带给患者平时喜爱吃的饭菜和水果，食欲差的患者可劝其少量多餐。化疗期间应避免在化疗前后 1h 进食，并指导患者进食前做深呼吸及吞咽动作，进食后取坐位或半卧位，以减轻恶心、呕吐，并可遵医嘱给予止吐药。同时保证每日饮水量。病情严重不能进食者，帮助患者用吸管进流质饮食。鼓励患者多饮水，化疗期间每天饮水量 3000mL 以上，以防尿酸性肾病的发生。

（二）病情观察

了解患者主诉有无恶心、头痛、心悸，进食情况。观察体温、脉率，口腔、鼻腔、皮肤有否出血，肺部有无啰音，肝脏大小及血象、骨髓象变化。记 24h 出入液量。发现异常，及时报告医生，配合抢救。注意观察患者出血的发生部位、发展或消退情况；化疗常可引起恶心、呕吐、食欲减退等反应，应注意观察。

（三）对症护理

1. 鼻出血的预防护理

保持室内湿度在50%～60%；指导患者避免用手抠鼻痂和外力撞击鼻部；少量鼻腔出血者，可用干棉球或1：1 000肾上腺素棉球填塞鼻腔压迫止血和局部冷敷，如出血不止，可请医生用油纱条做后鼻孔填塞术，术后可用无菌液体石蜡滴入，以保持黏膜湿润。术后第3天可轻轻取出油纱条，若仍出血，需要更换油纱条再填塞。

2. 口腔、牙龈出血的预防和护理

保持口腔卫生，定时用洗必泰、苏打液、生理盐水漱口；指导患者用软毛牙刷刷牙，忌用牙签剔牙；避免食用刺激性硬的食物，进餐时要细嚼慢咽；牙龈渗血时，可用0.1%肾上腺素棉球、明胶海绵贴敷牙龈，并及时用生理盐水或1%过氧化氢清除口腔内陈旧性血块，以免引起口臭而影响患者的食欲和情绪。

（四）药物护理

化疗前向患者说明给药方法及不良反应，使患者对化学治疗有一定的思想准备。用药过程中注意观察其不良反应，及时报告医生。大剂量化疗药物可引起严重骨髓抑制，在此用药期间应加强预防感染和出血的措施，化疗中必须定期查血常规、骨髓象，以观察疗效及骨髓受抑制情况。鞘内注射化疗药物的护理：推注药物宜慢，注毕，去枕平卧4～6h，注意观察有无头痛、发热等并发症发生。

多数化疗药物对组织刺激性大，多次注射常会引起静脉及其周围组织炎症，表现为注射化疗药的血管出现条索状红斑，触之温度较高、有硬结或压痛。炎症消退后，该血管可因内膜增生而狭窄，严重的可致局部血管闭塞。若注射时药液渗漏，还会引起局部组织坏死。故静注化疗药时应注意：

（1）应有计划选择和保留静脉，可由四肢远端向近端依次选择合适的小静脉穿刺，左右交替使用，不宜选择较细的静脉，以防药液外渗。

（2）静脉注射要求准确，防止药物外漏。注药前，先用生理盐水试穿刺，确定穿刺成功后再用化疗药物，静脉推注（或滴注）过程中要不断回抽检查，观察针头是否在血管内，注射完毕时用少量生理盐水冲洗或抽少量回血，并保持注射器内一定负压时再拔针，然后压迫针眼数分钟。

（3）必要时静脉滴注可先行无药液体滴注，确定畅通无外漏，再夹住滴管上端输液管，将化疗药物由滴管下端输液管间接注入静脉内。注毕，继续用无药液体迅速冲净输液管内的药液，减少药物对血管壁的刺激。

（4）如静脉给药过程中有外渗、外漏时，应立即回抽2～3mL血或外漏的药液，然后拔出针头更换注射部位，外渗局部立即冷敷或以0.5%普鲁卡因局部封闭，有静脉炎者可用喜疗妥等药物外敷，鼓励患者多活动肢体，以促进血液循环。

（5）静脉穿刺时不扎止血带，不拍打静脉，不挤压皮肤，以免皮下出血。

（五）心理护理

帮助患者认识积极的心态有利于疾病的康复，向患者说明长期的消极心理会影响机体的生理功能，导致食欲下降、失眠、内分泌失调、免疫力功能下降，以致加重病情，不利于康复。指导患者及其家属理性对待疾病，应耐心倾听患者诉说，给予真诚的理解与同情，取得患者信任，因势利导，做好科普宣传，明示患者家属、亲友多给予患者精神及物质关怀。组织病友交流经验，请长期生存患者现身说法，帮助患者克服恐惧心理，增强战胜疾病的信心。帮助患者建立良好的生活方式及饮食规律，根据身体条件做些有益的事情，使患者感受到生命的价值，提高生存的信心。

（六）健康教育

1. 饮食指导

加强营养，饮食宜富含高蛋白、高热量、高维生素，清淡、易消化、少渣软食，避免辛辣刺激性食物，防止口腔黏膜损伤。多饮水，多食蔬菜、水果，以保持排便通畅。

2. 休息和活动

保证充足的休息和睡眠，适当加强健身活动，如散步、打太极拳等，以提高机体的抵抗力。

3. 预防感染和出血

注意保暖，避免受凉；讲究个人卫生，剪短指甲，避免抓搔而损伤皮肤，少去人群拥挤的地方；经常检查口腔、咽部有无感染，学会自测体温。勿用牙签剔牙，刷牙用软毛刷；勿用手挖鼻孔，空气干燥时可用薄荷油滴鼻腔；避免创伤。定期门诊复查血象，发现出血、发热及骨、关节疼痛要及时去医院检查。

4. 用药指导

向患者及其家属解释白血病的知识，治疗方法多、效果较好，坚持缓解后治疗是争取长期缓解或治愈的重要手段，使其树立信心。

九、护理评价

患者能描述引起或加重出血的危险因素，积极采取预防措施，减少或避免出血。

能说出预防感染的重要性，积极配合治疗与护理，未发生感染。

能列举化疗的不良反应，主动配合治疗，积极采取应对措施。

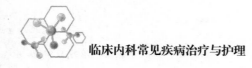

正确对待疾病，悲观情绪减轻并渐消除。

能说出活动耐力下降的原因，合理安排休息和饮食。

第五节　过敏性紫癜

过敏性紫癜（AP）也称为 HSP，是一种血管炎性疾病，与 IgA 免疫复合物及破碎白细胞在小血管沉积有关。1801 年 WilliamHeberden 首次描述了本病，1837 年 JohannSchonlein 发现紫癜可伴有关节炎，并称之为"风湿性关节痛"，1874 年 Henoch 描述了该病可伴有胃肠道受累，至 1899 年描述肾受累。此后学者将这些症状联系起来，称之为 HSP。临床表现主要为可触性皮肤紫癜、黏膜出血、关节痛、腹痛及肾损害等。本病多呈自限性，一般病程为 4 周，少数肾型患者（2% ～ 17%）可发展为肾衰竭及终末期肾病。

一、流行病学

发病具有季节性特征，春、秋、冬季均可发病，夏季少见。本病多见于儿童，男女比例约 1.4 ∶ 1。各地发病率不一，国外报道儿童年发病率为 0.1‰ ～ 0.2‰，成人发病较少见，其发病也以男性居多。

二、病因及发病机制

病因尚不完全明确，常见致敏因素包括以下几项。

（一）感染

病原体包括细菌（溶血性链球菌、结核杆菌、支原体等）、病毒（水痘、风疹、麻疹病毒等）、寄生虫（蛔虫、血吸虫等）。

（二）食物

如牛奶、鸡蛋、鱼虾。

（三）药物

抗生素类、磺胺类、解热镇痛药、噻嗪类等。

（四）其他

虫咬、接触花粉、受凉，国外文献报道部分患者与慢性乙醇摄入有关等。

目前认为该病是一种免疫因素介导的全身性小血管炎症。致敏原进入机体激活淋巴细胞及浆细胞，产生 IgA 与抗原结合形成抗原抗体复合物，沉积于小血管壁 -小动脉、小静脉、毛细血管，随之中性粒细胞在此处聚集，释放过敏递质，导致血管壁通透性增加，组织水肿。血管壁的损伤激活血小板形成微血栓，导致局部出血水肿。

研究表明，IgA 在 HSP 发病机制中起关键作用。IgA 有 2 种亚型：IgA1、IgA2，仅 IgA1 与 HSP 发病相关。与 IgA2 结构不同，IgA1 绞链区含有多个 O- 联糖基化位点，IgA1 绞链区糖基化异常与 HSP 发病明显相关。Lau 等报道 HSP 肾炎患儿 IgA1 绞链区 O- 联寡聚糖中的半乳糖含量下降，正常人及非紫癜肾炎者则无此变化，证实 HSP 的发病与 IgA1 相关。

Schmitt 等研究发现，部分 HSP 患者 IgA 与 M 蛋白复合物沉积在肾小球系膜及皮肤血管，这一发现说明 HSP 发病可能与链球菌感染相关联。

HSP 发病同时还与白细胞激活相关，有报道发现：HSP 肾炎患者与无肾炎患者比较，HSP 肾炎患者全血及尿中白三稀 B4（LTB4）水平增高，脂氧素 A4（LXA4）水平下降。LTB4 是中性粒细胞潜在的激活因子，并可诱导中性粒细胞趋化。LXA4 抑制中性粒细胞活化，并且可抑制炎症递质如 IL-1β，IL-6，IL-8 及 TNF-α 的活性。

三、病理

本病主要的病理变化为小血管炎。皮肤病理变化为：真皮乳头层的微血管受到侵犯，表现为白细胞破碎性血管炎，小血管壁纤维素性坏死，中性粒细胞在小动脉，尤其是毛细血管后静脉管壁内或管壁周围显著浸润，伴多形核白细胞产生的核碎片，以及红细胞溢出毛细血管和小动脉变态反应性炎症，血管壁可有灶性坏死及血小板血栓形成。累及肾时最常见的病理改变为系膜增生，轻者光镜下可无改变或仅有微小病变，重者可见肾小球坏死伴新月体形成，肾小球新月体形成的多少决定肾病的严重程度，晚期可见局灶性肾小球硬化，免疫电镜显示以 IgA 为主的免疫复合物沉积在系膜和血管内皮下。累及胃肠道时可见胃、肠道黏膜出血、水肿。关节滑膜受累可见滑膜出血。

四、临床表现

多数患者发病前 1 ~ 3 周有乏力、发热、全身不适及上呼吸道感染史。随后出现皮肤紫癜。也可早期皮肤紫癜不明显而以腹痛、关节痛为早期症状，此时早期诊断较为困难。根据患者的主要临床表现分为以下几种类型。

（一）皮肤型

也称为单纯型紫癜，为最常见类型，几乎所有的患者均出现皮肤紫癜。皮疹以双下肢、臀部为多见，常对称分布。也可见于耳后、面部等部位，躯干极少累及。皮疹特征为高出皮肤，紫红色大小不等，压之不褪色，紫癜可融合成片，严重患者紫癜融合成血疱，多数无痛，伴痒感。皮疹可在 2 周内消退，然后又分批反复出现。有的患者在身体不同部位出现神经血管性水肿现象，依次为双下肢、头皮、口周、眼周、背部等。

（二）关节型

除皮肤紫癜外，15% ~ 20% 患者出现关节肿胀疼痛，疼痛可固定，也可呈游走性。膝、踝大关节最常受累，少数累及肘、腕、指等关节。X 线检查多无异常，B 超关节检查可发现关节腔积液，为非化脓性改变。关节肿痛可反复发作，多在数日内好转，不遗留后遗症。

（三）腹型

较为常见，发生率 50% ~ 70%。在皮肤出现紫癜前易被误诊为急腹症或肠炎。由于消化道血管黏膜受累患者可表现为弥散性腹痛，位于脐周、下腹或全腹，呈阵发性绞痛或持续性钝痛。常合并恶心、呕吐、腹泻等消化道症状，也可出现便隐血阳性、血便等。腹部触诊时可表现症状与体征的不一致，患者腹部疼痛剧烈，但触诊腹部柔软无反跳痛，压痛可有或无，儿童患者触及包块时应高度警惕肠套叠的发生。严重的腹型紫癜可出现肠出血、肠穿孔等严重并发症，常需外科手术治疗。

（四）肾型

称紫癜性肾炎（HSPN），较为常见。儿童 HSPN 的发生率在 40% ~ 50%，老年人发生机会远高于此数值。一般在皮肤紫癜出现 4 周后发生，少数可在诊断 HSP6 个月后发生，个别可在诊断前发生 HSPN。临床表现为血尿和（或）蛋白尿，甚至管型尿。程度较轻者仅出现镜下血尿，轻微蛋白尿。较重者出现大量蛋白尿，病程呈肾病综合征（NS）和慢性肾炎过程，出现水肿、少尿、高血压等。大部分 HSPN 是可逆的，据报道 2% ~ 17% 出现不可逆改变，发生肾功能不全甚至尿毒症。国际儿童肾病学会（ISKDC）将紫癜性肾炎病理分级如下。

1. Ⅰ级：微小病变。

2. Ⅱ级：单纯系膜增生．

（1）局灶性。

（2）弥散性。

3. Ⅲ级：少量肾小球异常或系膜增生，新月体形成＜50%。

（1）局灶性。

（2）弥散性系膜增生级。

4. Ⅳ级：病理改变与Ⅲ级相同，但新月体形成 50% ~ 75%。

（1）局灶性。

（2）弥散性系膜增生或硬化。

5. Ⅴ级：病理改变与Ⅲ级相同，但新月体形成 > 75%。

6. Ⅵ级：膜性增生性病变。

（五）混合型

皮肤紫癜合并上述 2 种及以上者称之为混合型。

（六）其他

少数患者发生中枢神经系统症状，如头痛、神情淡漠、躁狂、癫痫等。另有患者出现睾丸、附睾肿痛，B 超诊断为睾丸炎或附睾炎。此类患者易被误诊。国外报道 HSP 并发睾丸炎的发生率约 24%。国内也有少数报道。睾丸炎经内科治疗后，多数得到缓解。

五、实验室检查

本病缺乏特异性实验室检查，血小板计数正常，血小板功能和凝血时间正常。部分患者白细胞升高，伴核左移。累及肾时可见镜下血尿甚至肉眼血尿及蛋白尿。肾病理检查是必要的，可判断肾病变性质及严重程度，对治疗及预后都有指导意义。腹痛患者可伴便隐血阳性，甚至血便。约半数患者急性期血清 IgA 升高。C- 反应蛋白及抗链球菌溶血素可呈阳性，约 70% 病例血沉可增快。部分病例毛细血管脆性试验阳性。抗核抗体及类风湿因子阴性。

六、诊断及鉴别诊断

（一）诊断

对于皮肤紫癜症状典型者诊断常无困难，但有些患者以急性腹痛为早期表现者易误诊。

国内诊断标准如下。

1. 临床表现

（1）发病前 1 ~ 3 周常有低热、咽痛、上呼吸道感染及全身不适等症状。

（2）下肢大关节附近及臀部分批出现对称分布、大小不等的丘疹样紫癜为主，可伴荨麻疹或水肿、多形性红斑。

（3）病程中可有出血性肠炎或关节痛，少数患者腹痛或关节痛可在紫癜出现前 2 周发生，常有紫癜肾炎。

2.实验室检查

血小板计数正常，血小板功能和凝血时间正常。

3.组织学检查

受累部位皮肤真皮层的小血管周围中性粒细胞聚集，血管壁可有灶性纤维样坏死，上皮细胞增生和红细胞渗出血管外。免疫荧光检查显示血管炎病灶有 IgA 和补体 C3 在真皮层血管壁沉着。

4.能排除其他疾病引起的血管炎。如冷球蛋白综合征、良性高球蛋白性紫癜、环形毛细血管扩张性紫癜、色素沉着性紫癜性苔藓样皮炎等。

临床表现为非血小板减少性紫癜，有可扪及性典型皮疹，能排除其他类型紫癜者，可以确定诊断。鉴别诊断确有困难的则可做病理检查。

1990 年美国风湿协会（ACR）制定了 HSP 的 4 条诊断标准。

（1）可触性紫癜：即皮肤表面轻微突起的可触及的出血性皮疹，不伴有血小板减少。

（2）年龄：首次发病年龄 20 岁或 20 岁以下。

（3）肠绞痛：弥散性腹痛，进食后加重；或者诊断为缺血性肠病，通常表现为血便。

（4）组织病理表现为小动脉或小静脉壁中性粒细胞浸润。

满足以上标准 2 条或者 2 条以上即可诊断为 HSP。本诊断标准的敏感性及特异性分别为 87.1% 和 87.7%。

2008 年欧洲风湿联盟（EULAR）和儿科风湿学会（PRES）对 HSP 的诊断标准做了修订，其诊断标准为：可触性紫癜（必备条件）另加下述 4 项中的 1 项即可诊断为 HSP。

（1）弥散性腹痛。

（2）组织病理学：皮肤、肾等以 IgA 为主的沉积物。

（3）关节炎或者关节痛。

（4）肾累及。

本诊断标准的敏感性及特异性分别为 100% 和 87%。在这个诊断标准中删除了将发病年龄作为诊断标准的限制，强调了组织病理活检的特点是以 IgA 为主的沉积物，重要的诊断标准为明显的可触性紫癜疹。

（二）鉴别诊断

1.特发性血小板减少性紫癜

本病可出现紫癜，但因本病有明显血小板减少，可出现皮肤黏膜出血点，紫癜通常不高出皮面，不伴有关节及胃肠道症状，化验检查显示血小板减少及特异性血小板抗体阳性，可资鉴别。

2. 系统性红斑狼疮等自身免疫性疾病

可出现皮肤紫癜病变，因这类患者常有关节疼痛、肾损伤，易与过敏性紫癜相混淆，但这类患者常有发热、颜面红斑、光敏感等特异性临床表现，化验检查呈现抗核抗体、双链 DNA 抗体、ENA 多肽抗体阳性，有别于过敏性紫癜，对紫癜伴有上述症状者要警惕自身免疫性疾病的可能，完善自身抗体检查鉴别并不困难。

七、治疗

迄今为止，对于 HSP 的治疗目前尚无系统完整的随机对照研究实验，对 HSP 的治疗主要采取支持和对症治疗。其原则是对症治疗结合临床分型和病理分级，给予针对性治疗。

（一）一般对症治疗

急性期卧床休息，积极寻找和去除诱因是治疗该病的最佳途径。补充维生素、钙剂等以增强毛细血管抵抗力，降低毛细血管通透性等。

（二）单纯性 HSP

应用抗组胺药及钙剂治疗，无须应用激素治疗。

（三）胃肠型 HSP

单纯应用抑酸药、胃黏膜保护药、解痉药物效果不佳，此时需配合使用糖皮质激素治疗，可服泼尼松 1 ~ 2mg/（kg·d），持续 1 ~ 2 周，随后逐渐减量，总疗程 2 ~ 3 周。对于缓解胃肠道绞痛、出血症状有较好效果。

（四）关节型 HSP

单用解热镇痛药物效果不佳，可试用激素治疗，对于缓解关节症状有明确疗效。

（五）肾型 HSP（HSPN）

肾的受损程度是决定预后的关键因素，因此，对于 HSPN 的治疗成为治疗 HSP 的关键。目前，大多数学者认为，在 HSP 病程中应用糖皮质激素治疗不能预防 HSPN 的发生，诊断 HSPN 后多推荐联合治疗，采用糖皮质激素联合免疫抑制药。常用免疫抑制药包括环孢素 A、环磷酰胺、硫唑嘌呤、雷公藤总苷等。有学者将甲泼尼松、尿激酶、环磷酰胺联合应用治疗 HSPN，发现可明显减少尿蛋白，并阻止肾新月体形成和肾小球硬化，长期随访未发现患者肾病进展。另有学者发现使用激素联合环孢素治疗 HSPN 要优于单用激素治疗，能够防止 HSPN 肾纤维化的进展。血管紧张素转换酶抑制药（ACEI）和血管紧张素受体拮抗药（ARB）类应用可减轻蛋白尿，保护肾功能，延缓疾病的发展，已有肾功能不全者不宜使用。国外部分研究发现对儿童 HSPN 的治疗，采用糖皮质激素联合咪唑立宾取得了较好疗效。

（六）其他

对于重症 HSP 患者，如肾受累严重、消化道出血等，大剂量丙种球蛋白冲击治疗 [400mg/（kg·d），持续 3 ~ 5 天] 可有效缓解症状。多数情况下重症混合型 HSP 急性期应以腹部处理为重点，必要时请外科处理。恢复期则以保护肾为重点，HSPN 要长期随访。近年文献报道应用血浆置换、利妥昔单抗（美罗华）治疗可取得疗效，但对该 2 种治疗方式均未进行系统研究，目前也无大样本报道。

八、护理诊断

（一）有受伤的危险：出血

与血管通透性和脆性增加有关。

（二）疼痛：腹痛、关节痛

与局部过敏性血管炎性病变有关。

（三）知识缺乏

缺乏有关病因预防相关的知识。

九、护理目标

无受伤的出现。

疼痛缓解。

对疾病的发生发展有了解，并能做到有效预防。

十、护理措施

（一）一般护理

1. 休息与活动

急性期应卧床休息，抬高患肢，病情控制后逐渐增加活动量。卧床有助于症状的缓解，活动则可使症状加重。

2. 饮食

给予清淡、易消化饮食，宜少食多餐。避免食用鱼、虾、蛋、乳等过敏性食物。有消化道出血者，避免热食，必要时禁食。忌食辛辣食品。要注意避免进食粗糙、坚硬和对胃肠道有机械性刺激的食物，如带刺的鱼，带壳的蟹，带骨头的鸡、肉等，以免刺伤口腔黏膜和牙龈，引起或加重出血。肾型紫癜患者，应给予低盐饮食。

（二）病情观察

注意监测患者生命体征、神志、皮肤等，如观察患者的出血部位、范围，疼痛的部位、程度、持续时间、伴随症状等，并做好记录。注意尿色、尿量，定期做尿常规检查。

（三）对症护理

1. 皮肤护理

观察紫癜形态、数量、部位，是否反复出现，保持皮肤清洁，防擦伤，防抓伤，如有破溃及时处理，防止出血和感染，穿柔软、透气性良好、宽松的棉质内衣，并经常换洗，保持床铺清洁、干燥、无碎屑，避免使用碱性肥皂。

2. 关节肿痛的护理

对关节型病例应观察疼痛及肿胀情况，保持患肢功能位置，协助患者选用舒适体位，做好日常生活护理。使用肾上腺皮质激素，对缓解关节痛效果好。

3. 腹痛的护理

患者腹痛时应卧床休息，尽量守护在床边。腹痛者禁止腹部热敷以防肠出血。腹型紫癜患者应给予无动物蛋白、无渣的流质饮食，严重者禁食，静脉供给营养。

（四）药物护理

应用糖皮质激素的患者，注意防止感染；应用环磷酰胺者，鼓励多饮水，观察尿量及颜色的变化。用药期间密切观察患者治疗的反应，如有不适，立即停止。

（五）心理护理

患者因疾病易出现焦虑不安的心理变化，病情严重者甚至出现悲观失望的心理，此时需主动跟患者进行交流，安慰患者，并耐心讲解疾病的发生发展过程，告知患者治疗的方法和预后，鼓励患者树立战胜疾病的信心。

（六）健康教育

1. 疾病知识指导

指导患者及其家属了解本病发生的致病因素，并指导避免该因素。告之此病易反复，让患者及其家属了解疾病的相关知识，以便配合住院期间的治疗和护理。

2. 生活指导

指导患者注意休息，劳逸结合，生活要有规律。制订恰当的锻炼计划，增强体质，提高抵抗力。天气变化时，要及时增减衣物，注意保暖，防止感染。养成良好的个人卫生，避免食用不洁食物。

3. 病情监测指导

教会患者学会自我检测病情，如出现紫癜、腹痛、关节痛、血尿、少尿等情况，及时就诊。特别是肾型紫癜患者应定期做晨尿检查，出院后追踪尿检 3 ~ 6 个月。

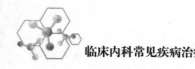
十一、护理评价

是否受伤。

疼痛是否缓解。

患者对疾病的致病因素是否有详尽的了解，是否明确如何预防。

第六节　弥散性血管内凝血

弥散性血管内凝血（DIC）是由多种病因引起的一种获得性出血综合征。主要特征是凝血系统被激活，纤维蛋白和血小板在微血管内聚集，形成广泛的微血栓（早期高凝状态）；随后大量凝血因子和血小板被消耗，纤维蛋内溶解系统被激活（后期低凝及纤溶亢进状态），从而产生出血、循环障碍或休克、栓塞、溶血，以及器官功能障碍或衰竭等一系列临床表现。

一、病因

本病病因复杂，儿童时期最常见的为感染性疾病，其次为血液肿瘤性疾病。

（一）感染

包括细菌、病毒、立克次体及真菌等。

（二）肿瘤及血液病

急性白血病（尤其是急性早幼粒细胞白血病）、恶性肿瘤、急性溶血性贫血及血栓性血小板减少性紫癜等。

（三）心血管疾病

发绀型先天性心脏病及巨大血管瘤。

（四）组织损伤

外科大手术、挤压伤及烧伤等。

（五）窒息、休克、呼吸功能紊乱、重度营养不良、出血性坏死性小肠炎等

二、诊断

（一）临床表现

DIC无特异性临床表现，发病早期，血液处于高凝状态，表现为微循环障碍，并无明显出血，此时突出的表现可能仅为凝血时间明显缩短。故若有DIC的危险因

素（或基础疾病），病程中发现静脉取血时血液极易凝固，应考虑早期 DIC 的可能。随着疾病进展，DIC 可以出现以下表现：

1. 多发性出血倾向

出血是 DIC 的主要症状，但发生出血已是 DIC 进入到消耗性低凝期或其后凝血因子和血小板减少，也可伴有抗凝物质增多。表现为自发性皮肤黏膜出血点、瘀斑、血肿，以及穿刺部位出血不止，或消化道、泌尿道等器官出血。

2. 休克及低血压

这是 DIC 常见现象，特点是微循环障碍，血流阻滞，回心血量及排出量不足。幼婴表现为面色苍白或青灰、发绀、精神萎靡、肢端凉、尿少等。DIC 与休克互为因果，形成恶性循环，一般抗休克治疗疗效欠佳。

3. 广泛的微血管栓塞

全身各小血管均可发生微血栓而出现栓塞现象，症状依栓塞部位而不同：肾栓塞时可表现为血尿、少尿及肾衰竭；肺栓塞时可突然出现呼吸困难、发绀及咯血；胃肠道栓塞表现为腹痛、呕血及便血；脑栓塞时出现头痛、昏迷及抽搐等。

4. 微血管病性溶血

红细胞通过纤维血栓处致机械损伤而导致的血管内溶血，表现为发热、黄疸、腰背疼痛、苍白、乏力及血红蛋白尿等。

（二）实验室检查

传统的 DIC 诊断指标包括凝血酶原时间（PT）及部分活化凝血酶时间（APTT）延长、血小板计数下降、纤维蛋白原下降和纤维蛋白降解产物如 D- 二聚体升高等。但单一实验室指标缺乏高特异性及敏感性，并且 DIC 的检测结果随着病程发生时间的改变而变化，因此，需结合临床表现及多种实验室指标的动态监测进行综合评价。

1. 反映消耗性凝血障碍的检查

（1）血小板计数：血小板计数的减少或进行性下降是 DIC 的敏感指标，但是缺乏特异性。约 98% 的 DIC 患者存在血小板减少，其中 50% 的患者血小板计数 < 50×10^9/L，但由于 DIC 早期血小板计数可在正常范围内，因此需动态观察是否进行性下降。需注意的是，免疫性血小板减少症、急性白血病及再生障碍性贫血等血液系统疾病也存在血小板下降现象，应结合其他检查进行排除。

（2）出血时间和凝血时间：延长，但高凝状态下出血时间可缩短。血块收缩试验不良。

（3）PT 和 AF1T：由于凝血因子被大量消耗，多数 DIC 患者在疾病发展过程中会出现 PT、APTT 延长。少数患者 PT、APTT 时间正常或缩短，主要是 DIC 早期代偿性凝血因子增多或大量活化的Ⅱ因子和Ⅹ因子绕过了接触途径。因此 PT、APTT 也需连续动态监测。

（4）纤维蛋白原：通常 < 1.5g/L 或进行性下降，个别高凝期反而可增高 > 4.0g/L。

（5）抗凝血酶Ⅲ（AT-Ⅲ）：明显减少，正常值为 80% ~ 100%（活性）。

（6）因子Ⅷ：C，明显减少；Ⅷ，C/ⅧR，Ag 比值降低 < 1。

2. 反映纤维蛋白形成及纤维蛋白溶解亢进的检查

（1）血浆鱼精蛋白副凝试验（3P 试验）：DIC 早期即可阳性，但晚期常为阴性。

（2）优球蛋白原溶解时间：缩短，通常 < 70min。

（3）纤维蛋白原降解产物和 D- 二聚体：纤维蛋白原降解产物（FDP）含量增高，常 > 20mg/L。纤维蛋白降解产物（FDP）是纤维蛋白溶解酶作用于纤维蛋白或者纤维蛋白酶原分子时的产物，其水平在 80% ~ 100% 的 DIC 患者中可增加。FDP 主要由肝脏代谢和肾脏排泌，因此其水平高低同样也取决于肝肾功能。D- 二聚体是纤维蛋内单体被纤维蛋白溶解酶水解的特异性产物，其水平能反映凝血酶和纤溶酶的高低，因此其特异性较 FDP 更高，但由于在重大创伤、手术及血栓栓塞性疾病中，FDP 和 D- 二聚体同样会升高，因此这两项指标不能作为单独诊断 DIC 的标准，需结合临床表现及其他实验室检查数据综合判断。

（4）凝血酶时间（TT）：TT 延长，超过正常对照 3s 以上。

3. 其他

（1）外周血涂片：DIC 患者的外周血涂片可见红细胞呈盔甲状、三角形、新月形及碎片。对于某些伴有 D- 二聚体升高但凝血功能正常的慢性 DIC 患者，外周血出现红细胞碎片具有确诊意义。但在溶血性贫血或一些血栓性疾病同样能观察到红细胞碎片，因此外周血涂片缺乏特异性。

（2）血小板第 4 因子（PF4）增多。正常值（80mg ± 22mg）/10^9 血小板。

（3）纤维蛋白肽 A（FPA）增高可达 13 ~ 346ng/mL。正常值 < 2ng/mL。

（4）β- 血小板球蛋白（β -TG）或血栓素 B2（TXB2）增高。

（5）颗粒膜蛋白（GMP）-140 增高

（三）诊断标准

中国专家共识（2012 年版）制订的 D1C 诊断标准：

1. 临床表现

（1）存在易于引起 DIC 的基础疾病，如感染、恶性肿瘤、病理产科、大型手术及创伤等。

（2）有下列两项以上临床表现。

①多发出血倾向。

②不易以原发病解释的微循环衰竭或休克。

③多发性微血管栓塞症状、体征，如皮肤、皮下、黏膜栓塞坏死及早期出现的肾、肺、脑等脏器功能不全。

④抗凝治疗有效。

2. 实验室检查

有以下三项以上异常：

（1）血小板计数 < 100×10^9/L 或进行性下降。

（2）纤维蛋白原 < 1.5g/L 或呈进行性下降，或 > 4.0g/L。

（3）血浆 FDP > 20mg/L，或 D- 二聚体水平升高或阳性，或 3P 试验阳性。

（4）PT 缩短或延长 3s 以上，或 APTT 缩短或延长 10s 以上。

三、鉴别诊断

（一）原发性免疫性血小板减少症

该病常以皮肤黏膜出血为主要症状，伴血小板计数减少，但该病不伴多发性微血管栓塞的表现，也无微血管病性溶血性贫血，一般无休克状态，无凝血系统异常等可以鉴别。

（二）血友病

血友病为遗传性出血性疾病，单纯凝血因子Ⅷ或凝血因子Ⅸ缺乏，不伴血小板减少及其他凝血障碍，母系家族常有阳性家族史，血凝血因子测定可以确诊。

（三）溶血尿毒综合征

溶血尿毒综合征具有急性微血管病性溶血性贫血、血小板减少及尿毒症等三大基本特征，且常伴神经症状。该病也可由感染、肿瘤等诱发，但贫血程度通常较重，肾脏受累症状较为明显可以鉴别，该病发展中也常伴 DIC。

四、治疗

高凝状态以抗凝为主；低凝状态以止血、补充凝血因子和血小板为主，纤溶亢进时应适当给予抗纤溶药。

（一）治疗原发病

积极治疗原发病，去除病因是治疗 DIC 的关键之一。如抗感染、抗肿瘤治疗及减轻组织损伤等。

（二）改善微循环

1. 低分子右旋糖酐

首次 10mL/kg 静脉滴注，以后每次 5mL/kg，每 6 小时一次，全日量不超过 30mL/kg。适用于 DIC 晚期。

2. 纠正酸中毒

5% 碳酸氢钠 3 ～ 5mL/（kg•d）。

3. 血管活性药物

山莨菪碱（山良菪碱）每次 0.1 ～ 0.3mg/kg 静脉滴注；多巴胺 5 ～ 10μg/（kg•min）静脉滴注维持血压。

（三）抗凝治疗

DIC 是否应该使用抗凝剂仍有争议，一般认为早期高凝状态或有明显栓塞症状时可用。而后期低凝状态时以止血、补充凝血因子和血小板为主；纤溶亢进时应适当给予抗纤溶药。

1. 抗血小板凝聚药物

（1）阿司匹林，剂量为 10mg/（kg•d），分 2 ～ 3 次口服，用至血小板数恢复正常后数日停药；

（2）双嘧达莫（潘生丁），剂量为 5 ～ 10mg/（kg•d），分 3 次口服。

2. 肝素（包括普通肝素和低分子量肝素）

（1）低分子量肝素与普通肝素药理作用基本相似，但其具有以下优点：

①抗血栓作用强。

②对血小板功能无明显影响，安全性好。

③皮下注射生物利用度较高，半衰期较长，给药方便。因此，低分子肝素已取代普通肝素在临床上广泛使用。常用低分子量肝素钙或低分子量肝素钠，剂量一般为每次 50 ～ 200IU/kg，皮下注射，每天一次。

（2）肝素应用适应证

① DIC 早期（高凝期）。

②血小板及凝血因子呈进行性下降，微血管栓塞表现（如器官衰竭）明显者。

③消耗性低凝期但病因短期内不能去除者，在补充凝血因子情况下使用。

④除原发病因素外，顽固性休克不能纠正者。

（3）肝素应用禁忌证

①手术后或损伤创面未经良好止血者。

②近期有严重的活动性出血。

③蛇毒所致 DIC。

④严重凝血因子缺乏及明显纤溶亢进者。

（4）应用肝素注意事项

①应用肝素期间密切观察病情，监测有关凝血指标。

②若用肝素后出血加重，可静脉缓慢注射鱼精蛋白中和，其用量与最后一次肝素量相等（lmg 鱼精蛋白可中和 1mg 肝素）。

③如有肝、肾衰竭时，肝素半衰期延长，宜减量。

（5）肝素停药指征

① DIG 的病因已控制或缓解。

②用药后病情好转，出血停止，血压稳定。

③凝血酶原时间及纤维蛋白原恢复或接近正常，即可逐渐减量直至停药。用药时间一般 3 ~ 7 天。

3. 其他

抗凝血酶Ⅲ浓缩剂及蛋白 C 抗凝剂。

4. 抗纤溶治疗

D1C 早期禁用。仅用于 DIC 晚期以纤溶亢进为主、出血严重者，可在肝素化的基础上慎用。

（1）6- 氨基己酸：每次 0.08 ~ 0.12g/kg，静脉缓慢注射或稀释后静脉滴注。

（2）对羧基苄胺：每次 8 ~ 12mg/kg。

（3）氨甲环酸：每次 10mg/kg，稀释后静脉滴注。

5. 溶栓治疗

以血栓形成为主要表现的 DIC，经上述治疗未能纠正者，或 DIC 后期，凝血和纤溶过程基本停止，脏器功能恢复缓慢，又有明显血栓栓塞者，可使用溶栓治疗。

（1）尿激酶：首剂 4 000U/kg，静脉注射，之后以 4000U/h 的速度持续静脉滴注，可连用 3 ~ 5 天。

（2）单链尿激酶：疗效较强而致纤溶作用较弱，80mg 加入 5% ~ 10% 葡萄糖静脉滴注，持续 60 ~ 90min，每日 1 ~ 2 次，持续 3-5 天。

（3）t-PA：首剂 100mg 静脉注射，此后 50mg/h 持续静脉滴注 2h，第 2 ~ 3 天可酌情重复。

6. 补充血小板及凝血因子

DIC 消耗性低凝期、继发性纤溶期或二者同时存在时，消耗大量凝血因子和血小板，在应用肝素的同时或以后，应补充凝血因子及血小板制剂。

（1）新鲜冷冻血浆：每次 10 ～ 15mL/kg。

（2）浓缩血小板制剂：血小板计数 < 100×10^9/L，疑有颅内出血或临床有广泛的脏器出血者，需紧急输入浓缩血小板悬液。

（3）纤维蛋白原：首次为 2 ～ 4g 静脉滴注，以后根据血浆纤维蛋白原含量而补充，使血浆纤维蛋白原含量 > 1.0g/L 为适宜。

（4）其他凝血因子制剂：如凝血酶原复合物、因子Ⅷ制剂及 AT- Ⅲ浓缩物等。

五、护理评估

（一）健康史

询问患者既往病史，是否有感染的疾病史，是否有肿瘤病史，是否有手术、产科等情况，是否有毒蛇咬伤、输血反应等。

（二）身体状况

除了原发病的症状体征外，DIC 常见的临床表现是出血、休克、栓塞与溶血，具体表现可因原发病及 DIC 病期不同而有较大差异。

1. 出血

发生率为 84% ～ 95%，是 DIC 最常见的临床表现之一。多突然发生，主要表现为广泛、多发的皮肤黏膜的自发性、持续性出血，伤口和注射部位的渗血，可呈大片瘀斑。严重者可有内脏出血，如呕血、便血、咯血、阴道出血及血尿，甚至颅内出血而致死。此外，若为分娩或产后发生 DIC，经阴道流出的血液可完全不凝或仅有很小的凝血块。有学者认为，在基础病变存在的前提下，若同时出现 3 个或以上无关部位的自发性和持续性出血，则具有 DIC 的诊断价值。

2. 低血压、休克或微循环障碍

发生率为 30% ～ 80%，与多种因素综合作用有关。轻症常表现为低血压，重症则出现休克或微循环障碍，且早期即可出现单个或多个重要器官功能不全，包括肾、肺及大脑等。患者常表现为四肢皮肤湿冷、发绀，少尿或无尿，并可出现呼吸困难及不同程度的意识障碍等。休克可进一步加剧组织的缺血、缺氧与坏死，从而促进 DIC 的发生与发展，形成恶性循环。休克的严重程度与出血量不成比例，且常规处理效果不佳。顽固性休克是 DIC 病情严重及预后不良的先兆。

3. 栓塞

发生率为 40% ～ 70%。与弥漫性微血栓的形成有关。皮肤黏膜栓塞可使浅表组织缺血、坏死及局部溃疡形成；内脏栓塞常见于肾、肺、脑等，可引起急性肾衰竭、呼吸衰竭、颅内高压等，从而出现相应的症状与体征。

4.溶血

约见于 25％的患者。DIC 时微血管管腔变窄，当红细胞通过腔内的纤维蛋白条索时，可引起机械性损伤和碎裂，产生溶血，称为微血管病性溶血。溶血一般较轻，早期不易察觉，也可表现为进行性贫血，贫血程度与出血量不成比例；大量溶血时还可出现黄疸、血红蛋白尿等。

（三）辅助检查

1.消耗性凝血障碍方面的检测

指血小板及凝血因子消耗性减少的相关检查及结果。DIC 时，血小板计数减少；凝血酶原时间（PT）延长、纤维蛋白原定量减少；抗凝血酶Ⅲ（AT-Ⅲ）含量及活性降低；凝血因子Ⅷ活性降低；部分凝血活酶时间（APTT）延长。

2.继发性纤溶亢进方面的检测

指纤溶亢进及纤维蛋白降解产物生成增多的检测。DIC 时，纤溶酶及纤溶酶原激活物的活性增高；纤维蛋白（原）的降解产物（FDP）明显增多；血浆鱼精蛋白副凝试验（3P 试验）阳性；D＝聚体定量增高或定性阳性。

3.其他

DIC 时，外周血涂片红细胞形态常呈盔形、三角形或碎片等改变。近年来，关于 DIC 及 DIC 前期（Pre-DIC）的实验诊断有了进一步的发展，对 DIC 的早期诊断、病情观察及疗效判断意义重大。如检测组织因子活性或抗原浓度、凝血酶调节蛋白、血浆纤溶酶激活剂抑制物的活性（PAI-I）和组织型纤溶酶激活物的活性（t-PA）等。

（四）心理－社会状况

评估患者对疾病的心理状态，由于患者对疾病知识不了解，对治疗方案不理解，不配合护理、治疗，精神紧张、焦虑不安、喋喋不休。

六、护理诊断

（一）有受伤的危险：出血

与 DIC 所致的凝血因子被消耗、继发性纤溶亢进、肝素应用等有关。

（二）气体交换受损

与肺栓塞有关。

（三）潜在并发症

休克、多发性微血管栓塞、呼吸衰竭、多器官功能衰竭。

七、护理目标

不发生或减少出血。

呼吸困难的程度减轻。

外周循环达到最佳状态。

八、护理措施

（一）一般护理

卧床休息，根据病情采取合适的体位，如休克患者取中凹位，呼吸困难严重者可取半坐卧位；注意保暖；加强皮肤护理，防压疮；协助排便，必要时保留尿管。遵医嘱进食流质或半流质，必要时禁食。给予吸氧。

（二）病情观察

（1）严密观察病情变化，及时发现休克或重要器官功能衰竭。定时监测患者的生命体征、神志和尿量变化，记录24h出入液量；观察皮肤的颜色与温、湿度；有无皮肤黏膜和重要器官栓塞的症状和体征，如肺栓塞表现为突然胸痛、呼吸困难、咯血；脑栓塞引起头痛、抽搐、昏迷等；肾栓塞可引起腰痛、血尿、少尿或无尿，甚至发生急性肾衰竭；胃肠黏膜出血、坏死可引起消化道出血；皮肤栓塞可出现手指、足趾、鼻、颈、耳部发绀，甚至引起皮肤干性坏死等。此外，应注意原发病的观察。

（2）实验室检查指标的监测，这是DIC救治的重要环节，因为实验室检查的结果，可为DIC的临床诊断、病情分析、指导治疗及判断预后提供极其重要的依据。应正确、及时采集和送检各类标本，关注检查结果，及时报告医生。

（三）对症护理

1. 出血的观察

注意出血部位、范围及其严重度的观察，有助于病情及其治疗效果的判断。持续、多部位的出血或渗血，特别是手术伤口、穿刺点和注射部位的持续性渗血，是发生DIC的特征；出血加重，多提示病情进展或恶化；反之可视为病情有效控制的重要表现。

2. 出血的护理

（1）遵医嘱给予止血药，观察药物效果及不良反应。

（2）渗血部位应加压包扎。对鼻腔有少量出血时，可用棉球或明胶海绵填塞，无效者可用1∶1000肾上腺素棉球填塞，并局部冷敷。出血严重时，应及时通知医生进行处理。

（3）严密观察出血量、血压、心率及尿量，估计出血渗血的量。出血较多时应报告医师，及时补充容量。

（4）对于气道内有出血的患者，应密切观察呼吸情况，防止血痂阻塞气道。

（5）定期抽血化验检测血红蛋白、血小板、凝血酶原时间等。

3. 缺氧的护理

为患者提供安静舒适的环境，卧床休息，保持呼吸道通畅，持续给予氧气吸入，以改善组织缺氧状况及避免脑出血发生。

（四）药物护理

熟悉 DIC 救治过程中各种常用药物的名称、给药方法、主要不良反应及其预防和处理，遵医嘱正确配制和应用有关药物，尤其抗凝药的应用，如肝素。肝素的主要不良反应是出血。在治疗过程中，注意观察患者的出血状况，监测各项实验室指标，如凝血时间（试管法）或凝血酶原时间（PT）或部分凝血活酶时间（APTT）。其中 APTT 为肝素应用最常用的临床监测指标，使其较正常参考值延长 60％～100％为最佳剂量。若肝素过量而致出血，可采用鱼精蛋白静注，鱼精蛋白 1mg 可中和肝素 1mg（肝素剂量 1mg ＝ 128U）。

（五）心理护理

评估患者及其家属对疾病的反应及焦虑的程度，整个社会支持系统。维持良好、开放的沟通渠道，形成支持性的环境，缓解患者及其家属的压力和焦虑情绪。

（六）健康教育

向患者及其家属，尤其是家属解释疾病的可能成因、主要表现、临床诊断和治疗配合、预后等。特别要解释反复进行实验室检查的重要性和必要性，特殊治疗的目的、意义及不良反应。劝导家属多关怀和支持患者，以利于缓解患者的不良情绪，提高战胜疾病的信心，主动配合治疗。保证充足的休息和睡眠；根据患者的饮食习惯，提供可口、易消化、易吸收、富含营养的食物，少量多餐；循序渐进地增加运动，促进身体的康复。

九、护理评价

皮肤表现有无出血症状，如出血点、瘀斑、血肿、穿刺部位及伤口渗血情况；有无消化道、泌尿系统及呼吸系统出血症状。

患者皮肤的颜色、温度、运动及末梢的感觉。

呼吸困难的体征有无改善。

参考文献

[1] 张定国，邹洋，田星. 现代临床内科疾病诊疗学[M]. 天津：天津科学技术出版社，2019.

[2] 张洪涛. 实用呼吸内科学[M]. 长春：吉林科学技术出版社，2018.

[3] 任师磊. 实用呼吸病诊疗进展[M]. 汕头：汕头大学出版社，2019.

[4] 顾波. 小儿内科临床诊治[M]. 北京：中国人口出版社，2019.

[5] 钱卫斌. 现代肺系疾病辨证精要[M]. 汕头：汕头大学出版社，2019.

[6] 万启南. 实用老年病诊断与治疗[M]. 北京：科学技术文献出版社，2019.

[7] 邵强. 呼吸科常见疾病现代诊疗[M]. 北京：科学技术文献出版社，2019.

[8] 耿立梅. 呼吸常见疾病与危重症诊疗[M]. 北京：科学技术文献出版社，2019.

[9] 钱叶长. 支气管哮喘中西医结合防治手册[M]. 上海：上海科学技术文献出版社，2019.

[10] 万凌峰. 肝硬化[M]. 北京：人民卫生出版社，2018.

[11] 解伟华. 溃疡性结肠炎治疗[M]. 合肥：合肥工业大学出版社，2017.

[12] 李明松. 临床病例解析溃疡性结肠炎[M]. 北京：高等教育出版社，2017.

[13] 南姣芬. 功能性消化不良与焦虑抑郁相互作用的脑影像学研究[M]. 长春：吉林大学出版社，2017.

[14] 缪应雷，王昆华. 溃疡性结肠炎和克罗恩病自我管理[M]. 北京：人民卫生出版社，2019.

[15] 杜艳茹. 慢性胃炎中西医诊疗[M]. 北京：中国中医药出版社，2019.

[16] 王春华. 慢性胃炎治疗良方[M]. 北京：金盾出版社，2017.

[17] 刘思德. 早期胃癌[M]. 北京：科学出版社，2018.

[18] 李勇，赵群，范立侨，等. 实用胃癌[M]. 北京：科学技术文献出版社，2018.

[19] 万以叶. 胃癌患者指南[M]. 南昌：江西科学技术出版社，2019.

[20] 李保全，宋爱华，孔志国. 现代疾病综合诊疗与护理[M]. 长春：吉林科学技术

出版社，2019.

[21] 匡兆年. 消化内科常见疾病汇编[M]. 长春：吉林科学技术出版社，2018.

[22] 豆桂军. 护理技能与实践[M]. 北京：中国人口出版社，2019.

[23] 董耀. 临床肝胆疾病诊疗与护理[M]. 北京：科学技术文献出版社，2019.

[24] 徐向静，陈士金，史钰芳. 心血管疾病防治基础知识及实践指导[M]. 汕头：汕头大学出版社，2019.

[25] 玄军. 高血压与临床[M]. 天津：天津科学技术出版社，2018.

[26] 于源萍. 精编消化内科护理学[M]. 汕头：汕头大学出版社，2019.

[27] 彭幼清. 高血压患者跨文化护理健康教育理论与临床实践[M]. 上海：同济大学出版社，2019.

[28] 周娜. 临床心内科诊疗与护理[M]. 哈尔滨：黑龙江科学技术出版社，2019.

[29] 刘克青. 临床肾脏病诊疗及护理[M]. 上海：上海交通大学出版社，2019.

[30] 张苒. 临床心血管疾病诊疗学[M]. 哈尔滨：黑龙江科学技术出版社，2018.